Schröder ■ Pantel

Die leichte kognitive Beeinträchtigung

D1664483

Johannes Schröder
Johannes Pantel

Die leichte kognitive Beeinträchtigung

Klinik, Diagnostik, Therapie und Prävention im Vorfeld der Alzheimer-Demenz

Unter Mitarbeit von
Marc M. Lässer
Christine Sattler

Mit einem Geleitwort von
Cornel C. Sieber
und einem Vorwort von
Andreas Kruse

Mit 49 Abbildungen und 25 Tabellen

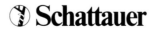

Bibliografische Information der Deutschen Nationalbibliothek

Die Deutsche Nationalbibliothek verzeichnet diese Publikation in der Deutschen Nationalbibliografie; detaillierte bibliografische Daten sind im Internet über http://dnb.d-nb.de abrufbar.

Besonderer Hinweis:

Die Medizin unterliegt einem fortwährenden Entwicklungsprozess, sodass alle Angaben, insbesondere zu diagnostischen und therapeutischen Verfahren, immer nur dem Wissensstand zum Zeitpunkt der Drucklegung des Buches entsprechen können. Hinsichtlich der angegebenen Empfehlungen zur Therapie und der Auswahl sowie Dosierung von Medikamenten wurde die größtmögliche Sorgfalt beachtet. Gleichwohl werden die Benutzer aufgefordert, die Beipackzettel und Fachinformationen der Hersteller zur Kontrolle heranzuziehen und im Zweifelsfall einen Spezialisten zu konsultieren. Fragliche Unstimmigkeiten sollten bitte im allgemeinen Interesse dem Verlag mitgeteilt werden. Der Benutzer selbst bleibt verantwortlich für jede diagnostische oder therapeutische Applikation, Medikation und Dosierung.

In diesem Buch sind eingetragene Warenzeichen (geschützte Warennamen) nicht besonders kenntlich gemacht. Es kann also aus dem Fehlen eines entsprechenden Hinweises nicht geschlossen werden, dass es sich um einen freien Warennamen handelt.

© 2011 by Schattauer GmbH, Hölderlinstraße 3, 70174 Stuttgart, Germany
E-Mail: info@schattauer.de
Internet: www.schattauer.de
Printed in Germany

Lektorat: Birgit Albrecht, Berlin
Umschlagabbildung: © Nikola Hahn – www.fotolia.com
Layout und Satz: Mediendesign Joachim Letsch, 73733 Esslingen
Druck und Einband: AZ Druck und Datentechnik GmbH, Kempten/Allgäu

ISBN 978-3-7945-2656-7

Geleitwort

Demenzkrankheiten jedwelcher Ätiologie sind deutlich altersassoziiert. Aufgrund des demografischen Wandels nehmen sie in mitteleuropäischen Ländern rasch in ihrer Anzahl zu. In Deutschland rechnen wir aktuell mit etwa 1,2 Millionen an Demenz erkrankten Menschen. Wenn man noch die Anzahl betroffener Angehöriger hinzuzählt – die Demenz ist eine „Familienkrankheit" aufgrund ihrer Belastung für die gesamte Umgebung – wird die Vehemenz dieser gesundheitspolitischen Herausforderung deutlich.

Die oben genannte Zahl Erkrankter ist eher niedrig angesetzt, hängt die Inzidenz von Demenzkrankheiten doch stark davon ab, in welchem Stadium die Diagnose erfolgt. Gerade bei der Alzheimer-Krankheit wird die Diagnose leider häufig erst in einem fortgeschrittenen Stadium gestellt. Durch die Tatsache, dass Demenzerkrankungen alle Dimensionen menschlichen Denkens und Handelns betreffen, ist dies für die Betroffenen besonders bedrückend. Das vorliegende Buch widmet sich denn auch fachlich kompetent und ausgewogen der aktuellen Forschung gerade der „leichten kognitiven Beeinträchtigung" („mild cognitive impairment" = MCI).

Demenz ist aber nicht synonym zum Morbus Alzheimer. Circa ein Drittel der Demenzen hat eine andere Genese, am häufigsten kardiovaskuläre Erkrankungen. Risikofaktoren sind auch hier die arterielle Hypertonie, der Diabetes mellitus und die Hyperlipidämien, also typisch internistisch-geriatrische Erkrankungen, die gerade beim multimorbiden betagten Menschen sehr häufig gefunden werden. Hier zeigt sich, dass eine holistische Betreuung von Demenzkranken nicht nur eines multidisziplinären Teams bedarf, sondern eben auch einer engen Verzahnung der Fächer Geriatrie und Gerontopsychiatrie. Da beide Fächer gerade in Deutschland noch nicht die aufgrund des oben Gesagten notwendige Akzeptanz und Flächenverbreitung haben, ist das stringente Herausarbeiten der Gemeinsamkeiten, aber auch der gegenseitigen inhaltlichen Bereicherung, wie dies in diesem Buch erfolgt, von besonderer Bedeutung.

Zusammenfassend haben wir ein Buch vor uns, das – durch viele eigene Forschungsresultate untermauert – umfassend und ausgewogen den aktuellen Stand der Forschung im Bereich der „leichten kognitiven Beeinträchtigung" aufzeigt und den notwendigen interdisziplinären Zugang zu diesem „Risikosyndrom" betont.

Das breite und wohlbedacht ausgewählte Literaturverzeichnis erlaubt eine weitere Vertiefung in dieses rasch an Bedeutung zunehmende Feld der kognitiven Störungen des alten Menschen. So ist dem Werk eine breite fächerübergreifende Verbreitung gewünscht.

Prof. Dr. med. Cornel C. Sieber
Lehrstuhl für Innere Medizin – Geriatrie
Direktor Institut für Biomedizin des Alterns
Friedrich-Alexander-Universität Erlangen-Nürnberg

Vorwort

„Wohl aber kann ich einige von den Gaben, die das Alter uns schenkt, dankbar mit Namen nennen. Die mir teuerste dieser Gaben ist der Schatz an Bildern, die man nach einem langen Leben im Gedächtnis trägt und denen man sich mit dem Schwinden der Aktivität mit ganz anderer Teilnahme zuwendet als jemals zuvor."

In dieser Weise charakterisiert der Schriftsteller Hermann Hesse mögliche Gewinne im Alter, die dem Menschen helfen, Verluste im Alter seelisch zu verarbeiten. Dabei könnte sich Hermann Hesse durchaus auf wissenschaftliche Arbeiten berufen, die den Lebensrückblick, die Reminiszenz als eine bedeutende Entwicklungsaufgabe wie auch als eine zentrale Ressource des Alters charakterisieren – zu nennen sind hier vor allem die Arbeiten von Erik H. Erikson, in denen die Ausbildung der Integrität als Entwicklungsaufgabe des Alters beschrieben wird, die zum einen an den Lebensrückblick, zum anderen an die Fähigkeit und Bereitschaft des Individuums gebunden ist, einzelne Lebensereignisse im Kontext dieser Gesamtschau des Lebens neu zu bewerten.

Im Falle stärker ausgeprägter Gedächtniseinbußen ist die Bewältigung dieser Entwicklungsaufgabe erschwert, wenn nicht sogar unmöglich. Zudem fühlen sich Menschen im Falle des Eintretens solcher Einbußen in ihrem Identitätserleben wie auch in der Entwicklung einer abgerundeten Lebensgestalt erheblich behindert – die Ressource „autobiografisches Gedächtnis", von der eben die Rede war, ist im Falle stärker ausgeprägter Gedächtniseinbußen erkennbar geschwächt. Vielleicht ist dies die größte Sorge, die die Vorstellung, an einer Demenz erkrankt zu sein, auslöst: Sein Leben nicht mehr zu einem tragfähigen Abschluss bringen, keine abgerundete Lebensgestalt mehr entwickeln zu können, das Leben als Fragment beschließen zu müssen. Schon bei ersten Anzeichen einer Demenz werden ja derartige Sorgen vielfach geäußert.

Diese ersten Anzeichen lassen sich mit dem klinisch-psychiatrischen Terminus der „leichten kognitiven Beeinträchtigung" umschreiben. Im Falle dieser Beeinträchtigung ist zwar die überwiegende Anzahl der kognitiven Funktionen noch intakt – und zwar in der Hinsicht, als die erzielten Werte weitgehend im Normbereich liegen –, doch im Vergleich zu früheren Lebensphasen erscheinen diese dem Patienten als deutlich reduziert, und auch der Längsschnittverlauf zeigt objektiv eine nachlassende Leistungskapazität in einzelnen Funktionen. Es sind die in einer intraindividuellen Verlaufsanalyse fassbar werdenden Einbußen der Leistungsfähigkeit in einzelnen kognitiven Funktionen, die den Verdacht nahelegen, dass es sich im konkreten Falle um eine leichte kognitive Beeinträchtigung handeln könnte – ein Verdacht, der weitere diagnostische Schritte auslöst.

Dabei bedeutet die leichte kognitive Beeinträchtigung noch lange nicht eine Konversion zum Vollbild der Demenz. Doch bildet sie einen nicht zu unterschätzenden Risikofaktor für Demenz. Die einmal diagnostizierte leichte kognitive Beeinträchtigung erfordert im Kern eine wiederholte psychiatrisch-neurologische Diagnostik, die Hinweise darauf gibt, ob diese Beeinträchtigung zum Vollbild der Demenz konvertiert. Trotzdem: Die leichte kognitive Beeinträchtigung kann stagnieren, sie kann sogar remittieren. In den häufigsten Fällen (bis zu 70 Prozent) stellt sie aber eine Frühform der Demenz dar und mündet schließlich in eine Demenz.

Die Folgerungen, die sich daraus für die Begleitung des Patienten ergeben, sind erheblich: Zum einen bedarf er eines diagnostischen Gesprächs, das für mögliche Risiken (nämlich des Vollbilds einer Demenz) sensibilisiert, ohne ihm die Hoffnung zu nehmen, dass der derzeit gegebene Prozess stagniert oder sich möglicherweise sogar zurückbildet. Zum anderen bedarf er einer differenzierten Information darüber, was er tun kann, um auch im Falle einer sich ausbildenden demenziellen Erkrankung die kognitive Leistungsfähigkeit wie auch die alltagspraktische Kompetenz möglichst lange zu erhalten. Auch dann, wenn sich der Patient mit einer Demenz konfrontiert sieht, sind die Möglichkeiten der Antizipation künftiger Veränderungen sowie die in Gedanken vollzogene Entwicklung möglicher Handlungsstrategien als Antwort auf diese Veränderungen nicht zu unterschätzen. Schließlich benötigt der Patient psychologische Unterstützung, die ihm dabei helfen soll, in der vor ihm liegenden oder aber bereits eingetretenen Grenzsituation eine tragfähige Lebensperspektive aufrechtzuerhalten oder wiederherzustellen. Gerade in den frühen Phasen einer Demenz sind derartige Antizipationen wichtig, bilden diese einen Beitrag zur Verwirklichung eines möglichst hohen Maßes an Selbstsorge.

In dem vorliegenden Buch erhält der Leser einen hervorragenden, umfassenden Einblick in die physiologischen, anatomischen, klinischen, diagnostischen, therapeutischen, präventiven und rehabilitativen Fragestellungen, die sich um die leichte kognitive Beeinträchtigung zentrieren. Auf der Grundlage der hier gegebenen Informationen und Handlungsempfehlungen kann der Leser das Syndrom der leichten kognitiven Beeinträchtigung in seinen Präventions-, Therapie- und Rehabilitationspotenzialen sehr viel differenzierter einschätzen. Zudem geben die sehr sorgfältig beschriebenen und bewerteten epidemiologischen Befunde (auch zu den assoziierten Störungen, wie zum Beispiel depressive Störungen) Einblick in die quantitative Bedeutung, die diesem Syndrom mittlerweile beizumessen ist. Im Hinblick auf die Präventions- und Rehabilitationspotenziale argumentieren die Autoren zurückhaltend: Diese Potenziale dürfen nicht überschätzt werden – hier ergeben sich somit ganz ähnliche Grenzen wie bei der neurodegenerativen Demenz. Auf der anderen Seite können die Autoren überzeugend darlegen, dass durch ein breites Spektrum von Aktivitäten – zu denen nicht nur kognitive, sondern auch körperliche, soziale und alltagspraktische Tätigkeiten zu rechnen sind – der Verlauf der einzelnen Symptome beeinflusst werden kann.

Auch werden zentrale Fragen der Versorgung von Frauen und Männern mit einer leichten kognitiven Beeinträchtigung thematisiert. Nicht nur die fachliche Qualität dieser Aussagen ist zu würdigen, auch deren ethische Qualität verdient besondere Beachtung. Denn als *cantus firmus* der hier getroffenen Aussagen tritt die gesellschaftliche Mitverantwortung für die Lebensqualität jener Menschen hervor, die an dieser Erkrankung leiden – vor allem, wenn sie einen progredienten, in eine Demenz mündenden Verlauf nimmt. Eine Form der gesellschaftlichen Mitverantwortung bildet die Bereitstellung angemessener medizinisch-rehabilitativer, sozialer und pflegerischer Versorgungsangebote. Über diese Angebote hinaus erweisen sich auch die sensible, von Respekt und Taktgefühl getragene Thematisierung dieser Krankheit im öffentlichen Raum und die entsprechende Ansprache der von dieser Krankheit betroffenen Frauen und Männer als zentral. Dabei sollten wir uns der Tatsache bewusst sein, dass die leichte kognitive Beeinträchtigung, dass die Demenz vom Alzheimer-Typ in gewisser Hinsicht alle Menschen betreffen kann – zumindest können wir nicht ausschließen, dass auch wir selbst einmal von diesen Erkrankungen betroffen sein werden. Mit anderen Worten: Im Schicksal des Anderen begegne ich in gewisser Hinsicht auch mir selbst – zumindest als Möglichkeit. Eine derartige Haltung fördert in besonderer Weise den Respekt, das Taktgefühl gegenüber den erkrankten Frauen und Männern.

Eine bemerkenswerte Deutung des Arzt-Patienten-Verhältnisses findet sich in den Aufzeichnungen des jüdischen Arztes Mosche ben Maimon (Moses Maimonides; *1135 in Córdoba; †1204 in Kairo). Damit Heilung (auch im Sinne des Heilseins verstanden) gelinge, so Maimonides, müssten Arzt und Patient in ein rechtes Verhältnis zueinander kommen und den Bezug zu einem übergeordneten Ziel des Lebens gefunden haben. Gerade in der Konfrontation mit einer Grenzsituation wird die Frage nach dem übergeordneten Ziel des Lebens zentral, da speziell in der Grenzsituation die personalen Werte des Menschen angesprochen, herausgefordert werden: Was trägt mein Leben, was gibt meinem Leben Sinn, wofür lohnt es sich einzustehen, zu kämpfen? Bei der Begleitung von Frauen und Männern, die an einer beginnenden Demenz leiden, werden auch solche Fragen wichtig – und der Arzt muss sich solchen Fragen gegenüber öffnen. Deren Beantwortung bestimmt mit, inwieweit sich der Patient motiviert sieht, alles dafür zu tun, um den Verlauf der Krankheit durch eigene Aktivität zu beeinflussen.

Das Buch ist zunächst allen Ärzten, Psychologen, Pflegefachkräften und Sozialarbeitern zu empfehlen, die Verantwortung in der medizinisch-pflegerischen Versorgung älterer Frauen und Männer wahrnehmen. Das wissenschaftlich anspruchsvolle Werk ist in einem Duktus verfasst, der auch jene Kolleginnen und Kollegen anzusprechen und zu überzeugen vermag, die nicht primär in wissenschaftlichen, sondern in praktischen Kontexten tätig sind. Das Buch bedeutet weiterhin einen großen Gewinn für Wissenschaftlerinnen und Wissenschaftler, die sich mit Fragen der körperlichen und psychischen Gesundheit älterer Menschen beschäftigen. Denn die vorliegende Monografie arbeitet in sehr differenzierter und anspruchsvoller Weise den Forschungsstand auf und weist auf weiterführende Forschungsfragen hin, deren Bearbeitung auch für ein vertieftes Verständnis der Demenz bedeutsam ist.

In summa: Ein sehr gelungenes Buch, verfasst von zwei hoch anerkannten und geschätzten Experten auf dem Gebiet der Gerontopsychiatrie! Ein Buch, das fachlich und ethisch, das wissenschaftlich und praktisch überzeugt. Mein Kompliment.

Prof. Dr. phil. Dr. h. c. Dipl.-Psych. Andreas Kruse
Direktor Institut für Gerontologie
Ruprecht-Karls-Universität Heidelberg

Danksagung

Entscheidende Anstöße für unsere Auseinandersetzung mit der leichten kognitiven Beeinträchtigung haben wir der Teilnahme an der Interdisziplinären Längsschnittstudie des Erwachsenenalters (ILSE) zu verdanken, die Anfang der 1990er Jahre durch Frau Prof. Dr. Dr. h.c. Ursula Lehr initiiert wurde. Die für die vorliegende Abhandlung besonders wichtige dritte Untersuchungswelle wäre ohne die rastlose Geduld unserer Kollegen Pablo Toro und Peter Schönknecht kaum durchführbar gewesen, auch Sigurd Burchard, Rita Drokur, Heidrun Lamparter, Ulrich Seidl, Philipp Thomann und Britta Wendelstein möchten wir hier für ihr Engagement und ihren besonderen Ideenreichtum danken. Zahlreiche, auch entscheidende Überlegungen gehen auf Diskussionen zurück, die uns mit Marco Essig, Hans Markowitsch, Hans Werner Wahl und Harald Welzer verbinden; Tobias Hartmann übernahm zusätzlich die Durchsicht der neurobiologischen Passagen. In gleicher Weise möchten wir auch den Kollegenkreis und die stets anregenden Diskussionen im Marsilius-Kolleg der Universität Heidelberg mit dem Projekt *Perspectives of Ageing* erwähnen.

Heidelberg und Frankfurt am Main, im Herbst 2010 **Johannes Schröder**
Johannes Pantel

Anschriften der Autoren

Prof. Dr. med. Johannes Schröder

Leiter der Sektion Gerontopsychiatrie
Psychiatrische Universitätsklinik Heidelberg
Voßstraße 4
69115 Heidelberg
Johannes.Schroeder@med.uni-heidelberg.de

Prof. Dr. med. Johannes Pantel

Professur für Gerontopsychiatrie
Klinik für Psychiatrie, Psychosomatik und Psychotherapie
Johann Wolfgang Goethe-Universität
Heinrich-Hoffmann-Straße 10
60528 Frankfurt am Main
Johannes.Pantel@kgu.de

Unter Mitarbeit von:

Mag. rer. nat. Marc M. Lässer

Sektion Gerontopsychiatrie
Psychiatrische Universitätsklinik Heidelberg
Voßstraße 4
69115 Heidelberg
Marc.Laesser@med.uni-heidelberg.de

Dipl.-Psych. Christine Sattler

Sektion Gerontopsychiatrie
Psychiatrische Universitätsklinik Heidelberg
Voßstraße 4
69115 Heidelberg
Christine.Sattler@med.uni-heidelberg.de

Inhalt

Einleitung

Der Terminus leichte kognitive Beeinträchtigung/LKB[1] (mild cognitive impairment/ MCI) bezeichnet kognitive Defizite bei älteren Personen, die physiologische Altersveränderungen überschreiten, ohne aber den Schweregrad einer Demenz zu erreichen (Schröder et al. 2007; Pantel u. Schröder 2006). Allgemein wird angenommen, dass mit diesem Syndrom ein stark erhöhtes Demenzrisiko, insbesondere gegenüber der Alzheimer-Demenz (AD) einhergeht.

Gleichzeitig – und dies geht deutlich aus der obigen Definition hervor – handelt es sich bei der lediglich klinisch definierten LKB (noch) nicht um eine Krankheit im engeren Sinne. Konstituierende Elemente einer Krankheit im Sinne einer nosologischen Einheit sind nämlich neben den definierten klinischen Merkmalen – in Form charakteristischer Symptome bzw. eines klinischen Syndroms – auch eine möglichst präzise Beschreibung der pathophysiologischen Grundlagen sowie eine typische Verlaufsdynamik. Obwohl Patienten mit einer LKB einem erhöhten Demenzrisiko unterliegen (vgl. Kap. 1 und 3), kann sich gerade der Verlauf dieses Syndroms interindividuell recht unterschiedlich gestalten: Bei einem Teil der Betroffenen schreiten die Defizite weiter fort und münden schließlich in eine manifeste Demenz, bei anderen jedoch können sie stabil bleiben oder sich im günstigsten Fall sogar vollständig zurückbilden. Entsprechend kann nach heutigem Wissensstand noch nicht von einer einheitlichen pathophysiologischen Grundlage der LKB ausgegangen werden. Wie im Kapitel 2 dieses Buches dargestellt, lassen sich oft zwar pathoanatomische Veränderungen nachweisen, die einem frühen Stadium der Alzheimer-Demenz entsprechen. Unbestritten ist jedoch, dass die LKB keineswegs immer bzw. ausschließlich auf eine frühe Alzheimer-Demenz zurückgeführt werden kann. Vielmehr tragen im Einzelfall physiologische Altersveränderungen und neuropathologische Prozesse (neben einer Alzheimer-Demenz können dies andere neurodegenerative aber auch vaskuläre Schädigungen sein) in Wechselwirkung mit protektiven und kompensatorischen Mechanismen zur klinischen Manifestation des Syndroms bei. Und auch die klinischen Merkmale des Syndroms stellen sich in der Praxis in neuropsychologischer und psychopathologischer Hinsicht häufig deutlich heterogener dar, als manch nüchterner diagnostischer Kriterienkatalog dies erwarten ließe (vgl. Kap. 3).

---

1 Dieser Begriff wurde gewählt, da „mild cognitive impairment" nicht einheitlich definiert wird.

Bei der Konzeption dieses Buches haben wir uns deshalb von der klinischen Perspektive leiten lassen, die seit Mitte der 1990er Jahre für unsere wissenschaftlichen Arbeiten entscheidend war. Zu dieser Zeit waren Abklärung und Behandlung jener kognitiven Defizite, die – teils in eine depressive Symptomatik eingebettet – häufig von jungen Alten vorgetragen wurden, schwierig. Verlauf und konsistent nachweisbare neuropsychologische Defizite sprachen gegen die Einordnung als depressive Erkrankungen; Entsprechendes galt für die schon damals überkommene und die Betroffenen stigmatisierende Annahme „vorzeitiger Versagenszustände". Ausgehend von der englischsprachigen Literatur schien uns vielmehr ein Prodromalstadium der Alzheimer-Demenz wahrscheinlich, sodass wir unter Rückgriff auf unsere Studien bei manifesten Demenzen in Kooperation mit der Arbeitsgruppe um Marco Essig, Michael Knopp und Lothar Schad am Deutschen Krebsforschungszentrum Heidelberg die Magnetresonanztomografie (MRT) einsetzten, um mögliche zerebrale Veränderungen bei Patienten mit LKB zu untersuchen. Diesem Vorhaben stand eine Stichprobe aus der Allgemeinbevölkerung zur Verfügung, die im Rahmen der Interdisziplinären Längsschnittstudie des Erwachsenenalters (ILSE) Anfang der 1990er Jahre rekrutiert worden war. Die Ergebnisse dieser ersten Studie bestätigten klar unsere Ausgangshypothese: Obwohl die Studienteilnehmer – alle zwischen 1930 und 1932 geboren – im Mittel kaum das 65. Lebensjahr überschritten hatten, zeigten die Probanden mit LKB zerebrale Veränderungen, wie sie nach dem Braakschen Stadienmodell (vgl. Kap. 2.2.2) im präklinischen Stadium der Alzheimer-Demenz zu erwarten waren. Ähnliche Ergebnisse wurden von anderen Arbeitsgruppen mitgeteilt. Seither hat sich die gerontopsychiatrische, neurologische, geriatrisch-gerontologische Forschung und natürlich auch die Grundlagenwissenschaft zunehmend intensiver der LKB angenommen. Als Indikator hierfür kann die weltweit enorm gestiegene Zahl der einschlägigen wissenschaftlichen Publikationen dienen: Gibt man das Suchwort „mild cognitive impairment" in das medizinische Literaturrecherchesystem PubMed ein, so finden sich für den Zeitraum 1975 bis 1980 lediglich zwölf Publikationen verzeichnet. Die Zahl der Publikationen steigt in den Folgejahren rasch an, um im Publikationszeitraum 2005 bis 2009 annähernd 2500 wissenschaftliche Arbeiten zum Thema LKB zu erreichen. Auch auf nationalen und internationalen Fachkongressen ist die LKB zunehmend präsent und häufig bereits in Form von speziellen Symposien oder Forschungsworkshops vertreten. Dies weist unzweifelhaft darauf hin, dass Epidemiologie, Ursachen, klinische Charakteristik, Therapie und Prävention der LKB keineswegs mehr als Randthemen neuropsychiatrischer Forschung aufgefasst werden können, sondern ein zentrales Forschungsthema bilden. Seine Relevanz ist nicht auf die klinische Medizin beschränkt, vielmehr reicht es weit in die medizinischen Grundlagen- und die Gesellschaftswissenschaften hinein.

Diese Entwicklung ließ nicht nur in der Wissenschaft, sondern auch in der Praxis einen wachsenden Bedarf an Wissen über den adäquaten Umgang und das klinische Management des Problemkomplexes LKB entstehen.

Anliegen dieser Monografie ist es deshalb nicht zuletzt, den relevanten Wissensstand der schon heute kaum noch überschaubaren Zahl der wissenschaftlichen Publikationen aufzuarbeiten, zusammenzufassen und damit einem breiteren Leserkreis zugänglich zu machen.

Noch vor nicht allzu langer Zeit stieß man in Gesprächen mit in Praxis und Klinik tätigen Kollegen auf unterschiedliche Ansichten zum Thema LKB. Einer der Standpunkte war, dass die häufig von älteren Menschen geäußerte subjektive Sorge um das Nachlassen von kognitiven Fähigkeiten und Gedächtnis bei noch intakter Fähigkeit zur Selbstversorgung grundsätzlich eine wenn nicht notwendige, so doch wenigstens benigne Begleiterscheinung des Alterns sei. Eine weiterführende Diagnostik wurde nicht für erforderlich erachtet. Dieser Sichtweise folgend schien es am ehesten angemessen – aber gewiss auch am einfachsten und ökonomischsten – die betroffenen Personen zu beruhigen und ohne spezielle diagnostische oder therapeutische Angebote nach Hause zu schicken. Andere Kollegen empfanden es schon früh als nicht angemessen, die oft unter einem hohen Leidensdruck stehenden Personen, die in zunehmender Zahl in den Wartezimmern der Haus- und Facharztpraxen, aber auch in den Sprechstunden der Spezialambulanzen anzutreffen waren, ohne eine vertiefte Abklärung ihrer Symptomatik wieder aus der Sprechstunde zu entlassen. Diese Sichtweise beginnt sich in der heute geübten Praxis durchzusetzen. Die im November 2009 von der „Deutschen Gesellschaft für Psychiatrie, Psychotherapie und Nervenheilkunde" (DGPPN) und der „Deutschen Gesellschaft für Neurologie" (DGN) gemeinsam herausgegebene S3-Leitlinie „Demenzen" (DGPPN und DGN, 2009) bewertet die LKB als wichtiges klinisches Problem und empfiehlt eine erhöhte Aufmerksamkeit und angemessene Diagnostik.

Empfehlungen der S3-Leitlinie „Demenzen" zum klinischen Umgang mit der leichten kognitiven Beeinträchtigung (mild cognitive impairment/MCI)

- **82** MCI als klinisches Syndrom ist uneinheitlich definiert. Bei Hinweisen auf Vorliegen von Gedächtnisstörungen sollten diese objektiviert werden.
- **83** Aufgrund des erhöhten Risikos für Demenz bedürfen Patienten mit MCI im weiteren Verlauf erhöhter Aufmerksamkeit.
- **84** Mögliche Ursachen eines MCI sollten mit angemessenen diagnostischen Maßnahmen geklärt werden.

Zugleich machen die im Rahmen einer interdisziplinären Leitlinienkommission erarbeiteten Empfehlungen deutlich, dass sich Prävention, Diagnostik und Therapie der LKB dank der zunehmenden Forschungsaktivitäten auf einen wachsenden Wissensfundus und Kenntnisstand stützen können.

Derartige Leitlinien sollen das aktuelle Wissen in Bezug auf die gängige klinische Praxis zusammenfassen; sie entstehen im Zuge eines längeren Verfahrens durch Konsensbildung zwischen Experten aus den beteiligten Fachgebieten. Solche Leitlinien sollen und können den klinischen Blick und die klinische Erfahrung, sprich „Herz und Seele" der klinischen Medizin, nicht ersetzen. Im Hinblick auf die LKB als prä-klinisches Risikosyndrom an der Nahtstelle zwischen physiologischem Altern und Demenzentwicklung ergibt sich eine weitere Einschränkung: Der Altersprozess ist notwendig mit Gewinnen und Verlusten verbunden, die in ihrer Bilanz individuell äußerst verschieden bewertet werden. Schon deshalb ist eine starre Grenzziehung im Übergang zwischen gesundem Altern und Demenzentwicklung kaum möglich. Gegenüber dieser Feststellung ist einzuwenden, dass feinere Untersuchungsverfahren, mit denen heute noch nicht fassbare erste Veränderungen erkannt werden könnten, auch eine (noch) frühere Diagnosestellung erlauben würden. Diese Erwartung lässt jedoch die Variabilität und die Ausgangsbedingungen der Altersprozesse unberück-sichtigt, die eine klare Zuordnung von beginnenden Veränderungen in die Katego-rien „(noch) altersbedingt" bzw. „(schon) pathologisch" grundsätzlich erschwert. Dass Alterungsprozesse individuell unterschiedlich verlaufen, ist klinisch allgemein bekannt, ein einfaches Meter, an dem sie sich messen ließen, ist nicht verfügbar. Das kalendarische Alter scheidet zumal für die breiten Übergangsbereiche zwischen „drittem" und „viertem" Lebensalter schon aus diesen Gründen weitgehend aus, Parameter, mit denen sich das biologische Alter klinisch erfassen ließe, sind nicht bekannt.

Hinzu kommt, dass die Bedingungen, von denen Altersveränderungen ausgehen, nicht einfach genetisch oder konstitutionell vorgegeben sind, sondern sich lebenslang – von der Kindheit bis ins Alter – entwickeln. Diese Zusammenhänge werden im Modell der *kognitiven Reserve* (s. Kap. 2.4) konzeptualisiert, dessen Annahmen und Vorhersagen sich nicht zuletzt klinisch durchaus bewährt haben. Letztere wird sowohl durch genetische oder früh gegebene als auch langjährig erworbene Merkmale und Fähigkeiten konstituiert. Die Auswirkungen physiologischer Altersveränderungen bzw. Symptome altersgebundener Erkrankungen wie der Alzheimer-Demenz sind demnach nicht starr als unmittelbarer Ausdruck der betreffenden zerebralen Ver-änderungen zu verstehen, sondern werden durch die kognitive Reserve moduliert. Starre Normwerte, die den Übergangsbereich zwischen physiologischem Altern und Demenzentwicklung exakt markierten sowie fixe diagnostische und therapeutische Regime begründeten, können aus diesen Gründen kaum sinnvoll definiert werden. Vielmehr bleiben klinische Erfahrung und Intuition unerlässlich, um im Einzelfall berichtete Veränderungen als Ausdruck physiologischer Alterungsprozesse oder einer Demenzentwicklung einzuordnen. Zwischen physiologischem Altern und Demenz-entwicklung besteht ein grundsätzlicher, aber kein durchgängiger Unterschied; ein Dilemma, dass sich in zugespitzter Form bei der diagnostischen Aufarbeitung und Einordnung der LKB an der Nahtstelle beider Prozesse stellt.

Die Voraussetzungen physiologischer Alterungsprozesse, ihre Verläufe und Prä-diktoren sind allenfalls in Umrissen bekannt. Selbst die biologischen Grundlagen em-pirisch weithin bestätigter gerontologischer Befunde, denen wie der Variabilität der Altersentwicklung oder der kognitiven Reserve geradezu paradigmatische Bedeutung zukommt, wurden bisher nicht abschließend geklärt. Ähnliches gilt für die an der

Demenzentwicklung beteiligten Prozesse. Trotz der Zunahme empirischer Befunde sind auch hier nur Umrisse einer Modellbildung erkennbar. Grundsätzlich ist aber festzuhalten, dass Früherkennung und Abklärung der LKB die Voraussetzungen jeder rechtzeitigen und adäquaten therapeutischen Intervention bilden. Nur durch eine klare Diagnose lassen sich therapeutische Maßnahmen begründen; eine Forderung, die durch die in der Entwicklung stehenden neuen Therapiekonzepte unterstrichen wird. Zur Überbrückung der Kluft zwischen den nur unzureichend verstandenen Grundlagen und der Notwendigkeit klarer klinischer Diagnosen wurden jüngst zwei ergänzende Begriffe vorgeschlagen:

Prodromale Alzheimer-Demenz kennzeichnet eine Konstellation, bei der kognitive Defizite im Sinne der LKB neben neurobiologischen Befunden, die typischerweise bei der Alzheimer-Demenz bestehen, auftreten.

Präklinische Alzheimer-Demenz dagegen beschreibt eine Konstellation mit neurobiologischen Befunden ohne begleitende kognitive Defizite (Dubois et al. 2007; Blennow et al. 2010).

Diagnostisch leitend werden damit die in den Kapiteln 2 und 4 näher diskutierten neurobiologischen Befunde, wie sie vor allem in Form von neurochemischen Markern in der Liquordiagnostik und MRT-Auffälligkeiten bereits für die Routinediagnostik zur Verfügung stehen. Obwohl diese Auffälligkeiten die Entwicklung einer Alzheimer-Demenz gruppenstatistisch eindrucksvoll vorhersagen können, ist ihr prognostischer Wert im individuellen Verlauf nicht bestätigt. Diese Unschärfe dürfte wiederum kaum methodischen Fragen, etwa Sensitivität und Spezifität der eingesetzten Methoden, sondern dem Einfluss dritter Faktoren mit verlaufsmodulierendem Effekt geschuldet sein. Offenbar können selbst zeitgenössische Untersuchungsverfahren die Zwitterstellung der LKB zwischen physiologischem Altern und Demenzentwicklung nicht vollständig auflösen. Unabhängig von definitorischen und methodischen Fragen entzieht sich ein Zwischenbereich der kategorialen Zuordnung zu einem der beiden Pole. Verbesserte Untersuchungsverfahren mögen diesen Bereich sicherlich verkleinern helfen, können ihn jedoch nicht gänzlich aufheben. Diese Unschärfe als Spezifikum der LKB auszuweisen ist eines der Hauptanliegen dieses Buches.

In dieser komplexen Ausgangssituation sind es im Wesentlichen drei Faktoren, die eine intensive Beschäftigung mit der LKB unumgänglich machen:

1. Häufigkeit ihres Vorkommens
2. Tatsache, dass die angemessene Diagnostik und Behandlung dieses Syndroms auch spezielle Anforderungen an das medizinische Versorgungssystem stellt (und zunehmend stellen wird)
3. Erkenntnis, dass die LKB ein wichtiger Ausgangsbefund für die Einleitung sekundärpräventiver Interventionen sein kann

Diese drei Aspekte werden im Folgenden vertieft:

■ **Die LKB ist ein häufiges Syndrom in der älteren Bevölkerung**

Organisch bedingte kognitive Beeinträchtigungen unterschiedlicher Schweregrade werden heute zunehmend häufiger diagnostiziert und haben sich neben Krebs- und Herzkreislauferkrankungen zu einem der häufigsten und wichtigsten Volksleiden entwickelt (Schröder et al. 2004). Dies erklärt sich zum Teil durch die verbesserten diagnostischen Möglichkeiten, ist jedoch ganz überwiegend auf die steigende Lebenserwartung und den damit einhergehenden demografischen Wandel (mit einem immer größer werdenden Anteil älterer Menschen) zurückzuführen. Im Schnitt gewinnen die Deutschen alle drei bis vier Jahre ein Jahr an Lebenserwartung hinzu. Laut Angaben des Statistischen Bundesamtes (www.destatis.de) lag die durchschnittliche Lebenserwartung in Deutschland zum Zeitpunkt der Erstbeschreibung der Alzheimer-Demenz (d.h. um das Jahr 1900) bei ca. 46 Jahren für Männer und ca. 52 Jahren für Frauen. Entsprechend waren Demenzerkrankungen zur Zeit Alois Alzheimers noch relativ selten. Dies hat sich grundlegend gewandelt: Ein heute geborener Junge hat eine Lebenserwartung von durchschnittlich 82 Jahren, seine kleine Schwester hat sogar sehr gute Chancen, das 90. Lebensjahr zu erreichen. Die Zahl der manifest an Demenz Erkrankten wird in Deutschland bereits heute auf 1,2 Millionen geschätzt. Innerhalb der nächsten 20 Jahre könnte sich diese Zahl verdoppeln, bildet das Alter doch den wichtigsten und robustesten Risikofaktor für Demenzerkrankungen.

Von den 70- bis 75-Jährigen sind gegenwärtig etwa 2 bis 3 % von Demenzen betroffen (vgl. Abb. 1.3) Ausgehend von diesem noch relativ niedrigen Wert verdoppelt sich die Prävalenz der Demenzerkrankungen etwa alle fünf Jahre, um schließlich bei den über 90-Jährigen bereits mehr als 40 % zu erfassen. Unter Berücksichtigung der bereits erwähnten steigenden Lebenserwartung bedeutet dies, dass künftig immer mehr Menschen das 80. oder gar 90. Lebensjahr überschreiten werden und somit die Prävalenz der Demenzen signifikant ansteigen wird.

 Die Altersabhängigkeit kognitiver Störungen gilt nicht nur für die Demenzen, sondern auch bereits für die möglichen prodromalen Stadien der zugrunde liegenden Hirnerkrankungen, wie sie in Form einer leichten kognitiven Beeinträchtigung zutage treten.

Diese Feststellung wird in Kapitel 1 anhand internationaler epidemiologischer Daten sowie auf der Basis eigener Befunde aus der Interdisziplinären Längsschnittstudie des Erwachsenenalters (ILSE) diskutiert. In praxi bedeutet dies, dass der einzelne Arzt, Psychologe, Psychotherapeut etc. sowohl im Kontext der Primär- als auch im Rahmen der fachärztlichen Versorgung zunehmend mit älteren Menschen konfrontiert sein wird, die ein Nachlassen ihrer kognitiven Leistungsfähigkeit beklagen und eine entsprechende Beratung und/oder Diagnostik einfordern. Dem steht entgegen, dass das medizinische Wissen um Klinik und Verlauf des Risikosyndroms LKB sowie solide Kenntnisse über die fachgerechte Diagnostik und evidenzbasierte Möglichkeiten der Prävention und Behandlung bis heute weder im Studium noch in der Fort- und Weiterbildung einen nennenswerten Raum eingenommen haben. Insbesondere die Kapitel 3 bis 6 widmen sich daher ausführlich den genannten Themen und erheben den Anspruch, diese Lücke schließen zu helfen.

■ Die Häufigkeit der leichten kognitiven Beeinträchtigung stellt neue Anforderungen an die medizinischen Versorgungssysteme

Nicht alle älteren Menschen mit einer LKB nehmen medizinische Beratung und Diagnostik in Anspruch. Häufig ist auch heute noch in der älteren Bevölkerung die Einschätzung weit verbreitet, ein Nachlassen der kognitiven Fähigkeiten sei Teil des „ganz normalen" Alterungsprozesses und daher kein Anlass, einen Arzt zu konsultieren. Veränderungen in einzelnen kognitiven Teilbereichen mit moderaten Leistungsverlusten gehören vermutlich zum Spektrum des physiologischen Alterungsprozesses. Im Laufe der letzten Dekaden ist jedoch das allgemeine Bewusstsein insbesondere um die krankhaften Verläufe des Nachlassens kognitiver Leistungsfähigkeit im Alter gestiegen. Dies ist einerseits bedingt durch eine zunehmende Präsenz der Themen „Alzheimer" und „Demenz" in den Medien, aber auch durch eine steigende Zahl von Personen, die durch einen Krankheitsfall im Familien- oder Freundeskreis persönlich betroffen sind (Suhr u. Kinkela 2007). Entsprechend mehren sich Ängste in der Bevölkerung, im Alter die eigene kognitive Leistungsfähigkeit einzubüßen oder gar eine Demenz zu entwickeln. „Deutsche habe Angst vor Alzheimer – Inder vor grauen Haaren!" titelte eine Boulevardzeitung unlängst unter Berufung auf die aktuelle Umfrage einer Marktforschungsfirma. „Es gibt vieles, wovor man sich fürchten kann", heißt es dort weiter, „die Angst vor dem Alter gehört dazu". Während sich jedoch die Brasilianer die größten Sorgen um ihre sexuelle Leistungsfähigkeit im Alter machten, hegten die Deutschen Ängste vor dem Alleinsein und vor körperlichen Schmerzen. Aber vor allem fürchteten sie sich vor dem geistigen Verfall mit zunehmendem Gedächtnisverlust – der Alzheimer-Krankheit. Auch wissenschaftliche Fachzeitschriften berichten regelmäßig über die Ergebnisse von Umfragen, wonach bei gesunden Erwachsenen – ausgehend vom mittleren Lebensalter – die Sorge um die geistige Gesundheit im höheren Alter einen der oberen Plätze auf der Liste gesundheitsbezogener Ängste einnimmt (Suhr u. Kinkela 2007; Pantel 2009a). Entsprechend konsultieren immer mehr ältere Menschen die haus- und fachärztlichen Sprechstunden mit dem Bedürfnis nach Aufklärung, Beruhigung, sachlicher Beratung aber ggf. auch in der Hoffnung auf wirkungsvolle präventive und therapeutische Angebote. Dabei ist das medizinische Versorgungssystem als Ganzes weder auf den Personenkreis der „worried well" – also auf die lediglich subjektiv Beeinträchtigten – noch auf diejenigen Menschen, bei denen sich leichtgradige, aber persistierende kognitive Defizite objektivieren und möglicherweise durch zusätzliche Befunde untermauern lassen, ausreichend vorbereitet. Beide Gruppen erfordern jedoch eine spezielle Kompetenz in Diagnostik und Beratung, ggf. ergänzt durch erweiterte Therapieangebote. *Gedächtnisambulanzen*, Spezialsprechstunden oder *Memory Clinics*, in denen es entsprechende diagnostische und therapeutische Angebote gibt, stehen (noch) nicht flächendeckend zur Verfügung. Obwohl der Ausbau von niederschwelligen Spezialambulanzen nach Ansicht der Autoren für die Zukunft ein wichtiges Anliegen sein sollte, werden Hausärzte, niedergelassene Fachärzte und Psychotherapeuten ohne Zweifel die erste und in vielen Fällen auch einzige Anlaufstelle für ältere Menschen mit leichtgradigen kognitiven Beeinträchtigungen unterschiedlichster Ursache und Dignität sein. Hier werden erste beratende und diagnostische Maßnahmen durchgeführt und ggf. entscheidende weiterführende Weichen in Richtung speziellerer Diagnostik und Therapie gestellt. Aber auch Ärzte, Psychologen, Pflegekräfte und Fachtherapeuten in psychiatrischen, neurologischen und geriatrischen Kliniken oder Abteilungen sind vor dem Hintergrund der dargestellten Entwicklung auf spezielleres Wissen über Epidemiologie, Klinik, Diagnostik sowie ggf. therapeutische Implikationen des Risikosyndroms angewiesen.

■ Die leichte kognitive Beeinträchtigung bietet einen Ausgangspunkt für präventive Interventionen

Die meisten Demenzformen – und das gilt auch für die Alzheimer-Demenz – sind zum Publikationszeitpunkt dieses Buches nicht kausal therapierbar und schon gar nicht heilbar. Selbst unter Zugrundelegung eines optimistischen Szenarios dürfte diese Feststellung leider noch mittelfristig gelten: Der Markteintritt eines „krankheitsmodifizierenden" Medikaments zur Behandlung der Alzheimer-Krankheit wird vermutlich noch einige Jahre auf sich warten lassen und selbst der Eintritt dieses Ereignisses wird nicht gleichbedeutend sein mit einer kausalen „Heilbarkeit" dieser Krankheit. Der „Königsweg" zum Erhalt der kognitiven Leistungsfähigkeit im Alter wird also auch auf lange Sicht die Prävention bleiben. Die Forderung nach einer Verstärkung präventiver Maßnahmen geht explizit von dem Verständnis der LKB als eines Übergangsphänomens an der Nahtstelle zwischen physiologischem Altern und Demenzentwicklung aus und bildet geradezu eine Verlängerung dieses Konzeptes, indem beide Pole in den verschiedenen Formen der Prävention berücksichtigt werden. Dieses Thema wird ausführlich im Kapitel 6 behandelt.

Alle Maßnahmen zur Primärprävention der Demenz im Alter setzen bei kognitiven Gesunden bzw. bei noch unbeeinträchtigten Personen an und bestehen letztlich in der Ausschaltung von bekannten Risikofaktoren bzw. in der Aktivierung schützender d. h. neuroprotektiver Faktoren. Zielgruppe dieser primärpräventiven Strategien ist die Allgemeinbevölkerung. Dagegen fokussieren sekundärpräventive Maßnahmen bei Demenz bereits auf selektierte Risikopopulationen.

 Personen mit leichter kognitiver Beeinträchtigung definieren die Zielgruppe schlechthin für Interventionen, die vor einem weiteren Fortschreiten der kognitiven Defizite und letztlich vor der klinischen Konversion zur Demenz bewahren sollen.

Unter diesen sekundärpräventiven Interventionen sind also prinzipiell alle diejenigen therapeutischen Maßnahmen zu subsumieren, die nicht lediglich eine vorübergehende, rein symptomatische Stabilisierung oder Verbesserungen der kognitiven Defizite bewirken, sondern darüber hinaus eine Konversion zur Demenz verhindern bzw. eine bedeutende Verzögerung des Übergangs in das klinische Vollbild einer Demenz herbeiführen. In dieser Konzeption ist Sekundärprävention der Demenz immer auch gleichzeitig als Therapie der LKB zu verstehen. Das Kapitel 5 dieses Buches ist u. a. der Darstellung der bisher erprobten Strategien zur Verzögerung der Progression gewidmet.

Neben dem persönlichen Leid, das von einer Demenz für die Betroffenen und ihre Familien und Freunde ausgeht, sind auch volkswirtschaftliche Faktoren für die Beurteilung der gesellschaftlichen Auswirkungen der Demenzen zu benennen. Die direkten und indirekten Versorgungskosten eines demenzkranken Menschen werden bereits heute auf mehr als 40 000,– Euro pro Jahr veranschlagt (Pantel 2009b). Multipliziert mit der Zahl der Demenzkranken ergibt sich die gigantische Summe von 48 Milliarden Euro. Allgemein wird vermutet, dass erfolgreiche präventive Maßnahmen hier eine gewisse Entlastung schaffen könnten (Tesky u. Pantel 2009). Unter der Annahme, dass die Sterblichkeit durch andere Krankheiten über die verschiedenen Altersgruppen konstant bleibt, könnten vorbeugende Maßnahmen, die den Eintritt einer Demenzerkrankung nur um zwei Jahre verzögerten, die Zahl der Demenzkranken in Deutschland um ca. 200 000 reduzieren (Knecht u. Berger 2004). Multipliziert man diese Zahl mit den angegebenen Versorgungskosten, so kommt man auf den beeindruckenden Betrag von 8 Milliarden Euro, der jährlich eingespart werden könnte. Es ist bezeichnend, dass trotz der zunehmenden und begrüßenswerten Bereitschaft der politischen Entscheidungsträger, die Demenzforschung zu fördern – die Kompetenznetze und das „Deutsche Zentrum für Neurodegenerative Erkrankungen" seien exemplarisch genannt – heute nur wenige Prozent dieser Summe pro Jahr von der öffentlichen Hand in die Erforschung der Ursachen sowie in die Vorbeugung und Behandlung der Demenzerkrankungen investiert werden. Prävention lindert also nicht nur individuelles Leid, sondern setzt im Erfolgsfall auch finanzielle Ressourcen frei. Das Risikosyndrom LKB ist daher im Verlauf der letzten Dekade in den Mittelpunkt von nicht-pharmakologischen Präventionsprogrammen wie auch von pharmakologischen Forschungs- und Entwicklungsbemühungen (universitäre und andere staatlich geförderte Forschung, Industrieforschung, regulatorische Behörden) gerückt.

Dass verstärkte präventive Maßnahmen die Prävalenz demenzieller Erkrankungen insbesondere im Hinblick auf das Manifestationsalter günstig beeinflussen können, lässt sich schon heute aus einer Reihe epidemiologischer Befunde ablesen (Christensen et al. 2009). Hierzu gehören die steigende Lebenserwartung mit einer verringerten Mortalität und Kompression der Morbidität in den letzten Lebensjahren, aber auch ein verzögertes Einsetzen von Behinderungen, wie sie in verschiedenen Studien nachgewiesen wurden. Unabhängig von ihrer Bestätigung in prospektiven Studien führen diese Befunde zu der Hypothese, dass Lebensalter und Demenzentwicklung nicht fest aneinander gekoppelt sind, sondern in ihren Wechselwirkungen von einer Vielzahl moderierender Variablen beeinflusst werden. Untersuchungen zur bereits zitierten kognitiven Reserve zeigen, dass zumindest die Manifestation der Alzheimer-Demenz durch das Bildungsniveau, aber auch das Ausmaß körperlicher und kognitiver Aktivität im mittleren Erwachsenenalter verzögert werden kann (s. Kap. 6). Ferner wurden Einflüsse von Ernährung und Umwelt bzw. körperlicher und psychischer Erkrankungen thematisiert. Damit sind jedoch Faktoren angesprochen, die grundsätzlich durch präventive Maßnahmen erreichbar sind. Diese Befunde könnten den Ausgangpunkt zur Entwicklung präventiver Strategien bilden, um der vielfach befürchteten dramatischen Zunahme von Demenzkrankheiten und den damit verbundenen sozialpolitischen Anforderungen zu begegnen. Die geforderten Maßnahmen lassen sich von medizinischer Seite allein nicht entwickeln, sondern nur in der engen Zusammenarbeit der angesprochenen gesellschafts- und lebenswissenschaftlichen Disziplinen. Praxisbezug und interdisziplinärer Charakter waren Gerontologie, Gerontopsychiatrie und Geriatrie von jeher eigen; Wesenszüge, die die Entwicklung der notwendigen Präventionsstrategien sicherlich erleichtern dürften.

1 Definition und Epidemiologie

Schon in der frühen neuropsychiatrischen Literatur wurden leichtgradige kognitive Defizite bei älteren Patienten beschrieben, die zum Teil mit anderen diskreten psychopathologischen Auffälligkeiten einhergingen, ohne dass sie jedoch das klinische Ausmaß einer „Dementia senilis" erreichten (vgl. Kraepelin 1910). Die beobachteten Veränderungen wurden einerseits als „Wandlungen, welche die psychische Persönlichkeit im Alter regelmäßig zu erleiden pflegt", eingestuft (Kraepelin) und damit dem normalen Altersspektrum zugeordnet. An anderer Stelle wurden sie dagegen als eigenständige Syndrome beschrieben und von physiologischen Veränderungen des Alters deskriptiv abgegrenzt (siehe z. B. den Kahlbaumschen Begriff der *Presbyophrenie* bei Kraepelin 1910). Letztlich blieb die nosologische Stellung dieser Syndrome jedoch lange unklar, insbesondere da differenzierte (auch psychometrische) Beschreibungen, klinische Operationalisierungen sowie systematische Untersuchungen zu Inzidenz und Prävalenz dieser Syndrome bis in die 80er Jahre des letzten Jahrhunderts hinein nicht vorlagen.

Erste gezielte Erhebungen zum Auftreten und zur Entwicklung der leichten kognitiven Beeinträchtigung (LKB) bei älteren Personen datieren aus den 1980er Jahren. Die Arbeitsgruppe um Thomas H. Crook vom National Institute of Mental Health operationalisierte 1986 im Konzept des *Age-associated Memory Impairment* Gedächtnisdefizite, die die „Altersnormen" überschritten, aber nicht die Diagnose einer Demenz erfüllten. Derartige diagnostisch nicht eindeutig zuzuordnende Gedächtnisdefizite waren bereits 1962 durch Viktor A. Kral als *Senescent Forgetfulness* (Altersvergesslichkeit) beschrieben worden. Weder die nosologische Stellung – physiologische Alterserscheinung versus Vorstufe einer Demenzerkrankung – noch Prävalenz und Verlauf dieses Phänomens waren bekannt und konnten auf Basis der vorgelegten Beschreibungen auch nicht geklärt werden, da eine präzise Definition und Operationalisierung des Syndroms noch nicht zur Verfügung stand.

Dagegen lassen sich bis heute zwei Grundkonzeptionen unterscheiden: Stellt die erste Konzeption deklarative Gedächtnisstörungen, etwa im Sinne einer reduzierten Merkfähigkeit für verbales Material, in den Vordergrund, behandelt die zweite Konzeption die Gedächtnisstörungen gleichwertig mit anderen kognitiven Defiziten. Mit der Annahme hippokampaler Schädigungen als neuronale Grundlage deklarativer Gedächtnisstörungen liegt der ersten Alternative letztlich das Konzept der *hippokampalen Demenz* (Bell, zit. n. Pantel u. Schröder 2006) zugrunde. Die zweite Konzeption lässt sich dagegen von der schon bei beginnender Alzheimer-Demenz bekannten Breite der kognitiven Defizite leiten, die schließlich schon per definitionem nicht nur auf deklarative Gedächtnisleistungen beschränkt sind, sondern auch andere kognitive Domänen betreffen (z. B. Aufmerksamkeit und Konzentration, Sprache oder visuokonstruktive Fähigkeiten). Die bisher beschriebenen Konzeptionen und Operationalisierungen der LKB sollen im Folgenden entlang dieser unterschiedlichen Sichtweisen diskutiert werden.

1.1   Konzeptionen

In den letzten Dekaden wurden vier Konzepte der LKB entwickelt, die ihrerseits für ihre Anwendung in epidemiologischen Studien modifiziert oder anhand neuer Ergebnisse weiterentwickelt wurden. Im Einzelnen handelt es sich dabei um

- das *Age-associated Memory Impairment* (AAMI/Crook et al. 1986) mit seinen Modifikationen durch Blackford und La Rue (1989) in Form des *Age-consistent Memory Impairment* (ACMI) und der *Late-life Forgetfulness* (LLF),
- das Konzept des *Aging-associated Cognitive Decline* (AACD/Levy 1994),
- das Konzept *Cognitive Impairment, No Dementia* (CIND/Graham et al. 1997),
- das *Mild Cognitive Impairment* Konzept (MCI/Petersen et al. 1999) mit seinen späteren Modifikationen durch die Autoren selbst sowie durch eine internationale Konsensusgruppe (Winblad et al. 2004).

Ausgehend von dem Kralschen Konzept der *Senescent Forgetfulness* (s. o.) werden diese Konzepte im Folgenden detailliert dargestellt und diskutiert (Tab 1.1).

Senescent Forgetfulness

Die Bezeichnung *Senescent Forgetfulness* beschreibt leichte Gedächtnisstörungen im Alter, die schon vor der systematischen Erforschung dieses Syndroms von manifesten Demenzerkrankungen abgegrenzt wurden. Kral ging in seiner Darstellung jedoch bereits einen Schritt weiter und unterschied zwei Formen der Altersvergesslichkeit, denen er eine andere nosologische Bedeutung unterstellte: Während die benigne Form mit wechselnden Defiziten und dem sogenannten Zungenphänomen[1] einhergehe, handele es sich bei der malignen Form um progrediente Defizite, die zunächst jüngere, dann ältere Erinnerungen beträfen und schließlich zum Orientierungsverlust

---

1   Zungen- oder Tip-of-the-tongue-Phänomen: vor allem unter Stressbedingungen auftretende Unfähigkeit, einzelne Fakten aus dem Gedächtnis abzurufen, die unter anderen Bedingungen ohne Weiteres zugänglich sind.

Tab. 1.1 Wichtige Konzepte der leichten kognitiven Beeinträchtigung im Vergleich.

Einschluss-kriterien Anamnese	Einschlusskriterien neuropsychologische Untersuchung	Ausschlusskriterien
Age-associated Memory Impairment (AAMI) (Crook et al. 1986)		
• Mind. 50 Jahre alt • Klagen über Einbußen in alltäglichen Gedächtnisfunktionen • Allmählicher Beginn ohne plötzliche Verschlimmerung	Leistung in Tests des sekundären Gedächtnisses: mind. 1 SD unter dem Mittelwert junger Erwachsener Vorschläge: • BVRT, WMS-LG, WMS-WALT • Wortschatztest des HAWIE/WAIS mind. 9 WP • MMSE > 23 • HAWIE/WAIS(-R) IQ > 95	• Internistische, neurologische oder psychiatrische Erkrankungen, die kognitive Defizite verursachen können • Hachinsky-Score > 3 • Hamilton Depression Scale > 12
Age-associated Memory Impairment (AAMI)/Age-consistent Memory Impairment (ACMI)/Late-life Forgetfulness (LLF) (Blackford u. La Rue 1989)		
• 50–79 Jahre • Wahrgenommene Abnahme in alltäglichen Gedächtnisfunktionen in standardisierten Fragebögen	Testleistung in Tests des sekundären Gedächtnisses: • AAMI: mind. 1 SD unter dem Mittelwert junger Erwachsener • ACMI: innerhalb 1 SD des altersentsprechenden Mittelwerts bei mindestens 75 % der Tests • LLF: zwischen 1 und 2 SD unter dem altersentsprechenden Mittelwert bei mind. 50 % der Tests • Batterie mit mind. 4 Tests, 15 Vorschläge für nonverbale und verbale Tests des sekundären Gedächtnisses • HAWIE/WAIS(-R) IQ zwischen 90 und 130	• Internistische, neurologische oder psychiatrische Erkrankungen, die kognitive Defizite verursachen können • Aufmerksamkeitsdefizit: Zahlennachsprechen < 6 • Hamilton Depression Scale oder Geriatric Depression Scale > 12
Aging-associated Cognitive Decline (AACD) (Levy 1994)		
• Eigen- oder fremdanamnestische Angaben über die Abnahme kognitiver Funktionen • Allmählicher Beginn, mind. seit 6 Monaten	Testleistung in einem der folgenden Bereiche mind. 1 SD unter dem Mittelwert Gleichaltriger mit vergleichbarer Bildung: • Gedächtnis und Lernen • Aufmerksamkeit und Konzentration • Sprache • Visuell-räumliches Vorstellungsvermögen • Denken Keine Testvorschläge	Internistische, neurologische oder psychiatrische Erkrankungen, die kognitive Defizite verursachen können

Tab. 1.1 (Fortsetzung)

Einschluss-kriterien Anamnese	Einschlusskriterien neuropsychologische Untersuchung	Ausschlusskriterien
Cognitive Impairment, No Dementia (CIND) (Graham et al. 1997)		
	• Kognitive Beeinträchtigungen, die durch neuropsychologische Testleistungen festgestellt werden • Keine Testvorschläge	Manifeste Demenz
Mild Cognitive Impairment (MCI) (Petersen et al. 1999)		
Subjektive Beschwerden über mnestische Störungen	• Gedächtnis-Testleistung unterhalb der Norm einer alters-angeglichenen Vergleichsgruppe • Keine Testvorschläge	• Beeinträchtigung der allgemeinen kognitiven Funktionen sowie bei Aufgaben des täglichen Lebens • Manifeste Demenz
Mild Cognitive Impairment (MCI) (Winblad et al. 2004)		
Eigen- oder fremd-anamnestische Angaben über die Abnahme kognitiver Funktionen	• Kognitive Testleistung unterhalb der Norm einer alters-angeglichenen Vergleichsgruppe • Keine Testvorschläge	• Beeinträchtigung bei der Bewältigung von Aufgaben des täglichen Lebens • Manifeste Demenz

AAMI = Age-associated Memory Impairment; ACMI = Age-consistent emory Impairment; LLF = Late-life Forgetfulness; AACD = Aging-associated Cognitive Decline; MCI = Mild Cognitive Impairment; CIND = Cognitive Impairment, No Dementia; BVRT = Benton Visual Retention Test; WMS-LG = Wechsler Memory Scale – Logisches Gedächtnis; WMS-WALT = Wechsler Memory Scale – Verbale Paarerkennung; HAWIE = Hamburg-Wechsler-Intelligenztest für Erwachsene; WAIS = Wechsler Adult Intelligence Scale; MMSE = Mini Mental State Examination; SD = Standardabweichung

führten (Tab 1.2). Betroffen seien überwiegend Frauen, pathoanatomisch komme es, wie bei manifesten Demenzen, zu Veränderungen in Hippokampus, Fornix und Corpus mamillare. Ferner vermutete Kral in seiner richtungsweisenden Zusammenfassung der eigenen systematischen Forschungsarbeit für die benigne Form funktionelle Störungen des Abrufs (Decodierung) von Gedächtnisinhalten, für die maligne Form dagegen solche der Speicherung (Encodierung) selbst. Die benigne Form der Altersvergesslichkeit beeinflusse die Mortalität nicht, während die maligne Form einen pathologischen Altersverlauf (senium ex morbo) mit verkürzter Lebenserwartung repräsentiere. Wiederum in Vorwegnahme heutiger Erkenntnisse vermutete Kral protektive Effekte eines höheren Bildungsniveaus.

Tab. 1.2 Senescent Forgetfulness nach Kral (1962) mit Differenzierung zweier Verlaufstypen.

Benigne Dysfunktion	Maligne Dysfunktion
Senium naturale	*Senium ex morbo*
Unfähigkeit, eher unwichtige Fakten zu einem bestimmten Zeitpunkt zu erinnern (z. B. Namen, Orte oder Daten)	Unfähigkeit, sich an komplette Ereignisse aus der Vergangenheit zu erinnern (z. B. Hochzeit des Sohnes)
Zungenphänomen (Tip-of-the-tongue-Phänomen)	Zunächst Desorientierung (zeitlich und räumlich) bis zum Verlust von weit zurückliegenden Ereignissen, zusätzlich Konfabulationen
Funktionelle Störung des Abrufs deklarativer Gedächtnisinhalte	• Störungen beim Abspeichern • Veränderungen in Hippokampus, Fornix und Mamillarkörper • Schwere Verhaltensauffälligkeiten
Schleichender Verlauf	Schneller Verlauf
Vergessen wird subjektiv wahrgenommen	• Vergessen bleibt subjektiv unbemerkt • Erhöhte Sterblichkeit
Männer und Frauen gleich häufig betroffen	Frauen häufiger betroffen als Männer

Age-associated Memory Impairment (AAMI)

Das von der Arbeitsgruppe um Crook 1986 vorgestellte *Age-associated Memory Impairment-Konzept* (AAMI) bezieht sich auf leichte altersbedingte Gedächtnisdefizite bei sonst gesunden älteren Personen. Als Hauptkriterien gelten Klagen über verminderte Gedächtnisleistungen bei Alltagsaktivitäten sowie um wenigstens eine Standardabweichung unterhalb des Mittelwerts liegende Leistungen in Tests zum sekundären Gedächtnis. Ferner werden ein allmählicher Beginn und eine schleichende Progredienz der Beschwerden neben einem Gesamt-IQ von mindestens 95 gefordert. Als Ausschlusskriterien gelten Hinweise auf internistische, neurologische oder psychiatrische Erkrankungen, die Gedächtnisdefizite verursachen können. Verschiedene Autoren kritisierten den Kriterienkatalog des AAMI, da er sich an Normwerten junger Erwachsener orientiere und dadurch physiologische Altersveränderungen der Gedächtnisfunktionen nicht berücksichtigt würden (Pantel u. Schröder 2006). Kritisiert wurde auch, dass der geforderte hohe Gesamt-IQ-Wert von 95 bereits 37 % der Probanden primär ausschließe.

Age-consistent Memory Impairment (ACMI) und Late-life Forgetfulness (LLF)

Blackford und La Rue (1989) schlugen neben kleineren Modifikationen der AAMI-Kriterien zwei neue Konzepte vor, die eine differenziertere Betrachtung ermöglichen sollten: das *Age-consistent Memory Impairment* (ACMI) und die *Late-life Forgetfulness* (LLF). Zur Erfüllung des ACMI-Konzepts soll ein Proband in mindesten 75 % der durchgeführten Tests Leistungen innerhalb einer Standardabweichung des Mittelwertes seiner Altersgruppe erreichen. Das LLF-Konzept erwartet bei mindestens 50 % der durchgeführten Untersuchungen Testleistungen zwischen einer und zwei Standardabweichungen unter den altersentsprechenden Normwerten. Im Unterschied zur AAMI-Konzeption wird hier die subjektiv erlebte Abnahme alltäglicher Gedächtnisleistungen mit standardisierten Fragebögen erfasst.

Aging-associated Cognitive Decline (AACD)

Das *Aging-associated Cognitive Decline-Konzept* (AACD) wurde 1994 von einer Arbeitsgruppe der International Psychogeriatric Association entwickelt (Levy 1994). In Anlehnung an die Kriterien der ICD-10-Diagnose LKS werden in diesem Konzept nicht nur das sekundäre Gedächtnis berücksichtigt, sondern auch andere kognitive Bereiche wie Aufmerksamkeit und Konzentration, Denken, Sprache und visuell-räumliches Vorstellungsvermögen. Als Hauptkriterium des AACD wird neben eigen- oder fremdanamnestischen Angaben über eine schleichende Abnahme kognitiver Funktionen zusätzlich eine verminderte Testleistung (unterhalb einer Standardabweichung) in einem der genannten fünf kognitiven Bereiche gefordert. Das AACD-Konzept folgt damit der klinischen Beobachtung, dass Patienten mit LKB tatsächlich eine heterogene Gruppe mit unterschiedlichen neuropsychologischen Profilen bilden, die mehr als lediglich Störungen der Gedächtnisfunktionen umfassen können. Die AACD sollte im Sinne von Forschungskriterien die Differenzierung dieser Gruppe erleichtern. Für die neuropsychologischen Defizite sieht das AACD-Konzept eine Beurteilung anhand von Normwerten vor, die dem Lebensalter und Bildungsstand des Probanden entsprechen. Wie eine Reihe von prospektiven Studien inzwischen zeigen konnte, besitzen diese Kriterien damit eine höhere Spezifität für die Erfassung pathologischer Alterungsprozesse als die früheren Konzepte (Übersicht in: Pantel u. Schröder 2006).

Cognitive Impairment, No Dementia (CIND)

Ein weiteres Konzept, dass innerhalb der sehr groß angelegten *Canadian Study of Health and Aging* entwickelt wurde ist das *Cognitive Impairment, No Dementia* (CIND) (Graham et al. 1997). Darunter sollen alle Personen erfasst werden, die sich in einem Zustand zwischen „gesund" und „dement" befinden, der durch testpsychologisch nachweisbare kognitive Defizite charakterisiert ist. Dabei werden Defizite in allen kognitiven Domänen berücksichtigt. Es wird in Rechnung gestellt, dass das Syndrom durch unterschiedliche Ätiologien hervorgerufen werden kann. Entsprechend ist eine Kategorisierung entlang der jeweils vermuteten Ursache vorgesehen, wobei

Delirium, chronischer Alkohol- und Drogenabusus, Depression, psychiatrische Erkrankungen, Entwicklungsverzögerungen, umschriebene Gedächtnisschwierigkeiten (angelehnt an das AAMI-Konzept von Crook) sowie „andere kognitive Einschränkungen" (OCIND) genannt werden.

Mild Cognitive Impairment

Petersen et al. (1999) stellten ihre Konzeption zunächst ganz auf Störungen des deklarativen Gedächtnisses ab, wobei der Begriff *mild cognitive impairment* (MCI) einer 1991 vorgelegten Verlaufsuntersuchung (Flicker et al. 1991) entlehnt wurde. Die Bezeichnung *mild cognitive impairment* bzw. MCI avancierte später zu einer Standardterminologie bzw. zu einem Synonym für die LKB schlechthin, was jedoch bis heute immer wieder zu Missverständnissen führt, da gelegentlich unklar bleibt, ob mit der Verwendung des Terminus die Petersen-Konzeption im engeren Sinne oder aber eine abweichende Form der Operationalisierung gemeint ist. Die ursprüngliche Form der MCI-Kriterien sieht vor, dass die intellektuelle Leistungsfähigkeit und die Fähigkeit zur Bewältigung von Aufgaben des täglichen Lebens unbeeinträchtigt sein sollen; zusätzlich ist im „Clinical Dementia Rating" (CDR) eine Einstufung als „fragliche Demenz" gefordert (CDR= 0,5). Petersen und Kollegen ließen sich dabei von den Ergebnissen einer klinischen Vergleichsstudie neuropsychologischer Leistungsprofile von 76 Personen mit LKB, 106 Patienten mit Alzheimer-Demenz und 234 Gesunden leiten, in der signifikante Gruppenunterschiede vor allem in psychometrischen Untersuchungen des verbalen Gedächtnisses bestanden. Allerdings zeigten die Personen mit LKB auch einen signifikant reduzierten Handlungs-IQ bei unauffälligem Verbal-IQ. Ebenso waren ihre Leistungen in einer Benennaufgabe defizitär. Exekutivfunktionen wurden nicht gezielt geprüft, obwohl derartige Defizite schon angesichts des reduzierten Handlungs-IQ zu vermuten gewesen wären. Aus diesen Gründen ist zu hinterfragen, ob die in der Pionierstudie von Petersen erfassten Probanden mit LKB tatsächlich ausschließlich mnestische Defizite zeigten. Dem entspricht die Beobachtung, dass der amnestische Subtyp der LKB in epidemiologischen Untersuchungen selten ist und in der Mehrzahl der bis heute vorgelegten Studien bei kaum mehr als 5 % der untersuchten Populationen nachgewiesen wird (vgl. Abb. 1.2, S. 19). Dabei könnte es sich vielmehr um ein vorübergehendes eher frühes Stadium der LKB handeln, das von einem Teil der Betroffenen durchlaufen wird. Der Begriff *mild cognitive impairment* wurde bereits 1991 von der Arbeitsgruppe um Flicker in die Literatur breit eingeführt. Ihr Vergleich der kognitiven Leistungen von je 32 Patienten mit LKB und denen kognitiv unauffälliger Probanden sprach gegen eine auf Gedächtnisdefizite eingeengte Fassung der LKB. Vielmehr waren fast alle der mit einer großen Testbatterie geprüften Leistungen bei den Personen mit LKB defizitär; ferner erwiesen sich Abrufdefizite für verbales und visuospatiales Material neben sprachlichen Auffälligkeiten als prädiktiv für eine Demenzentwicklung im Beobachtungszeitraum von zwei Jahren.

Aus diesen Gründen sah sich die Arbeitsgruppe um Petersen schon bald zu Erweiterungen und Revisionen ihres ursprünglichen Konzepts veranlasst. Das von

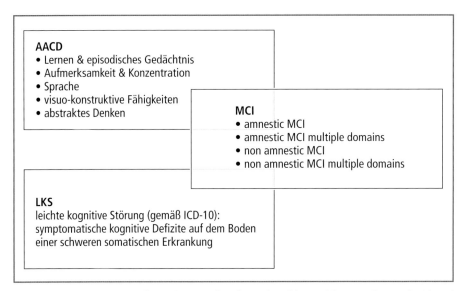

AACD
- Lernen & episodisches Gedächtnis
- Aufmerksamkeit & Konzentration
- Sprache
- visuo-konstruktive Fähigkeiten
- abstraktes Denken

MCI
- amnestic MCI
- amnestic MCI multiple domains
- non amnestic MCI
- non amnestic MCI multiple domains

LKS
leichte kognitive Störung (gemäß ICD-10):
symptomatische kognitive Defizite auf dem Boden
einer schweren somatischen Erkrankung

Abb. 1.1   Aging-associated Cognitive Decline (AACD), Mild Cognitive Impairment (MCI) und Leichte Kognitive Störung (LKS) (Levy 1994; Petersen et al. 1999; 2001).

der „International Working Group on Mild Cognitive Impairment" im Jahre 2004 vorgelegte Konsensus-Konzept geht davon aus, dass bei der LKB neben Gedächtnisfunktionen meist zusätzlich auch andere kognitive Domänen betroffen sind (Winblad et al. 2004). Die Parallelen zu dem AACD-Konzept erscheinen unverkennbar (Abb. 1.1). Weiterführend werden hier noch vier Untergruppen differenziert:

- *Amnestic MCI* (ausschließlich Gedächtnisdefizite)
- *Amnestic MCI multiple domains* (Gedächtnisdefizite plus Defizite in zusätzlichen kognitiven Domänen)
- *Non amnestic MCI multiple domains* (kognitive Defizite in mehreren Domänen außer Gedächtnisleistungen) und
- *Non amnestic MCI* (isoliertes Defizit in einer kognitiven Domäne außer Gedächtnisleistungen)

Inwiefern es sich hierbei tatsächlich um klinisch sinnvolle bzw. prognostisch differenziell aussagefähige Kategorien handelt, ist durch prospektive Untersuchungen bisher noch nicht belegt worden.

Von den vorgestellten Konzepten konnte sich das MCI mit seinen Modifikationen in der Forschung und internationalen Literatur durchsetzen; die Mehrzahl der epidemiologischen und klinischen Studien dürfte sich hierauf beziehen. Allerdings wurden zentrale Annahmen des Konzeptes nicht oder nur teilweise bestätigt. Zunächst war die Einschränkung auf Gedächtnisdefizite nicht zielführend, da sie nur eine relativ kleine Subgruppe von Personen mit LKB beschrieb, deren kognitive Defizite sich dar-

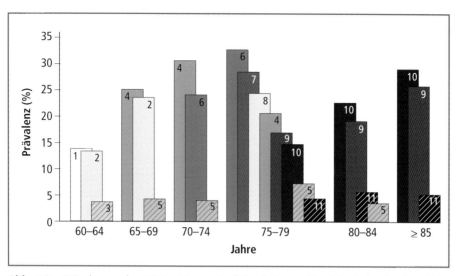

Abb. 1.2 Prävalenzen der LKB im Altersverlauf. Ergebnisse epidemiologischer Studien. Nicht schraffiert = Prävalenzen der „weiten" Definition der LKB, schraffiert = Prävalenzen des amnestischen Subtyps.
1 Kumar et al. (2004), jegliche MCI-bezogene Diagnose
2 Schönknecht et al. (2005). AACD (Levy 1994)
3 Kumar et al. (2004). MCI amnestisch (Petersen et al. 1999)
4 Hänninen et al. (1996). AACD (Levy 1994)
5 Busse et al. (2003). MCI amnestisch (Petersen et al. 1999)
6 Manly et al. (2005). MCI (Petersen et al. 2001)
7 Toro (2009). AACD (Levy 1994)
8 Fischer et al. (2007). MCI (Petersen et al. 2004)
9 Busse et al. (2003). AACD (Levy 1994) ohne Berücksichtigung subjektiver Beschwerden
10 Lopez et al. (2003). MCI (Petersen et al. 1999)
11 Busse (2003). MCI amnestisch (Petersen et al. 1999) ohne Berücksichtigung subjektiver Beschwerden

über hinaus im Verlauf als äußerst instabil erwiesen (Ritchie et al. 2001; Schönknecht et al. 2005). Diesen Einschränkungen konnte durch die Erweiterung um andere, im AACD-Konzept schon primär berücksichtigte neuropsychologische Domänen begegnet werden. Die mit der Weiterentwicklung des MCI-Konzeptes vorgeschlagene Subtypisierung ist zwar wesentlich differenzierter, erscheint jedoch zunächst eher explorativ, solange die damit unterstellten klinischen und nosologischen Unterschiede – etwa im Hinblick auf Verlauf und Demenzrisiko – nicht bestätigt werden konnten.

Die leichte kognitive Störung (LKS) nach ICD-10

Von den bisher diskutierten Operationalisierungen konzeptionell zu unterscheiden ist das Konzept der *leichten kognitiven Störung* (LKS) gemäß ICD-10 (WHO 2005). Damit werden Defizite umschrieben, die symptomatisch im Rahmen schwerer körperlicher (z. B. internistischer) Erkrankungen auftreten. Diese müssen nicht notwendigerweise das Zentralorgan unmittelbar betreffen, sondern können auch mittelbar zu Funktionseinschränkungen des Gehirns führen (z. B. kognitive Defizite infolge einer Hypothyreose). Die LKS nach ICD-10 stellt für die Mehrzahl der oben beschriebenen Konzepte eine komplementäre diagnostische Kategorie dar: Während bei diesen das Vorliegen einer ätiologisch relevanten internistischen oder anderen schweren körperlichen Erkrankung ein Ausschlusskriterium darstellt, wird eine solche bei der LKS nach ICD-10 als zentrale Ursache angenommen. Letztlich zielt der Ausschluss schwerwiegender internistischer oder anderer körperlicher Erkrankungen bei der überwiegenden Zahl der Operationalisierungen darauf ab, mittelbar ein präklinisches Stadium einer primär-degenerativen Hirnerkrankung (d. h. der Alzheimer-Demenz) zu erfassen. Mit dem ICD-Konzept der LKS können dagegen diejenigen Formen leichter kognitiver Beeinträchtigungen erfasst werden, bei denen keine primärdegenerative Hirnerkrankung ursächlich vermutet wird. Leider wurde das Konzept der LKS bisher nur in wenigen Studien berücksichtigt; so stehen für Deutschland nur Daten aus der *Interdisziplinären Längsschnittstudie des Erwachsenenalters (ILSE)* zur Verfügung (Schönknecht et al. 2005). In der Praxis von Gedächtnisambulanzen bildet die LKS gleichwohl eine stets zu beachtende Differenzialdiagnose.

In den bisherigen Operationalisierungen der LKB wurden präzise Festlegungen zur Verwendung bestimmter neuropsychologischer Tests bzw. von Normwerten nur für das AAMI-Konzept nach Crook vorgelegt, dessen Anwendbarkeit durch die schon diskutierten methodischen Fragen eingeschränkt wird. Werden die verschiedenen Formen des modifizierten MCI nach Petersen gemeinsam betrachtet, sind die Ähnlichkeiten mit dem AACD unverkennbar: Die breit angelegten Konzepte berücksichtigen gleichermaßen alle wichtigen neuropsychologischen Domänen und schlagen letztlich ähnliche, wenn nicht übereinstimmende, Kriterien vor. Dies zeigt, dass sowohl das AACD-Konzept als auch das modifizierte MCI-Konzept den heute vorliegenden Konsens hinsichtlich einer operationalisierten Erfassung des Risikosyndroms LKB am Besten wiedergeben.

Gleichwohl werden die Termini „leichte kognitive Beeinträchtigung" bzw. „mild cognitive impairment" bis heute in der Literatur nicht einheitlich verwendet. In Abhängigkeit von den jeweiligen Definitionen und Operationalisierungen variieren in der Literatur die Prävalenzraten der LKB beträchtlich; ihre Schnittmengen sind zum Teil gering (Tab 1.3). Verbindliche Operationalisierungen wurden auch hinsichtlich der einzusetzenden psychometrischen Instrumente und ihrer Interpretation nur ausnahmsweise vorgelegt, sodass die Prävalenzangaben in den jeweiligen Studien schon entsprechend der jeweils eingesetzten neuropsychologischen Testungen streuen. Ein zusätzliches methodisches Problem entsteht daraus, dass selbst verbreitete Instrumente nur selten Normen für höhere Altersstufen angeben; Angaben für höhere und höchste Bildungsniveaus sind oft kaum verfügbar.

Aufgrund des bisher nur in Ansätzen erkennbaren internationalen Konsenses über eine einheitliche Operationalisierung ist es deshalb zum jetzigen Zeitpunkt

Tab. 1.3 Prävalenzraten der LKB und Schnittmengen unter Anlage verschiedener diagnostischer Kriterien (Daten aus der ILSE-Studie, n = 202; Schröder et al. 1998).

	AACD	AAMI	ACMI	LLF
AACD	47 (23,5 %)	17 (8,5 %)	0 (0 %)	3 (1,5 %)
AAMI		27 (13,5 %)	6 (3 %)	3 (1,5 %)
ACMI			13 (6,5 %)	0 (0 %)
LLF				3 (1,5 %)

AACD = Aging-associated Cognitive Decline; AAMI = Age-associated Memory Impairment; ACMI = Age-consistent Memory Impairment; LLF = Late-life Forgetfulness

kaum möglich, ein verbindliches Konzept der LKB festzulegen oder gar vorzuschreiben. Sinnvoll erscheint stattdessen, von einer weiten sich auf häufige neuropsychologische Defizite beziehenden Definition der LKB auszugehen, wie diese z. B. durch das modifizierte MCI oder das AACD vorgegeben werden. Dass sich hier die Forschung dynamisch entwickelt, zeigen die Befunde zum Auftreten exekutiver bzw. sprachlicher Defizite bei Personen mit LKB. Während zahlreiche Studien zusätzliche exekutive Defizite beschreiben, sehen andere in aphasischen Defiziten ein häufig auftretendes Begleitsymptom (Überblick in: Pantel u. Schröder 2006). Aus diesen Gründen erscheinen breite Definitionen der LKB unter Einschluss mnestischer und anderer wichtiger neuropsychologischer Domänen am Sinnvollsten und dem tatsächlichen Anliegen, nämlich ein Risikosyndrom für die Entwicklung einer drohenden Demenz zu erfassen, am Nächsten. Die weiteren Ausführungen werden sich deshalb grundsätzlich auf die breitere Konzeption der LKB beziehen. Wo möglich und sinnvoll werden zusätzlich Angaben zu Subgruppen sowie zur amnestischen LKB bzw. zu Defiziten in anderen umschriebenen Bereichen gemacht.

1.2 Prävalenz

Epidemiologische Studien – Untersuchungen von Häufigkeit und Verteilung einer Erkrankung in der Population – sind nicht nur für die Versorgungsplanung von erheblicher Bedeutung, sondern können auch entscheidende Hinweise auf pathogenetisch wichtige Faktoren liefern. Diese Feststellungen gelten gerade für die LKB als mögliche Vorstufe der Alzheimer-Demenz, d. h. einer Erkrankung, deren Pathogenese nur in Umrissen bekannt ist. Wie bei vielen anderen häufigen Leiden sind hier von epidemiologischen Studien Hinweise auf Risiko- und protektive Faktoren zu erwarten, die für die weitere Forschung, vor allem für die Entwicklung präventiver Strategien, leitend sind (vgl. Kap. 6). Als weitere wichtige Fragestellung epidemiologischer Studien

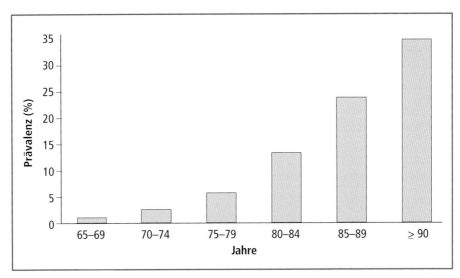

Abb. 1.3 Prävalenz der Demenzen in Abhängigkeit vom Lebensalter (nach Bickel 1999).

ist im Fall der LKB die genaue Definition und Operationalisierung des Risikosyndroms zu nennen. Einerseits sind die bereits vorgestellten unterschiedlichen Operationalisierungen der LKB auf ihre klinische Handhabbarkeit zu prüfen, andererseits muss grundsätzlich die Gültigkeit des Konzeptes in Hinsicht auf seinen prädiktiven Nutzen untersucht werden. Besondere Bedeutung haben in diesem Zusammenhang zwei Aspekte: die *Prävalenz* (Häufigkeit) der LKB in der älteren Bevölkerung und ihr *Verlauf*. Erstere hat für die Versorgungsplanung entscheidende Bedeutung, während Verlaufsdaten Rückschlüsse auf die Gültigkeit des Konzeptes zulassen. Der wohl wichtigste epidemiologische Befund, die Abhängigkeit der Prävalenz der LKB vom Lebensalter, ist in Abbildung 1.2 wiedergegeben.

Während die LKB vor dem 60. Lebensjahr selten ist, steigt ihre Prävalenz bei den 65- bis 70-Jährigen auf mehr als 20 % an, um bei den Mitte 70-Jährigen Werte von über 25 % zu erreichen. In der weiteren Altersentwicklung stagniert die Prävalenz der LKB. Dies erklärt sich einerseits daraus, dass bei einem bedeutenden Teil der Betroffenen manifeste Alzheimer-Demenzen entstehen, wodurch sie aus der Gruppe der leicht kognitiv beeinträchtigten Personen ausscheiden. Andererseits kann vermutet werden, dass die LKB mit einer erhöhten Mortalität verbunden ist. Die erste Hypothese korrespondiert mit der Entwicklung der Prävalenz manifester demenzieller Erkrankungen in den unterschiedlichen Lebensaltern (Abb. 1.3), die – zur LKB zeitlich versetzt – einen exponentiellen Anstieg zeigt. Bis zum 75. Lebensjahr selten, steigt die Prävalenz demenzieller Erkrankungen bei den über 80- bzw. über 85-Jährigen auf mehr als 10 bzw. 20 % an, um bei den über 90-Jährigen einen Wert von 35 % und mehr zu erreichen.

Alterseffekte in Querschnittstudien

Im Rahmen einer primär zur Untersuchung kardiovaskulärer Erkrankungen bei über 65-Jährigen konzipierten Studie ermittelten Lopez et al. (2003) in einer Teilstichprobe von 3608 Personen eine Gesamtprävalenz der LKB von 18,8 %. Bei Betrachtung der einzelnen Altersgruppen konnte ein deutlicher Altersanstieg von 18,8 % bei den unter 75-Jährigen, über 14,7 % bei den 75- bis 79-Jährigen, 22,6 % bei den 80- bis 84-Jährigen auf 28,9 % bei den über 85-jährigen Teilnehmern festgestellt werden. Ähnliche Prävalenzangaben ermittelte die Arbeitsgruppe für eine zweite, kleinere Kohorte, die 469 über 75-Jährige umfasste. Ein vergleichbarer Alterseffekt wurde von Manly et al. (2005) in einer nach repräsentativen Gesichtspunkten rekrutierten Stichprobe von 1315 Probanden beschrieben. War eine LKB in der Gesamtstichprobe bei 28,3 % der Teilnehmer gegeben, so lauteten die entsprechenden Werte bei den 65- bis 75-Jährigen 24,0 % und bei den über 75-Jährigen 32,6 %. Eine in Kalkutta kürzlich durchgeführte bevölkerungsbasierte Erhebung, an der 745 über 50-jährige Probanden teilnahmen, ergab eine Gesamtprävalenz der LKB von 14,9 % (Das et al. 2007). Dabei stiegen die Werte zunächst mit dem Lebensalter deutlich an (50–59 Jahre: 12,5 %, 60–64 Jahre: 17,3 %, 65–69 Jahre: 11,7 %, 70–74 Jahre: 12,4 %, 75–79 Jahre: 17,9 %, über 80 Jahre: 10,5 %). Ähnlich differenzierte Angaben finden sich schon bei Hänninen et al., die 1996 einen Anstieg der Prävalenz der LKB von 25,2 % bei 68- bis 70-Jährigen auf 30,5 % bei 71- bis 74-Jährigen beschrieben. Die ferner untersuchte Gruppe der 75- bis 78-Jährigen war dann durch einen Abfall der Prävalenzwerte auf 20,5 % charakterisiert.

Alterseffekte in Längsschnittstudien

In der *Leipzig Longitudinal Study of the Aged (LEILA 75+)* beobachteten Busse et al. (2003) die kognitive Leistung von 929 Probanden über 36 Monate. In diesem Zeitraum stieg die Prävalenzrate der LKB von 16,9 % bei 75- bis 79-Jährigen, über 19,1 % bei 80- bis 84-Jährigen auf 25,8 % bei den über 85-Jährigen an, wobei subjektive Beschwerden bei der Zuordnung der Untersuchungsgruppen unberücksichtigt blieben.

Demgegenüber variiert die Prävalenz der amnestischen LKB mit dem Alter kaum. Busse et al. (2003) beschrieben Prävalenzen von 4,7 % bei 75- bis 79-Jährigen, 5,6 % bei 80- bis 84-Jährigen, bzw. 5,2 % bei den über 85-Jährigen; Manly et al. (2005) beobachteten 4,8 % bei 65- bis 75-Jährigen und 8 % bei den über 75-Jährigen. Vergleichbare Unterschiede mit einer erheblich geringeren Prävalenz der amnestischen gegenüber der weiter gefassten LKB wurden auch von der Arbeitsgruppe um Lopez et al. (2003) mit Werten von 6,0 % bzw. 21,7 % angegeben. Auch der Monongahela Valley Independent Elders Survey (MoVIES/Ganguli et al. 2004), in dessen Rahmen 1248 Probanden zehn Jahre lang begleitet wurden, ergab für die amnestische LKB weitgehend altersstabile Prävalenzwerte zwischen 3,2 % und 4 %.

! Die Zusammenhänge zwischen Lebensalter und Prävalenz von LKB bzw. manifester Alzheimer-Demenz sind aus mehreren Gründen von besonderer klinischer Bedeutung. Sie stützen einerseits die Sicht der LKB als Vorstufe der Alzheimer-Demenz und zeigen gleichzeitig, dass die damit unterstellten pathologischen Prozesse zunächst langsam über Jahre, wenn nicht über Jahrzehnte, ablaufen. Im höheren Alter könnten diese neurodegenerativen Prozesse akzeleriert oder durch hinzutretende andere Pathologien aggraviert werden, woraus der exponentielle Anstieg der manifesten Demenzen resultiert. So weisen neuropathologische Untersuchungen an Personen mit LKB, ähnlich wie Befunde an Patienten mit Alzheimer-Demenz, darauf hin, dass neurodegenerative Veränderungen nicht selten von vaskulären Schädigungen unterschiedlicher Morphologie begleitet werden (vgl. Kap. 2).

Tatsächlich lässt sich der Zusammenhang zwischen der Prävalenz der LKB und dem Lebensalter nicht nur aus den zitierten Studien ableiten, sondern auch in den ersten verfügbaren Längsschnittstudien von Jahrgangskohorten direkt beobachten. Letztere erfordern allerdings eine besondere zeitliche Perspektive, da für eine umfassende Beurteilung eine Geburtskohorte ab ihrem Eintritt in die siebte Lebensdekade zu beobachten wäre, wobei ein Abschluss der Untersuchung frühestens nach der neunten Lebensdekade sinnvoll ist, da erst in diesem Alter wichtige Untersuchungsendpunkte ausreichend abgebildet werden können. Kohorteneffekte, wie sie aus der Entwicklung der Lebensbedingungen gerade zwischen unterschiedlichen Geburtsjahrgängen möglich, wenn nicht wahrscheinlich sind, lassen sich mit diesem Forschungsdesign am ehesten identifizieren. Aus diesem Grund bilden die Ergebnisse derartiger Längsschnittstudien, wie der *Bonner Längsschnittstudie* oder der *Seattle Longitudinal Study*, geradezu Schlüssel für die Untersuchung und Beantwortung zentraler gerontologisch-gerontopsychiatrischer Fragen. Allerdings sind Längsschnittstudien an zwei wichtige methodische Voraussetzungen gebunden: der Konzentration auf einzelne, gut definierte Kohorten und ihrer Beobachtung über ausreichend lange Zeiträume. Längsschnittstudien, die diesen Anforderungen genügen, stehen für den deutschsprachigen Raum gegenwärtig nur mit der ILSE zur Verfügung.

Die Interdisziplinäre Längsschnittstudie des Erwachsenenalters über die Bedingungen gesunden und zufriedenen Älterwerdens (ILSE)

In der ILSE werden mit den Geburtsjahrgängen 1930 bis 1932 bzw. 1950 bis 1952 zwei Jahrgangskohorten prospektiv beobachtet. Dieses Design wurde gewählt, um den Übergang vom mittleren in das hohe Lebensalter differenziert abbilden zu können. Zusätzlich wird ein direkter Vergleich der Altersentwicklung zwischen den Jahrgangskohorten möglich, sobald die jüngere Kohorte das Alter der älteren bei Studienbeginn erreicht hat. Für die Rekrutierung der Probanden wurde in Zusammenarbeit mit den Einwohnermeldeämtern eine nach Geschlecht, Kohorte und Wohnort stratifizierte Adressenstichprobe nach dem Zufallsprinzip gezogen (n = 4000 pro Zentrum), aus der 500 Teilnehmer der Jahrgangsgruppe 1930/32 sowie 502 Teilnehmer der Jahrgangsgruppe 1950/52 rekrutiert wurden. Jeweils die Hälfte der Teilnehmer stammt aus Leipzig, Männer sind gewollt in beiden Kohorten leicht überrepräsentiert (52 % zu 48 %). Bis auf einen leicht höheren Bildungsstand ist die Stichprobe bezüglich Familienstand, Haushaltsnettoeinkommen und Wohnstatus repräsentativ für die deutsch sprechende Bevölkerung der eingeschlossenen Geburtsjahrgänge.

Beschreibung der ILSE

Die *Interdisziplinäre Längsschnittstudie des Erwachsenenalters (ILSE)* wurde von Prof. Dr. Ursula Lehr initiiert und wird seit 1993 durch das Bundesministerium für Familie, Senioren, Frauen und Jugend sowie durch das Ministerium für Wissenschaft, Forschung und Kunst des Landes Baden-Württemberg gefördert. Das Hauptanliegen der Studie besteht darin, individuelle, gesellschaftliche und materielle Bedingungen für ein gesundes, selbstverantwortliches und zufriedenes Älterwerden zu identifizieren. Die ILSE ist als repräsentative, populationsbasierte und interdisziplinäre Längsschnittstudie konzipiert, deren Daten sowohl in Ost- als auch Westdeutschland (Leipzig und Heidelberg/Mannheim/Ludwigshafen) erhoben werden.

Bisher wurden die Studienteilnehmer zu drei Messzeitpunkten (1993–1996, 1997–2000, 2005–2007) untersucht (Abb. 1.4). Ein vierter Messzeitpunkt ist in Planung und wird voraussichtlich im Jahr 2011 beginnen. Dieser vierte Messzeitpunkt ist deswegen besonders hervorzuheben, da die Kohorte K50 zu diesem Zeitpunkt das Alter der Kohorte K30 zum ersten Messzeitpunkt erreichen wird. Somit wird erstmals die Untersuchung von Kohorteneffekten im Altersverlauf möglich.

Da vergleichbare Langzeitstudien in Deutschland nicht verfügbar sind, wurde großer Wert auf die Motivation der ILSE-Teilnehmer gelegt. Tatsächlich konnten zum zweiten Messzeitpunkt (t2) 884 Probanden erneut für die Untersuchungen gewonnen werden; zum dritten Messzeitpunkt – d.h. fast 14 Jahre nach Beginn der ILSE – betrug dieser Wert 789, was einer sehr hohen Rücklaufquote von 78,8 % der Ausgangsstichprobe entsprach. Es ist davon auszugehen, dass zum beantragten vierten Messzeitpunkt eine ähnlich große Stichprobe teilnimmt.

Entsprechend des explizit interdisziplinären Forschungsansatzes der ILSE-Studie, waren zu allen drei Messzeitpunkten zahlreiche Disziplinen an der Erhebung und Auswertung der Daten beteiligt. Im Einzelnen wurden folgende Bereiche berücksichtigt:

- Klinisch-gerontopsychiatrische Untersuchung, einschl. EKG, Labor und DNA-Probe
- Neuropsychologische Testung
- Gerontologisch-psychologische Untersuchung
- Biografisches Interview
- Soziodemografische Daten
- Sportwissenschaftliches Assessment
- MRT des Hirnschädels (Heidelberger Substichprobe)

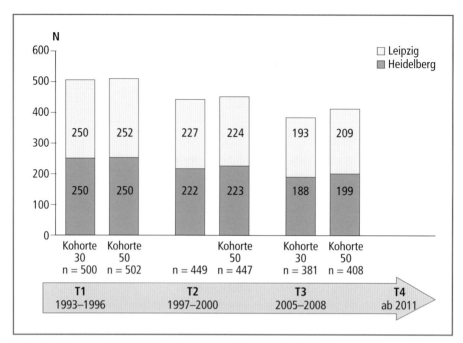

Abb. 1.4   Untersuchungswelle der ILSE mit Stichprobenentwicklung. Kohorte 30 = Jahrgänge 1930–32; Kohorte 50 = Jahrgänge 1950–52; n = absolute Fallzahl.

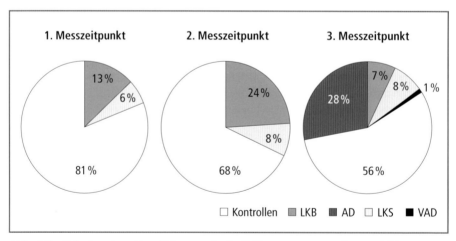

Abb. 1.5   Prävalenz kognitiver Störungen in der ILSE zum ersten, zweiten und dritten Messzeitpunkt bei den zwischen 1930–32 Geborenen (Daten nach Toro et al. 2009a), VAD = vaskuläre Demenz.

Bisherige Ergebnisse der ILSE

Die ILSE ergab zu t1, also bei den zu Beginn der 1990er Jahre noch Anfang 60-jähri-gen Probanden eine Prävalenz der LKB von 13,4 % (Abb. 1.5).

5,8 % zeigten symptomatische kognitive Defizite vor dem Hintergrund einer schweren Allgemeinerkrankung, meist Herz- oder Krebserkrankungen; bei diesen Probanden wurde eine LKS gemäß ICD-10 diagnostiziert. Im Verlauf von vier Jahren (t2) wurden 449 Probanden nachuntersucht. 26 Probanden waren verstorben, andere litten unter schweren medizinischen Erkrankungen oder waren unbekannt verzogen; lediglich 15 Probanden blieben der Nachuntersuchung ohne Angabe von Gründen fern. Von den zu t2 erneut untersuchten Probanden zeigten 24,1 % (n = 106) eine LKB. Bei 8 % (n = 35) war eine LKS gegeben; manifeste Demenzen waren zu diesen Untersuchungszeitpunkten – die Probanden gehörten noch zu den „jungen" Alten – erwartungsgemäß nicht zu diagnostizieren.

Über einen Zeitraum von 14 Jahren (t3) konnten 381 Probanden nachuntersucht werden. 38 Probanden waren in der Zwischenzeit verstorben, lediglich 14 blieben der Untersuchung ohne Angabe von Gründen fern. Der Anteil von Probanden mit LKB stieg auf 28,3 %; zusätzlich litten 6,8 % der Probanden an einer manifesten Alzheimer-Demenz, von denen fast alle bereits zu t2 eine LKB gezeigt hatten. Bei 7,6 % der Probanden (n = 29) wurde eine LKS diagnostiziert, bei 1,1 % eine vaskuläre Demenz (Toro et al. 2009a; Toro 2010).

 Nach diesen Ergebnissen betreffen kognitive Defizite im Sinne der LKB etwa ein Drittel der älteren Bevölkerung.

Diese Veränderungen sind schon bei „jungen Alten" konsistent nachweisbar und er-höhen das Demenzrisiko beträchtlich. So zeigte die überwiegende Mehrzahl der zu t3 Demenzkranken schon zu t2 eine LKB. Andererseits können kognitive Defizite im Sinne der LKS auch Ausdruck schwerer Allgemeinerkrankungen sein. In der ILSE, als einer der wenigen Studien, in denen die LKS über eine entsprechende klinisch-internistische Untersuchung berücksichtigt werden konnte, schwankte ihre Prävalenz zwischen 5 und 8 %. Dieser Befund spiegelt wenigstens im Kern die oft schwierige Prognose der damit angesprochenen körperlichen Grunderkrankungen wider und unterstreicht aus gerontopsychiatrischer Sicht die Notwendigkeit einer sorgfältigen somatischen Abklärung kognitiver Beeinträchtigungen im Alter.

Studien im Vergleich

In der Gesamtschau geben die diskutierten Studien – trotz aller Unterschiede in den verwendeten diagnostischen Kriterien – vergleichbare Prävalenzraten für die „breite" Fassung der LKB an. Modifikationen der Kriterienkataloge, wie das Ausblen-den subjektiver Beschwerdeangaben durch die Probanden oder eine Verschiebung der Grenzwerte, jenseits derer neuropsychologische Leistungen als defizitär gelten, führen erwartungsgemäß zu anderen Prävalenzangaben. Allerdings wird hiervon die Abhängigkeit der Prävalenz der LKB vom Lebensalter nicht berührt. Als weitere Störvariablen sind Geschlecht, Gesellschaft und Ethnizität sowie Bildungsniveau und soziale Schicht zu diskutieren.

Bis auf zwei Studien (Kumar et al. 2005; Busse et al. 2003) machten alle oben genannten Studien Angaben über die Geschlechtsverteilung ihrer Untersuchungsstichproben. Die Mehrheit fand keine signifikanten Geschlechtseffekte (Hänninen et al. 2002; Lopez et al. 2003; Manly et al. 2005; Schönknecht et al. 2005; Ravaglia et al. 2008; Solfrizzi et al. 2004; Tognoni et al. 2005; Busse et al. 2003). Zwei Studien berichteten, dass der Anteil männlicher Probanden bei der LKB überwiegt: Hänninen et al. (1996) beschreiben diesen Befund unter Verwendung der AACD-Kriterien, Das et al. (2007) unter Anwendung der amnestischen MCI-Kriterien. Tatsächlich ergab auch die ILSE einen ähnlichen Effekt mit einem höheren Anteil männlicher Probanden bei der LKS, die in den übrigen Studien, wenn überhaupt, als Ausschlusskriterium Berücksichtigung fand. Schon angesichts der in der LKS-Gruppe aufgrund der höheren bzw. schwereren somatischen Komorbidität zu erwartenden niedrigeren Lebenserwartung erscheint dieses Ergebnis plausibel. Da eindeutige Geschlechtseffekte für die manifeste Alzheimer-Demenz bisher nicht belegt werden konnten, sind die zitierten Ergebnisse von Hänninen et al. (1996) und Das et al. (2007) am ehesten als Ausdruck der differenzialdiagnostisch nicht gezielt berücksichtigten LKS zu sehen. Das und Kollegen konnten jedoch auch einen umgekehrten Geschlechtereffekt entdecken; entsprechend fanden auch Coria et al. (1993), die allerdings das ältere AAMI-Konzept verwendeten, einen höheren Frauenanteil bei der LKB.

Gesellschaftliche und ethnische Effekte wurden bisher kaum berücksichtigt. Die bereits zitierte bevölkerungsbasierte Erhebung aus Kalkutta ergab schon bei den 50- bis 59-Jährigen eine Prävalenz der LKB von 12,5 % (Das et al. 2007), wobei die Werte mit dem Lebensalter wie in den europäischen und US-amerikanischen Studien zunächst anstiegen. Hypothetisch könnte diese „Verschiebung" zu einer jüngeren, in europäischen und amerikanischen Studien noch nicht oder nur kaum betroffenen Altersklasse auf ethnografische Effekte, insbesondere auf die in Indien geringere Lebenserwartung bezogen werden. Indirekt korrespondiert diese Annahme mit der unten diskutierten erhöhten Mortalität bei LKB. Ethnische Effekte wurden in zwei US-amerikanischen Studien berücksichtigt. Während Lopez et al. (2003) höhere Prävalenzen bei US-Bürgern afroamerikanischer Ethnizität vermuten, konnte dieser Effekt unter Verwendung adjustierter Normwerte von der Arbeitsgruppe um Manly (2005) gezielt ausgeschlossen werden.

Einige Veröffentlichungen enthalten kursorische Angaben über den mittleren Bildungsgrad der Gesamtstichprobe (z. B. Hänninen et al. 2002; Kumar et al. 2005). Von den diskutierten Untersuchungen bezogen sieben Studien die Prävalenz der LKB auf das Bildungsniveau: Lopez et al. (2003), Ravaglia et al. (2008), Solfrizzi et al. (2004) und Tognoni et al. (2005) beschrieben eine Abnahme der MCI-Prävalenz mit zunehmendem Bildungsgrad, während Hänninen et al. (1996) eine Zunahme der AACD-Prävalenz mit steigendem Bildungsniveau fanden. Allerdings räumten die

Autoren ein, dass ihre Studie nur eine kleine Probandengruppe (28 von 402 Studienteilnehmern) mit niedrigem Bildungsniveau umfasste, sodass eine sichere Aussage nicht möglich sei. Das et al. (2007) und Manly et al. (2005) erhielten für das MCI-Konzept nach Winblad et al. (2004) ein ähnliches Bild wie die erstgenannten Autoren: Die Prävalenzrate nahm mit steigendem Bildungsgrad ab. Ein niedrigeres Bildungsniveau in der Gruppe der leicht kognitiv Beeinträchtigten wurde auch von Fischer et al. (2007) mitgeteilt. Jedoch zeigte sich bei Untersuchung der amnestischen Form der MCI ein teilweise divergierendes Bild. Während bei Manly et al. (2005) die Prävalenz mit zunehmendem Bildungsniveau anstieg, ermittelten Das et al. (2007) die höchste Prävalenz bei mittlerem Bildungsgrad.

Eine Verkürzung der Lebenserwartung ist bei manifester Alzheimer-Demenz schon lange bekannt und wurde in der bereits zitierten Arbeit schon 1962 von Kral auch bei der LKB vermutet. Die Arbeitsgruppe um Storandt et al. beobachtete zwischen 1979 und 1997 Altersentwicklung und Verlauf bei 230 gesunden bzw. 289 kognitiv eingeschränkten Probanden – Letztere schlossen Personen mit LKB sowie Patienten mit „sehr leichter" und leichter Alzheimer-Demenz ein. Schon mit Auftreten einer LKB verringerte sich die Lebenserwartung deutlich, von durchschnittlich 15,1 Jahren bei den kognitiv Gesunden über 8,7 und 8,0 Jahre bei den Personen mit LKB oder sehr leichter Alzheimer-Demenz, bis hin zu 6,9 Jahren bei Patienten mit leichter Alzheimer-Demenz. Auffälligerweise verliefen die Mortalitätskurven der Diagnosegruppen unabhängig vom Ausmaß der kognitiven Defizite fast parallel (Abb. 1.6); ein Befund, der von der Arbeitsgruppe nicht abschließend erklärt werden konnte.

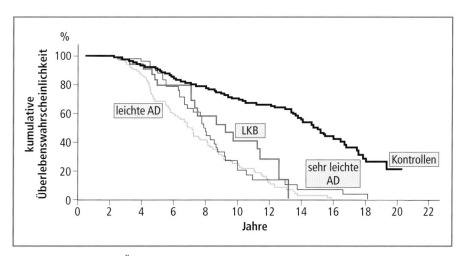

Abb. 1.6   Kumulative Überlebenswahrscheinlichkeit bei Personen ohne Demenz (Kontrollen) und Patienten mit LKB, sehr leichter bzw. leichter Demenz (mod. nach Storandt et al. 2002).

1.3   Verlauf

Das Konzept der LKB wurde im Wesentlichen zur Vorhersage eines stark erhöhten Demenzrisikos entwickelt. Die Hypothese, dass das Vorliegen einer LKB prädiktiven Wert für die Entwicklung einer Demenz besitzt, wurde bisher in einer Reihe von Längsschnittstudien überprüft (Tab 1.4). Die Mehrzahl der Studien bezog sich auf repräsentative Stichproben, der Beobachtungszeitraum bewegte sich meist zwischen drei und fünf Jahren, wobei die Probanden nach ihrem 70. Lebensjahr in die Untersuchungen eingeschlossen wurden. Nur in der ILSE wurde der Verlauf der LKB ab dem 60. Lebensjahr über deutlich mehr als eine Dekade verfolgt. Der Stichprobenumfang schwankte zwischen 51 und 2084 Probanden. Kleinere Studien, in denen überwiegend Inanspruchnahmepopulationen aus Gedächtnisambulanzen prospektiv untersucht wurden, wurden aufgrund der damit verbundenen Stichprobeneffekte mit einem höheren Konversionsrisiko gegenüber bevölkerungsbasierten Untersuchungen nicht berücksichtigt (Bruscoli u. Lovestone 2004).

Studienergebnisse zum Konversionsrisiko

Einige Studien ermittelten das Konversionsrisiko in Abhängigkeit von Lebensalter und Beobachtungszeitraum (Abb. 1.7). Demnach entwickelten in der Studie von Lopez et al. (2007) 51 % der bei Studienbeginn 80 ± 4,8 Jahre alten Probanden mit LKB im Katamnesezeitraum von 3,2 Jahren eine manifeste Alzheimer-Demenz. Untersu-

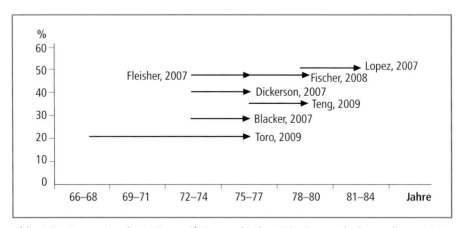

Abb. 1.7   Konversion der LKB, stratifiziert nach Alter. Kriterien, nach denen diagnostiziert wurde:
Blacker et al. (2007), Fischer et al. (2007), Teng et al. (2007): **MCI nach Petersen et al. 2004**;
Dickerson et al. (2007), Fleisher et al. (2007), Lopez et al. (2007): **MCI nach Petersen et al. 1999**;
Toro (2009): **AACD nach Levy 1994**.

chungen an jüngeren Probanden mit LKB kamen zu geringeren Konversionsrisiken (vgl. Tab. 1.4): Innerhalb des populationsbasierten Projekts „Monongahela Valley Independent Elders Survey" (MoVIES) wurden zunächst 1248 nach Alter stratifizierte Personen eingeschlossen. Ganguli et al. (2004) bezogen sich auf 551 im Mittel 74,6 ± 5,3 Jahre alte Probanden, die nach 10 Jahren zum sechsten Mal untersucht wurden. Von den Personen, die zu Beginn der Untersuchung mit dem amnestischen MCI-Typ diagnostiziert wurden, erhielten 27,5 % innerhalb der zehn Jahre eine Demenzdiagnose und hatten somit ein um den Faktor 3,9 (95 %-CI = 2.1–7.2) erhöhtes Risiko an einer Demenz zu erkranken. Eine Alzheimer-Demenz entwickelten 22,5 % (Odds Ratio = 4,2; 95 %-CI = 2.2–8.0). Die Stabilität des MCI lag in 2-Jahres-Intervallen zwischen 11 und 21 %. In einer Untersuchung von Larrieu et al. (2002) wurden 2084 primär nicht demenziell beeinträchtigte Personen über fünf Jahre begleitet. Auch hier wurde die amnestische MCI untersucht. 18,9 % der Patienten, die nach zwei Jahren als MCI klassifiziert wurden, entwickelten nach weiteren drei Jahren eine Alzheimer-Demenz. Weitere 5,4 % erhielten erneut eine MCI-Diagnose, während 43,2 % als kognitiv gesund eingestuft wurden. Das geringste Konversionsrisiko wurde in der ILSE mit 21,3 % ermittelt, die gleichzeitig die jüngsten Probanden einschloss: Zwischen der zweiten und dritten Untersuchungswelle, d. h. vom 65. bis zum 77. Lebensjahr, entwickelten 21,3 % der Probanden mit LKB (AACD-Kriterien) eine manifeste Demenz, während bei 16 % keine LKB im Verlauf mehr gegeben war. Bei 50 % der Betroffenen bestand die LKB fort; immerhin 5,4 % entwickelten über schwere körperliche Erkrankungen eine LKS nach ICD-10.

> **!** Nach diesen Ergebnissen ist die LKB – anhand der „breiten" AACD- bzw. der modifizierten MCI-Kriterien definiert – mit einem deutlich erhöhten Risiko gegenüber der Alzheimer-Demenz verbunden.

Andere Demenzformen werden selten beobachtet: In der ILSE waren zum dritten Untersuchungszeitpunkt von den Mitte 70-Jährigen kaum mehr als 1 % von vaskulären Demenzen betroffen. Die Versuche, den nicht-amnestischen Typ der MCI mit einem erhöhten Risiko gegenüber Non-Alzheimer-Demenzen, d. h. vaskulären und anderen Demenzformen zu verbinden, blieben bislang ohne konsistente Ergebnisse (Fischer et al. 2007). Die „breit" definierte LKB besitzt eine gute zeitliche Stabilität, auch wenn bei einem fassbaren Teil der Betroffenen die Symptomatik katamnestisch nicht mehr nachweisbar ist. Der Anteil dieser Verläufe variiert zwischen 15,7 % (ILSE) und 21,5 % (Fischer et al. 2008). Vergleichbare Angaben für den amnestischen Subtyp erreichen Werte bis zu 43,2 % (Larrieu et al. 2002). Da Letzterer gleichwohl mit einem erhöhten Risiko zur Alzheimer-Demenz einhergeht, könnte der amnestische Subtyp der LKB auch einem frühen vorübergehenden Stadium entsprechen, das relativ rasch durchschritten wird (s. o.).

Tab. 1.4 Stabilität und Konversion der LKB. Ergebnisse prospektiver Studien.

	N und Alter (Baseline); Rekrutierungsmodus	Katamnesezeitraum (Monate)	LKB-Kriterien	Demenz-Kriterien	Stabilität (%)	Konversion (%)
Blacker et al. 2007	342 KG = 71,4 ± 4,6 MCI = 72,9 ± 5,8 Inanspruchnahme	60	Petersen (2004)	McKhann (1984) McKhann (2001) Roman (1993)	*	AD: MCI = 29,4 % KG = 6,5 % Andere Demenz: MCI = 4,7 % KG = 0,9 %
Dickerson et al. 2007	379 KG = 71,6 ± 4,5 MCI = 72,7 ± 5,8 Inanspruchnahme	54 ± 2,4	Storandt (2006) Grundman (2004)	McKhann (1984) Roman (1993) Neary (1998)	MCI = 13 % vMCI = 15 %	AD: MCI = 41 % vMCI = 20 % KG = 0 %
Fischer et al. 2007	581 75,8 ± 0,5 Allgemeinbevölkerung	30,8 ± 1,2	Petersen (2004)	McKhann (1984)	aMCI = 10,3 % naMCI = 34,1 %	Demenz: aMCI = 48,7 % naMCI = 26,8 % KG = 12,6 %
Fleisher et al. 2007	769 Converter = 74,9 ± 6,6 Nonconverter = 71,5 ± 7,4 Allgemeinbevölkerung	36	Petersen (1999, 2001)	McKhann (1984)	*	AD: aMCI = 16 %/Jahr
Ganguli et al. 2004	1681 72,9 ± 5,9 Allgemeinbevölkerung	120	Petersen (1999)	APA (1987) McKhann (1984)	*	Demenz: MCI = 27,5 % AD: MCI = 22,5 %

Tab. 1.4 (Fortsetzung)

	N und Alter (Baseline); Rekrutierungsmodus	Katamnese-zeitraum (Monate)	LKB-Kriterien	Demenz-Kriterien	Stabilität (%)	Konversion (%)
Larrieu et al. 2002	2084 65+ Allgemeinbevölkerung	36	Petersen (1997)	APA (1987) McKhann (1984)	MCI = 5,4 %	AD: MCI = 18,9 %
Lopez et al. 2007	749 KG = 79,2 ± 3,8 MCI = 80,0 ± 4,8 Allgemeinbevölkerung	55,2	Petersen (1999)	*	*	Demenz: KG = 19 % MCI = 51 %
Ritchie et al. 2001	833 60+ Inanspruchnahme	36	Petersen (1997) Levy (1994)	APA (1987)	AACD = 59,4 % MCI = 17,4 %	Demenz: AACD = 28,6 % MCI = 11,1 %
Tabert et al. 2006	231 KG = 66,9 ± 9,1 MCI = 67,0 ± 9,9 Inanspruchnahme	46,6	Petersen (2004)	McKhann (1984)	*	AD: aMCI mult = 50 % aMCI = 10 %
Teng et al. 2007	51 Demente = 75,8 ± 6,0 Nicht-Demente = 71,9 ± 7,3 Inanspruchnahme	25 (11–66)	Petersen (2004)	McKhann (1984)	*	AD: aMCI = 36 % naMCI = 9 %
Toro 2009	500 66,7 ± 1,1 Allgemeinbevölkerung	100	Levy (1994)	McKhann (1984) Roman (1993)	AACD = 56,2 %	AD: AACD = 21,3 %

* = geht aus den Daten nicht hervor

! Der besondere Wert dieser Verlaufsstudien liegt jedoch nicht nur in der Risikoabschätzung per se, sondern in der Untersuchung möglicher *Risiko- und protektiver Faktoren,* wie sie sich in Vergleichen zwischen Diagnosegruppen oder zwischen Patienten mit stabiler und solchen mit progredierender LKB identifizieren lassen.

Ein *Geschlechtseffekt* mit höheren Konversionsraten von der LKB zur manifesten Alzheimer-Demenz wurde für männliche Patienten von Ganguli et al. (2004) angegeben, blieb aber bisher weitgehend unbestätigt. Demgegenüber konnten verschiedene Studien (Ganguli et. al. 2004; Ravaglia et al. 2008; Toro et al. 2009a) *Bildungseffekte* auch im Hinblick auf das Konversionsrisiko von der LKB zur manifesten Alzheimer-Demenz identifizieren. Dieser Befund wird eindrucksvoll bestätigt durch den Langzeitverlauf der in einer schottischen neuropsychologischen Studie getesteten elfjährigen Kinder des Geburtsjahrganges 1921. Die Arbeitsgruppe um Whalley (2000 u. 2001) konnte in Aberdeen die dort ansässigen Teilnehmer in ihrem 76. Lebensjahr nachuntersuchen (Abb. 1.8) und fand in der Stichprobe von 586 Probanden die Prävalenz demenzieller Erkrankungen, aber auch die Mortalität umgekehrt mit dem im elften Lebensjahr testpsychologisch ermittelten Intelligenzniveau assoziiert. Dieser Befund lässt sowohl genetische als auch langfristig wirksame *Umwelt- oder Verhaltenseinflüsse* erwarten, die eine spätere Demenzentwicklung beeinflussen. Tatsächlich ist dieser Zusammenhang für das Modell der kognitiven Reserve konstitutiv und lässt auf einen *Schutzeffekt kognitiver Stimulation bzw. kognitiver Trainingsmaßnahmen* schließen (vgl. Kap. 2, 5 u. 6). Weitere Risiko- und Schutzfaktoren, die sich in epi-

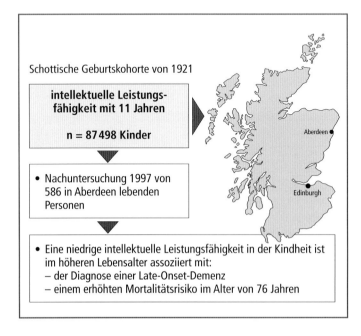

Abb. 1.8 Schottische Geburtskohorte, Jahrgang 1921. Nachuntersuchungen zum Zusammenhang zwischen intellektueller Leistungsfähigkeit in der Kindheit und Demenzentwicklung im Alter.

demiologischen Studien für eine kognitive Beeinträchtigung im Alter identifizieren
ließen, werden ausführlich im Kapitel 6 dargestellt. Hieraus lassen sich auch Ansatzpunkte für mögliche Präventionsmaßnahmen ableiten.

 Aus klinischer Sicht unmittelbare Bedeutung haben Befunde, die ein erhöhtes Konversionsrisiko im Zusammenhang mit der *Anzahl der betroffenen kognitiven Domänen*
beschreiben.

Im Rahmen des Kungsholmen-Projekts, in dem eine Stichprobe aus dem gleichnamigen Stockholmer Stadtteil verfolgt wird, beschrieben Palmer et al. (2008) eine höhere
Konversionsrate bei Patienten mit *multidomain MCI* gegenüber amnestischer MCI.
Schon Ritchie et al. gaben 2001 ähnliche Ergebnisse für den Vergleich zwischen MCI-
und AACD-Kriterien an. In anderen Studien wurden früh im Verlauf auftretende
sprachliche oder apraktische Störungen (Storandt et al. 2002) oder zusätzliche Defizite
exekutiver Funktionen (Blacker et al. 2007) als ungünstige Verlaufsprädiktoren identifiziert.

Als weitere mögliche Verlaufsprädiktoren werden *psychiatrische Vorerkrankungen*, vor allem depressive Störungen berücksichtigt. Ein Einfluss früherer, d.h. im
jüngeren oder mittleren Erwachsenalter erlittener depressiver Störungen wird in
mehreren epidemiologischen Studien, so von Ritchie et al. (2001) und Storandt et al.
(2002), nicht bestätigt. Demgegenüber gehen depressive Erkrankungen, die als Spätdepressionen erstmals jenseits des 65. Lebensjahres entstehen, mit einem erhöhten
Demenzrisiko einher. Allerdings ist unklar, ob diese Assoziation einen unmittelbaren
Einfluss der depressiven Erkrankungen auf die kognitiven Funktionen und den Neuronenverlust anzeigt oder ob die Depression nur ein symptomatischer Ausdruck einer
beginnenden Demenz ist (vgl. Kap. 3). Der mögliche Einfluss schizophrener Psychosen, vor allem chronischer Verlaufsformen, die mit ausgeprägten kognitiven Defiziten
einhergehen können, wurde bisher kaum untersucht.

Allgemein wird der *Apolipoprotein-E(Apo-E)-Polymorphismus* (vgl. Kap. 2.2.2, S. 47)
als genetischer Risikofaktor für die sporadische Alzheimer-Demenz anerkannt. Schon
1997 beschrieben Farrer et al. (1997) ein deutliches Überwiegen der Apo-E4-Variante
bei Alzheimer-Demenz-Patienten mit 60 % im Vergleich zu 10 % in der Normal-
population. In diesem Zusammenhang liegt die Vermutung nahe, dass die Apo-E-
Ausprägung auch an der LKB beteiligt ist. Tatsächlich konnte in einigen Studien
bei Apo-E4-Allel-Trägern eine schnellere Konversion von der LKB zur manifesten
Demenz festgestellt werden (Petersen u. Smith 1995). In einer Studie von Tierney et
al. (1996) war das Vorliegen der Apo-E4-Variante, verbunden mit neuropsychologischen Defiziten, ein guter Prädiktor für eine solche Konversion. Manly et al. (2005)
fanden eine höhere Rate an Apo-E4-Trägern bei Personen mit einer amnestischen
MCI als bei gesunden Kontrollen. Zusätzlich wiesen Apo-E4-Träger mit LKB in einer
Längsschnittstudie (Jack et al. 2007) eine größere Hirnatrophierate auf als Patienten

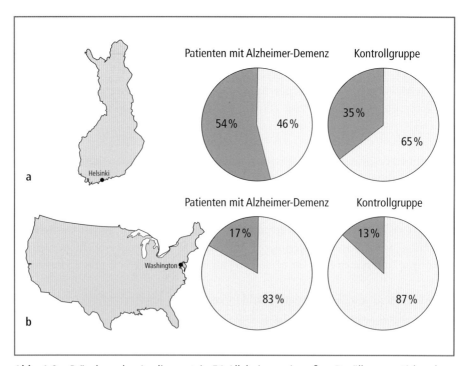

Abb. 1.9 Prävalenz des Apolipoprotein-E4-Allels in zwei großen Bevölkerungsstichproben. In Finnland (**a**) wurden gegenüber den USA (**b**) erheblich höhere Prävalenzen nachgewiesen. Während in der finnischen Studie (Solomon et al. 2007) der Unterschied zwischen Patienten- und Kontrollgruppe das Signifikanzniveau erreichte, ergab die amerikanische Studie (Tang et al. 1998) hierfür nur kleinere Unterschiede. hell = kein Apo-E4-Allel, dunkel = mind. 1 Apo-E4-Allel.

mit anderen Genotypen. Diese Zusammenhänge wurden jedoch nicht durchgängig bestätigt (Osuntokun et al. 1995; Tang et al. 1998; Toro et al. 2009a). Neben Alter und Studiendesign sind auch Unterschiede in der ethnischen Zusammensetzung der jeweiligen Stichprobe als mögliche Störgrößen zu diskutieren. So zeichnen sich etwa in Skandinavien rekrutierte Stichproben durch einen höheren Anteil von Apo-E4-Trägern aus als aus Mitteleuropa stammende (Abb. 1.9). Nicht völlig auszuschließen ist auch ein „publication bias", indem „negative" Ergebnisse möglicherweise weniger häufig veröffentlicht wurden. Tatsächlich ist der Apo-E-Polymorphismus für die klinische Diagnose nicht geeignet.

 Aus epidemiologischer Sicht betrifft die LKB schon einen bedeutenden Teil der „jungen Alten". Das Zustandsbild entwickelt sich über Jahre, u. U. sogar mehr als ein Jahrzehnt, chronisch progredient, wobei das Lebensalter den wohl wichtigsten Risikofaktor bildet. Als weitere Risikofaktoren ist insbesondere die Schul- und Berufsausbildung bekannt.

Offenbar geht die LKB mit einem stark erhöhten Demenzrisiko einher und wird in ihrem Verlauf durch eine Reihe, zum Teil lange in der Biografie zurückliegender, Risikofaktoren modifiziert. Hierzu gehören sowohl neurobiologisch wirksame wie biografisch oder sozial verankerte Momente, deren Wechselspiel im Modell der kognitiven Reserve konzeptualisiert wird.

2 Neuropathologische Grundlagen und kognitive Reserve

Die LKB ist als Syndrom in erster Linie klinisch auf der Verhaltensebene definiert. Zentrale diagnostische Kriterien sind neuropsychologische Defizite, ergänzt durch Beeinträchtigungen kognitiver Fähigkeiten im subjektiven Erleben (vgl. Kap. 1). Eine „neuropathologische Diagnose" der LKB – etwa in Analogie zur neuropathologischen Diagnose der Alzheimer-Demenz – ist nicht bekannt. Für die Entwicklung und Validierung wirksamer diagnostischer, aber auch präventiver und therapeutischer Maßnahmen ist es jedoch entscheidend, die klinischen Befunde systematisch auf zerebrale bzw. neuronale Veränderungen zu beziehen, um auf diese Weise zu einem möglichst geschlossenen Modell ihrer Entstehung zu kommen. Methodisch stehen hierzu grundsätzlich bildgebende Verfahren, neurochemische Analysen in Körperflüssigkeiten – vor allem Blut und Liquor cerebrospinalis (vgl. Kap. 4, hier vor allem 4.3.3) – sowie neuropathologisch-histologische Untersuchungen zur Verfügung. Im Vergleich zu den neuropathologisch-histologischen Methoden haben bildgebende und neurochemische Verfahren den Vorteil, dass sie in vivo – also zeitnah zur Messung der Verhaltensdaten – erhoben werden können und sich darüber hinaus im Rahmen von Verlaufsuntersuchungen gut einsetzen lassen. Diese Forschungsebene sowie die entsprechenden bei der LKB erhobenen Befunde sind in Kapitel 4 (Diagnostik) ausführlich dargestellt.

Ein Nachteil der genannten klinischen Verfahren ist gleichwohl, dass sie die entscheidenden pathologischen Veränderungen nur indirekt wiedergeben können. Um ein vollständiges Bild von der Ätiologie und Pathogenese der LKB zu erhalten, ist es daher unumgänglich, die klinischen Befunde durch Beobachtungen aus klinisch-pathologischen Korrelationsstudien zu ergänzen. Da pathologische Befunde naturgemäß schwierig mit verlässlichen klinischen Beobachtungsdaten in Beziehung zu setzen sind, ist die Datenlage zur Neuropathologie der LKB noch nicht sehr umfangreich. In dem vorliegenden Kapitel soll die Befundlage zusammengefasst und in den Kontext pathogenetischer Modellannahmen der LKB gestellt werden.

2.1   Ist die leichte kognitive Beeinträchtigung multifaktoriell erklärbar?

Die klinische Ausprägung einer LKB bei gegebener zerebraler Pathologie wird nicht nur durch Lokalisation und Ausmaß der jeweiligen Schädigungen, sondern auch durch die Art der beteiligten pathogenen Noxen und die jeweiligen zerebralen Kompensationsmöglichkeiten bestimmt. Vaskuläre Veränderungen bestehen oft neben einer „alzheimertypischen" Pathologie, zusätzlich sind Schädigungen im Gefolge anderer chronischer Erkrankungen häufig. Damit sind die nicht seltenen Befundkonstellationen bezeichnet, die durch ein Nebeneinander verschiedener Befunde charakterisiert sind; eine klinisch eindeutige Befundlage wird dagegen zur Diagnose einer leichten kognitiven Störung nach ICD-10 führen. Gleichzeitig sind zerebrale Kompensationsmechanismen vor allem als Ausdruck der *kognitiven Reserve* wirksam.

> **!** Die unterschiedlichen Einflussfaktoren können aufgrund ihrer Wechselwirkungen nur mit bedingter Genauigkeit gegeneinander gewichtet und abgegrenzt werden. In diesem Sinne ist die LKB als klinisches Syndrom letztlich ätiologisch unspezifisch. Vielmehr können ätiologisch unterschiedliche Pathologien bzw. eine Kombination derselben bei unzureichenden Kompensationsmöglichkeiten zu zerebralen Funktionsstörungen führen, die klinisch als LKB imponieren. Die zentrale Stellung, die „alzheimertypische" Veränderungen schon aufgrund ihrer Häufigkeit einnehmen, bleibt hiervon unbeeinträchtigt.

Diese Problematik gewinnt vor allem dann eine erhebliche Bedeutung, wenn das Risikosyndrom LKB als Einschlusskriterium für klinische Arzneimittelstudien dient, die die Wirkung pharmakologischer Interventionen vor dem Hintergrund eines definierten Pathogenesekonzeptes überprüfen. In diesem Zusammenhang sind insbesondere Prüfungen krankheitsmodifizierender Antiamyloidstrategien zu erwähnen, die konzeptionell klar eine „alzheimertypische" Pathogenese unterstellen. Angesichts möglicher Nebenwirkungen und Einschränkungen der statistischen Aussagekraft ist es gerade für diese Studien besonders wichtig, die untersuchten Stichproben diagnostisch so genau wie möglich zu charakterisieren und andere neurodegenerative oder -vaskuläre Erkrankungen weitgehend auszuschließen. Die im Kapitel 1 bereits diskutierten modifizierten Kriterien des *mild cognitive impairment* (Winblad et al. 2004) wurden nicht zuletzt in der Hoffnung formuliert, bereits im Stadium der LKB klinische Subtypen des Syndroms beschreiben zu können, denen eine gewisse nosologische Spezifität zukäme. So wurde etwa erwartet, dass sich der amnestische Subtyp der MCI mit großer Wahrscheinlichkeit im Verlauf zu einer Alzheimer-Demenz entwickelte, während die nicht amnestischen MCI-Syndrome in Demenzen anderer Ätiologie mündeten. Bisher durchgeführte prospektive Untersuchungen führten jedoch zu uneinheitlichen Ergebnissen und konnten diese Hoffnung nicht erfüllen.

Hier erscheint eine Charakterisierung der LKB schon entlang der bekannten neurobiologischen Marker, etwa im Sinne der prodromalen Alzheimer-Demenz Erfolg versprechender. Näheres über den Einsatz neurobiologischer Marker (CSF-Biomarker,
bildgebende Untersuchungen) zur Charakterisierung dieser präklinischen Stadien der
Alzheimer-Krankheit findet sich in Kapitel 4.

2.2   Neuronale Veränderungen

2.2.1   Zerebrale Veränderungen beim physiologischen Altern

Zahlreiche entwicklungspsychologische bzw. neuropsychologische Untersuchungen
belegen, dass es im höheren Lebensalter auch unabhängig vom Vorliegen einer neurodegenerativen oder sonstigen Hirnerkrankung zu kognitiven Veränderungen mit
einem Nachlassen einzelner Leistungsbereiche kommt (vgl. Kap. 3, S. 70, Neuropsychologische Leistungsfähigkeit im physiologischen Altern). Untersuchungen mit bildgebenden Verfahren, insbesondere mit der MRT, belegen altersassoziierte morphologische Veränderungen in verschiedenen Regionen des Gehirns, die möglicherweise
als zerebrales Korrelat dieser neuropsychologischen Auffälligkeiten anzusehen sind.
Auch auf der mikroskopisch-morphologischen Ebene lassen sich am alternden Gehirn strukturelle Veränderungen beschreiben, die nicht notwendigerweise Ausdruck
einer frühen oder beginnenden neurodegenerativen Erkrankung sein müssen (Dickstein et al. 2007). Zu diesen zählen etwa eine reduzierte Komplexität der neuronalen
Netzwerke, eine verringerte Anzahl an Verästelungen und die Verkürzung der Den-
dritenlänge sowie Veränderungen in der Synapsendichte. Weitere Befunde betreffen
eine mit dem Altern assoziierte differenzielle Genexpression sowie Veränderungen
auf der Rezeptorebene. Bestimmte Gene werden bereits ausgehend vom 40. Lebensjahr mit zunehmendem Alter herunterreguliert. Hierzu zählen z. B. die ionotropen
Glutamatrezeptorgruppen AMPA und NMDA-R2A und $GABA_A$-Rezeptoruntergrup-
pen, die u. a. der Steuerung der synaptischen Plastizität dienen. Andere Gene werden
dagegen mit fortschreitendem Alter hochreguliert. Zu Letzteren können insbesondere
diejenigen Gene gezählt werden, die in physiologische Antworten auf zellulären Stress
sowie in die DNA-Reparatur involviert sind.

Davon unabhängig werden auch für die Alzheimer-Demenz und andere neurodegenerative Erkrankungen typische neuropathologische Veränderungen bei kognitiv
unauffälligen Älteren regelmäßig beschrieben. Die Frage nach dem pathologischen
Status dieser Veränderung ist bis zum heutigen Tage nicht ganz geklärt. Während
einige Untersucher selbst diese subtilen und klinisch stummen Veränderungen als
präklinische Vorstufen einer Alzheimer-Demenz betrachten, werden sie von anderen
Gruppen als Teil des normalen Alterungsspektrums interpretiert (Delaere et al. 1990;

Delaere et al. 1993; Mrak et al. 1997; Driscoll et al. 2006). In einer kürzlich vorgelegten Untersuchung von Driscoll et al. (2006) wurden 81 im Rahmen der *Baltimore Longitudinal Study of Aging (BLSA)* längsschnittlich neuropsychologisch getestete ältere Personen nach ihrem Tod neuropathologisch auf das Vorliegen „alzheimertypischer" Veränderungen untersucht. Zur neuropathologischen Definition der Alzheimer-Demenz wurden sowohl das Braak-Staging (vgl. S. 49) als auch die CERAD-Kriterien (vgl. Kap. 4, S. 95) eingesetzt. Demnach konnten 27 der 81 Probanden als neuropathologisch unauffällig klassifiziert werden, während bei 54 Personen neuropathologische Zeichen einer Alzheimer-Demenz bestanden. Bei 21 dieser Personen konnte zu Lebzeiten keinerlei kognitive Beeinträchtigung nachgewiesen werden. Dagegen litten 33 unter einer LKB bzw. klinisch bereits manifesten Alzheimer-Demenz. Während die Probanden mit LKB oder Alzheimer-Demenz in den Jahren vor ihrem Tod in allen neuropsychologischen Testscores einen fortschreitenden Leistungsabfall zeigten, war die Leistungskurve bei den kognitiv unauffälligen Probanden lediglich geringfügig verändert oder sogar im Zeitverlauf stabil. Dies galt bei den zum Untersuchungszeitpunkt immerhin schon durchschnittlich 85,8 Jahre alten Probanden unabhängig von dem neuropathologischen Vorliegen einer Alzheimer-Demenz.

Im Gegensatz zu diesen Befunden lässt eine Studie von Bennett et al. (2006) darauf schließen, dass ältere Menschen mit einer klinisch asymptomatischen Alzheimer-Demenz möglicherweise doch schon durch subtile neuropsychologische Veränderungen charakterisiert sind (Abb. 2.1). Die Autoren untersuchten 134 Personen der *Religious Orders Study* (Durchschnittsalter 82,5 Jahre) bzw. des *Rush Memory and Aging Project* (Durchschnittsalter 85,4 Jahre), die ähnlich wie in der Studie von Driscoll et al. (2006) vor ihrem Tod ausführlich neuropsychologisch untersucht worden waren. Auch in dieser Untersuchung erfolgte die neuropathologische Feststellung einer Alzheimer-Demenz entsprechend der gängigen morphologischen Diagnosekriterien (Braak-Staging-, CERAD-, NIA-Reagan-Kriterien). Alle Personen wurden vor ihrem Tod als kognitiv unauffällig bzw. „ohne kognitive Beeinträchtigung" beschrieben. Neuropathologisch konnte in dieser Stichprobe lediglich bei 1,5 % der Probanden eine zerebrale Alzheimer-Demenz gesichert werden, weitere 35,8 % erfüllten jedoch die Kriterien für eine mittlere Wahrscheinlichkeit der Alzheimer-Demenz nach den NIA-Reagan-Kriterien. Bei 21,6 % waren zerebrale Infarkte und bei 13,4 % Lewy-Körperchen nachweisbar. Obwohl sich der MMSE-Score zwischen der Gruppe mit hoher oder mittlerer Wahrscheinlichkeit der Alzheimer-Demenz von der Gruppe ohne Alzheimer-Demenz nicht unterschied (28,2 versus 28,4), schnitt die Alzheimer-Gruppe – auch unter Berücksichtigung der Cofaktoren Alter, Geschlecht und Bildungsgrad – signifikant schlechter in den Tests für episodische Gedächtnisfunktionen ab.

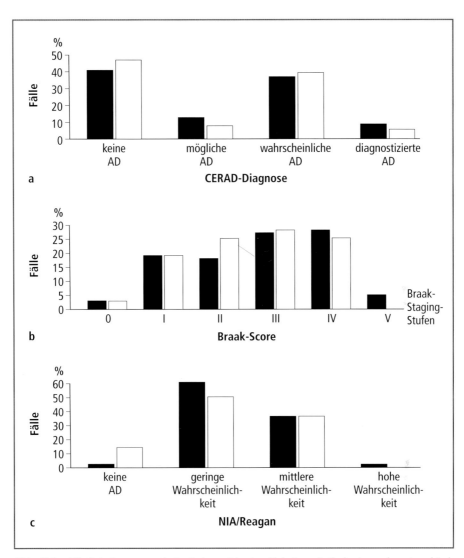

Abb. 2.1 Häufigkeit neuropathologisch gesicherter Alzheimer-Pathologie nach unterschied-lichen Diagnose-Kriterien bei Personen ohne zu Lebzeiten nachweisbarer LKB. **a** CERAD-Diagnose, **b** Braak-Stadien, **c** NIA/Reagan (weiße Balken: Rush Memory and Aging Project; schwarze Balken: Religious Order Study) (mod. nach Bennett et al. 2006).

Schlussfolgerung

„Alzheimertypische" Veränderungen sowie Hinweise auf andere neurodegenerative Erkrankungen sind regelmäßig in den Gehirnen auch kognitiv unauffälliger älterer Menschen nachweisbar. Die Häufigkeit dieser Veränderung nimmt wahrscheinlich mit höherem Lebensalter zu, ihr nosologischer Status ist bisher unklar. Es gibt jedoch Hinweise, dass diese Veränderungen subtile kognitive Defizite verursachen, wenngleich diese nicht notwendigerweise bereits die klinischen Kriterien einer LKB oder gar beginnenden Demenz erreichen.

Aber auch in Gehirnen älterer Menschen, die frei von derartigen Veränderungen sind, lassen sich altersassoziierte Unterschiede gegenüber jüngeren Menschen beschreiben, die zum „Gesamtsyndrom" einer LKB beitragen können.

2.2.2 Die Alzheimer-Demenz

Die Alzheimer-Demenz ist unbestritten die häufigste Ursache einer Demenz im höheren Lebensalter. Entsprechend plausibel ist die Annahme, dass auch bei der Mehrzahl der Patienten mit LKB, bei denen im Verlauf eine klinisch manifeste Demenz entsteht, neuropathologisch eine beginnende Alzheimer-Demenz vorliegt. Die Modelle zur Pathogenese der Alzheimer-Demenz und auch ihre grundsätzlichen pathologischen Charakteristika sind daher auf diese Fälle gleichermaßen anzuwenden und sollen im Folgenden skizziert werden (vgl. Pantel u. Schröder 2006).

Die histopathologische Trias der Alzheimer-Demenz besteht in einem Synapsenbzw. Nervenzellverlust, der vorwiegend kortikale Neurone betrifft, einer ebenfalls vorwiegend kortikalen extrazellulären Bildung neuritischer Plaques („Amyloid-Plaques", „Drusen") und der Ablagerung intrazellulärer Neurofibrillenbündel („Alzheimer-Fibrillen"; „Paired Helical Filaments") (Abb. 2.2). In dieser Form wurde die Demenz bereits 1911 von Alois Alzheimer beschrieben. Diese Kombination von neuritischen Plaques und Neurofibrillenbündeln ist für die Alzheimer-Demenz typisch, jedoch nicht spezifisch. Bisher ungeklärt und Gegenstand aktueller intensiver Forschungsbemühungen ist die Frage nach der Ursachenkette zwischen den charakteristischen histologischen Ablagerungen, dem Synapsenverlust, der Apoptose und der neuronalen Degeneration. Eine auch nur annährende Übersicht der gegenwärtig diskutierten pathogenetischen Modelle der neuronalen Degeneration bei der Alzheimer-Demenz würde den Rahmen dieser Arbeit sprengen. Im Folgenden sollen daher nur die wesentlichen pathogenetischen Hypothesen skizziert werden.

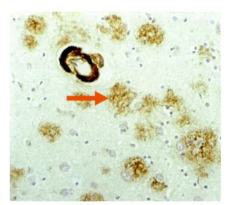
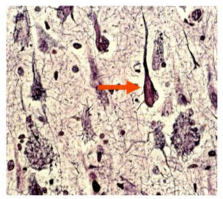

a
b

Abb. 2.2 Histologische Charakteristika der Alzheimer-Demenz. **a** typische „Kern-Plaques" (immunhistochemische Darstellung mit einem Antikörper gegen Aβ-Amyloid-Protein) und **b** Nervenzellen mit Alzheimerschen Fibrillenveränderungen vom Flammentyp (Silberimprägnation nach Bodian) (Präparationen und Fotos mit freundlicher Genehmigung von Prof. Dr. H. W. Schmidt, Heidelberg).

Die neuritischen Plaques

Molekularbiologische Untersuchungen zeigen, dass bei der Alzheimer-Demenz die Bildung und Ablagerung der neuritischen Plaques im Kortex eine zentrale Rolle bei der Ätiopathogenese spielt (Abb. 2.3).

> **!** Wesentlicher Bestandteil der neuritischen Plaques ist das Aβ-Peptid, ein aus 39 bis 43 Aminosäuren zusammengesetztes Polypeptid. Das Aβ-Peptid wird proteolytisch aus dem ca. 695–770 Aminosäuren umfassenden Amyloid-Precursor-Protein (APP) freigesetzt. Das glykolisierte Transmembranprotein APP wird von allen Körperzellen produziert und zu Aβ-Peptiden sowie anderen Spaltprodukten umgesetzt. Die Funktion des APP und der Aβ-Peptide ist unklar, sie werden jedoch besonders stark von Nervenzellen gebildet. Aβ-Peptide sind in einer Reihe von Körperflüssigkeiten (Urin, Blut, Serum, Plasma, Liquor cerebrospinalis) nachweisbar. APP ist ein glykolisiertes Transmembranprotein, dessen Funktion weitgehend unbekannt ist.

Ein Verlust des APP führt in Tiermodellen zu leichten neuronalen Funktionsstörungen sowie einem veränderten Fettstoffwechsel. Grundsätzlich kann das APP durch verschiedene Enzyme prozessiert werden, wodurch unterschiedliche Abbauprodukte entstehen. Das Aβ-Peptid wird als Produkt einer sukzessiven proteolytischen Spaltung des APP durch die Enzyme β- und γ-Sekretase verstanden. Ein alternativer Abbauweg stellt die Spaltung des APP durch die α-Sekretase dar, als deren Folge lösliche Proteinfragmente entstehen. Diese sind jedoch im Gegensatz zu dem Aβ-Peptid nicht amyloidogen. Ein weiterer Stoffwechselweg wurde von der Arbeitsgruppe um

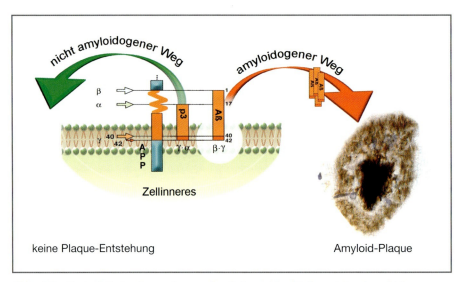

Abb. 2.3 Proteolytische Prozessierung des β-Amyloidvorläuferproteins (amyloid precursor protein/APP). Das Transmembranprotein kann durch die α-Sekretase in eine lösliche Form überführt werden (nicht amyloidogener Weg). Erfolgt die Spaltung dagegen sequenziell durch die β- und die γ-Sekretase entstehen die β-Amyloide, insbesondere das Aβ 1–42, das zu den amyloiden Plaques aggregiert (amyloidogener Weg) (Grafik mit freundlicher Genehmigung von Prof. Dr. Tobias Hartmann, Homburg/Saar).

Blennow herausgearbeitet. Die Spaltung durch die β- und α-Sekretasen hinterlässt kleinere Fragmente (Aβ-Peptide 1–13 bis 1–16), die im Liquor nachweisbar sind (Blennow et al. 2010). Studien mit synthetischem Aβ-Peptid zeigen, dass Letzteres in Form einer β-Faltblattstruktur spontan zu Amyloidfibrillen aggregiert.

> **!** Von den drei häufigsten Varianten des Aβ-Proteins, dem langen Aβ-Peptid (1–42) und den kurzen Aβ-Peptiden (1–40, 1–38), wurde das lange Aβ-Peptid (1–42) als Hauptbestandteil neuritischer Plaques identifiziert. Nachdem das Aβ-Peptid bzw. die aus dem Aβ-Peptid zusammengesetzten Aggregate unter bestimmten Bedingungen zytotoxisch wirken, wird angenommen, dass Bildung und Ablagerung dieser Proteine zum Untergang der Neurone und zum Synapsenverlust wesentlich beitragen.

Gegenwärtig zeichnet sich ab, dass die Zytotoxizität des Aβ-Peptids insbesondere in Form einer molekularen löslichen Vorstufe der bereits aggregierten Plaques zum Tragen kommt. Hierbei handelt es sich um Aβ-Peptid-Oligomere, die nach neueren experimentellen Befunden in vielfältigerweise Weise mit der Synapsenfunktion interagieren und diese beeinträchtigen können. In molekularbiologischen und klinischen Studien konnte der APP-Metabolismus mit Entstehung des langen Aβ-Peptids (1–42) als entscheidender Schritt in der Pathogenese der Alzheimer-Demenz herausgearbeitet werden. Die Hyperphosphorylierung des τ-Proteins ist demnach zeitlich nachgeordnet. So beschrieben Blennow und Mitarbeiter (Übersicht in Blennow et al. 2010) Auffälligkeiten der Aβ 1–42, nicht jedoch der τ-Proteinspiegel in Liquorproben aus einer kognitiv unbeeinträchtigten älteren Bevölkerungsstichprobe. Diese Veränderung war für die Entwicklung manifester Demenzen prädiktiv.

Molekularbiologische Studien zeigen auch, dass genetisch bedingte Störungen im APP-Stoffwechsel mit konsekutiver Überexpression des Peptids, aber auch eine aberrante enzymatische Spaltung mit vermehrter Bildung des Aβ-Peptids (1–42) wesentliche Voraussetzung für die Initiierung des neurodegenerativen Prozesses sind. Paradox erscheint, dass stattdessen bei LKB und manifester Alzheimer-Demenz in der Regel reduzierte Konzentrationen von Aβ-Peptid (1–42) in Liquorproben gemessen werden. Dieser Befund ist am ehesten durch die Bindung des Aβ-Peptids (1–42) an die entstehenden Plaques zu erklären, welche die Aβ-Peptid-(1–42-)Liquorspiegel im Krankheitsverlauf weiter sinken lässt. Seine pathogene Wirksamkeit wird möglicherweise durch einen dysfunktionalen Abbau – also eine Clearancestörung – erhöht. Diese Prozesse werden jedoch wahrscheinlich durch eine komplexe Interaktion sowohl genetischer als auch umweltbedingter Faktoren initiiert und moduliert, und sind im Einzelnen noch nicht vollständig verstanden.

Die Amyloid-Kaskaden-Hypothese

Die heuristische Bedeutung der Amyloid-Kaskaden-Hypothese für die Entwicklung neuer Therapiestrategien kann kaum überschätzt werden (s. Kap. 6). Der komplexe, langsame Prozess der Plaqueentstehung entspricht aus klinischer Sicht dem langjährigen Verlauf der LKB. Mögliche Angriffsorte für neue Pharmaka ergeben sich vor allem durch eine Beeinflussung der Aktivität des β- und γ-Sekretase-Weges, durch den Einsatz von Aβ-Peptid-Fibrillierungshemmern, aber auch durch eine passive oder aktive Immunisierung mit Zuführung bzw. konsekutiver Bildung von Antikörpern gegen Aβ-Peptid. Eine Vielzahl der heute in klinischer Entwicklung befindlichen Substanzen zur innovativen Behandlung der Alzheimer-Demenz strebt somit eine Hemmung der relevanten Sekretasen und damit eine Reduzierung der toxischen Aβ-Peptidbildung an. Aβ-Peptid-Fibrillierungshemmer dagegen sollen die Konformationsänderung des löslichen Aβ-Peptids in eine β-Faltblattstruktur und damit dessen Aggregation zu amyloiden Plaques erschweren. Die Immunisierung schließlich führt zu einer Immunkompetenz gegenüber freien und aggregierten Aβ-Peptiden. Hierdurch soll sowohl die Plaquebildung verhindert als auch freies amyloidogenes Aβ-Peptid aus dem Organismus entfernt werden (Förderung der Aβ-Peptid-Clearance). Die klinische Wirksamkeit und Verträglichkeit dieser neuartigen Therapieansätze ist bisher zumindest nicht abschließend belegt.

Das Apolipoprotein-E-Gen

Als gesichert gilt heute, dass mindestens vier Gene an der Ätiopathogenese der Alzheimer-Demenz wesentlich beteiligt sind. Dabei spielen das APP-Gen (Chromosom

21) sowie die Gene für das Präsenilin 1 und 2 (Chromosom 14 bzw. 1) vermutlich in erster Linie bei der Entstehung der seltenen familiären Formen der Erkrankung eine Rolle. Die weitaus häufigere sogenannte sporadische Form der Alzheimer-Demenz wird dagegen mit dem Apo-E-Gen (Chromosom 19) in Verbindung gebracht, das bei Menschen in drei Allelen vorliegt (ε2, ε3, ε4). Apo-E besitzt in vitro eine hohe Affinität zu Aβ-Protein, was auf eine mögliche Bedeutung dieses Proteins beim Metabolismus der Plaquekomponenten hinweist. Es wird vermutet, dass insbesondere das Apo-E-ε4 die Amyloidogenese ungünstigerweise modifiziert. Unklar ist, ob Personen mit einem ε4-Allel tatsächlich ein höheres allgemeines Erkrankungsrisiko aufweisen und ob das Vorhandensein von Apo-E-ε4 die Progression der Erkrankung beschleunigt (vgl. Abb. 1.9). Nach dem derzeitigen Stand der Forschung erscheint es jedoch wahrscheinlich, dass der Apo-E-Genotyp am ehesten das Ersterkrankungsalter der Alzheimer-Demenz modifiziert, insofern ε4-Träger durch einen früheren Erkrankungsbeginn gekennzeichnet sind.

Das τ-Protein

Auch die Zusammenhänge zwischen Neuroapoptose, Ablagerung neuritischer Plaques und Bildung der Neurofibrillenbündel sind bisher nur in Umrissen bekannt. Ähnlich wie die neuritischen Plaques sind jedoch auch die Neurofibrillenbündel aus einem wesentlich kleineren Vorläuferprotein – dem sogenannten τ-Protein – zusammengesetzt. Das τ-Protein ist im physiologischen Zustand mikrotubuli-assoziiert und hat die Funktion, die am axonalen Transport beteiligten Mikrotubulistrukturen zu stabilisieren. Infolge der bei der Alzheimer-Demenz auftretenden pathologischen Hyperphosphorylierung des τ-Proteins kann es diese Stabilisierungsfunktion nicht mehr ausreichend wahrnehmen. Es kommt zu einer Destabilisierung der axonalen Zytoskelettstruktur mit konsekutiver Beeinträchtigung des axonalen Transportes. Hierdurch und durch die mit der Neurofibrillenbündelbildung zusammenhängende zunehmende metabolische Beeinträchtigung der Zelle tragen die Folgen der erhöhten τ-Phosphorylierung wahrscheinlich mittelbar zum Untergang der Neurone bei.

Regionale Pathologie und Symptomausprägung

Schon die Ergebnisse der frühen klinisch-neuropathologischen Korrelationsuntersuchungen von Grüntal (1927) wiesen auf einen Zusammenhang zwischen der Schwere der klinischen Störung und dem Ausmaß kortikaler histologischer Veränderungen (Gliose, Zahl der senilen und neuritischen Plaques und Neurofibrillenbündel) hin. Blessed et al. (1968) bestätigten diese Befunde, indem sie in einer sehr umfangreichen Untersuchung einen signifikanten Zusammenhang zwischen der durchschnittlichen Zahl seniler Plaques in verschiedenen Hirnregionen und der globalen Beeinträchtigung kognitiver Funktionen darstellten. Entsprechend konnte angenommen werden, dass bei der LKB nicht so sehr die Art der neuropathologischen Veränderung, sondern vielmehr ihre Dichte und Verteilung das Unterscheidungskriterium zur klinisch manifesten Demenz ausmacht. In diesem Sinne ist die LKB tatsächlich als eine lediglich klinisch „verdünnte" Form der Alzheimer-Demenz zu betrachten.

Weiterführende Studien zeigten, dass weniger die Zahl und Dichte der Amyloid-Plaques als vielmehr Marker der neuronalen Funktion – wie etwa die Dichte der Neurofibrillenbündel und die Abnahme synaptischer Verbindungen – morphologische Korrelate der kognitiven Defizite darstellen (Pantel u. Schröder 2006).

 Für das Verständnis des klinischen Erscheinungsbildes der Alzheimer-Demenz, aber auch ihrer putativen Vorstufe der LKB sind nicht nur Art und Ausprägung der histologischen Veränderungen, sondern auch die Sequenz ihrer Entwicklung und die Topografie ihrer Ausbreitung von besonderer Bedeutung.

Das Braaksche Stadienmodell (Braak-Staging)

Zur Darstellung der neuropathologischen Grundlage der LKB erwies sich insbesondere das von den Frankfurter Neuropathologen Heiko und Eva Braak vorgestellte Stadienmodell morphologischer Veränderungen bei der Alzheimer-Demenz als richtungsweisend – insbesondere, da es die morphologischen Querschnittsbefunde in ein sequenziell formuliertes Modell des Fortschreitens dieser Veränderungen im Krankheitsverlauf integrierte (Braak u. Braak 1991; Braak et al. 1993). Hierdurch gelang es auf plausible Weise, die statisch-topografische Beschreibung morphologischer Veränderungen um einen zeitlich-dynamischen Aspekt zu erweitern. Dieser impliziert, dass die morphologischen Veränderungen im Gehirn in regelhafter Weise in bestimmten besonders vulnerablen neuronalen Strukturen ihren Ausgang nehmen, um sich dann in vorhersagbarer Weise auf andere zerebrale Bereiche auszubreiten.

Auf der Basis ihrer histopathologischen Untersuchungen schlugen Braak und Braak vor, die Ausbreitung der degenerativen Veränderungen (im Wesentlichen der Neurofibrillenbündel bzw. τ-Pathologie) anhand topografischer Kriterien in sechs zeitlich aufeinanderfolgenden Stadien zu fassen (Abb. 2.4).

- In den *transentorhinalen Stadien* (I–II) sind relativ geringgradige neuropathologische Veränderungen zunächst auf die Schicht Prä-α des transentorhinalen Kortex im medialen Temporallappen beschränkt (I).

- Im weiteren Verlauf (II) nehmen diese an Quantität und Ausbreitung zu und sind vereinzelt bereits im Hippocampus nachweisbar. Klinisch sind die betroffenen Personen in der Regel nicht demenziell beeinträchtigt, sodass die Entstehung der LKB auch in die transentorhinalen Stadien fällt.

- In den darauffolgenden *limbischen Stadien* (III–IV) haben sich die pathologischen Veränderungen bereits auf die limbischen Strukturen des medialen Temporallappens ausgebreitet. Neben einer bereits deutlichen Veränderung der oberflächlichen Schicht des transentorhinalen und entorhinalen Kortex sind nun auch Hippocampus und Amygdala regelmäßig betroffen. Obwohl quantitativ erst ein recht kleiner Teil des Gehirns pathologisch verändert ist, sollen kognitive De-

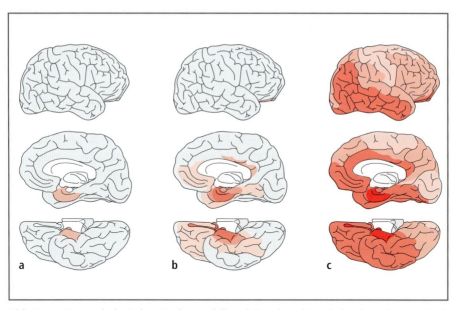

Abb. 2.4 Histopathologisches Stadienmodell nach Braak und Braak (mod. nach Kurz 1995). **a** Stadien I–II: transentorhinale Stadien, **b** Stadien III–IV: limbische Stadien, **c** Stadien V–VI: isokortikale Stadien.

fizite und beginnende Persönlichkeitsveränderungen in diesem Stadium bereits in vielen Fällen nachweisbar sein. Dies wird von den Autoren mit Verweis auf die „Flaschenhalsfunktion" der Area entorhinalis im Rahmen der neurokognitiven Informationsverarbeitung begründet. Klinisch dürften die limbischen Stadien am ehesten dem Übergang zwischen LKB und manifester Alzheimer-Demenz bzw. leichtgradigen Demenzen entsprechen.

- In den *isokortikalen bzw. neokortikalen Stadien* (V–VI) sind die Veränderungen im medialen Temporallappen bereits erheblich ausgeprägt. Darüber hinaus sind nun auch die kortikalen Assoziationsfelder (V) und im weiteren Verlauf primär sensorische Kortexareale betroffen (VI). Entsprechend des ausgedehnten Befalls des Neokortex bestehen klinisch mittelgradige und schwere Demenzen.

! Das Braak-Staging der Alzheimer-Demenz hat sich heute weltweit als ein Standard in der neuropathologischen Diagnostik der Alzheimer-Demenz sowie in der Klassifikation ihres neuropathologischen Schweregrades durchgesetzt.

Das Braak-Staging korrespondiert durchaus mit Klinik und Verlauf der LKB einschließlich ihres Übergangs in die manifeste Alzheimer-Demenz (Pantel u. Schröder 2006) und konnte deshalb mit der Magnetresonanztomografie in zum Teil auch größeren und populationsbezogenen Studien nachvollzogen werden. Bei Patienten mit LKB erbrachten diese Untersuchungen Veränderungen im Bulbus olfactorius und Gyrus parahippocampalis, aber auch im rostralen Teil des Corpus callosums oder im Hippokampus wie sie in den Braak-Stadien I/II bzw. III/IV zu erwarten sind.

Weitere gebräuchliche und häufig parallel verwendete neuropathologische Kriterien wurden von dem Consortium to Establish a Registry for Alzheimer's Disease (CERAD), dem National Institute of Aging (NIA-Reagan-Kriterien) und der Arbeitsgruppe um Zhaven S. Khachaturian vorgelegt (Mirra et al. 1991; Khachaturian 1985). Während alle eingesetzten Kriterien aufgrund des neuropathologisch-morphologischen Befundes primär deskriptiv sind, lassen insbesondere die CERAD- und NIA-Reagan-Kriterien auch eine semiquantitative Einschätzung der Wahrscheinlichkeit des Vorliegens einer Alzheimer-Demenz zu (CERAD-Kriterien: keine Alzheimer-Demenz, mögliche Alzheimer-Demenz, wahrscheinliche Alzheimer-Demenz, definitive Alzheimer-Demenz; NIA-Reagan-Kriterien: niedrige Wahrscheinlichkeit, mittlere Wahrscheinlichkeit, hohe Wahrscheinlichkeit). Die Mehrzahl der aktuelleren Arbeiten zur Neuropathologie der Alzheimer-Demenz bzw. der LKB beziehen sich jedoch nicht ausschließlich auf die diskutierten Kriterien, sondern bringen sie eher ergänzend bzw. parallel zur Anwendung.

2.2.3   Weitere pathogenetisch wirksame Faktoren bei der leichten kognitiven Beeinträchtigung

Die Alzheimer-Demenz ist die bei Weitem häufigste Demenzform; entsprechend kann vermutet werden, dass sie auch der überwiegenden Zahl der klinisch beobachteten Fälle von LKB zugrunde liegt. Zur Demenz kann jedoch eine Vielzahl unterschiedlicher Hirnerkrankungen führen, sodass ätiopathogenetisch ca. 70–100 verschiedene Demenzursachen unterschieden werden (Tab. 2.1) von denen die überwiegende Mehrzahl jedoch äußerst selten ist. Relativ häufig sind abgesehen von der Alzheimer-Demenz frontotemporale Erkrankungen (Pick-Krankheit, semantische Demenz, primär progressive Aphasie) und Demenzen bei Morbus Parkinson sowie die Lewy-Körperchen-Demenz. Vaskuläre Demenzformen, die wiederum auf eine Vielzahl unterschiedlicher vaskulärer Pathologien zurückzuführen sind, werden wie andere nicht degenerative hirneigene oder -beteiligende Erkrankungen definitionsgemäß eher als Ursache der leichten kognitiven Störung nach ICD-10 angesehen.

Tab. 2.1   Wichtige Differenzialdiagnosen von LKB bzw. LKS, die auch als „sekundäre" Demenzursachen bezeichnet werden (überarbeitet nach Hampel et al. 2008).

I	Systemische Erkrankungen	
	Fehl-/Mangelernährung	Vitamin-B_1-/B_{12}-/Folsäuremangel, allgemeine Mangelernährung, u. a.
	Endokrine Störungen	Hypo-/Hyperthyreose, Hypo-/Hyperparathyreoidismus, Nebenierenrindenunter-/-überfunktion, u. a.
	Kollagenosen/ Vaskulitiden	Lupus erythematodes (LE), Sarkoidose, Hashimoto-Enzephalitis, Panarteriitis nodosa, u. a.
	Andere	Chronisch obstruktive Atemwegserkrankungen, Radiatio, Hypoxie, Hämodialyse
II	**Neurologische Erkrankungen**	
	Entzündliche Erkrankungen	Chronische Meningoenzephalitiden (HIV, Neurolues, Neuroborreliose, Herpes-simplex-Enzephalitis u. a.), Autoimmunerkrankungen (u. a. Hashimoto-Enzephalitis), paraneoplastische Syndrome mit zerebraler Beteiligung (u. a. limbische Enzephalitis)
	Vaskuläre Erkrankungen	Residualzustände nach akuter zerebraler Ischämie oder Blutung
	Andere	Hydrozephalus, Normaldruckhydrozephalus, Hirntumore und -metastasen, Residualzustände nach Schädel-Hirn-Traumata, genetisch bedingte Erkrankungen
III	**Medikamente**	
		Sedativa, Lithium u. a. Narkotika, Antihypertensiva, Cimetidin, Tranquillizer, Antidepressiva, Analgetika
IV	**Metabolische Störungen**	
		Leberinsuffizienz mit hepatozerebraler Degeneration, chronische Niereninsuffizienz, Fettstoffwechselstörungen, genetisch bedingte metabolische Störungen, u. a.
V	**Psychiatrische Erkrankungen**	
	Affektive Störungen	Depressive Erkrankungen, Substanzmissbrauch
	Andere	Schlafapnoesyndrom

2.3 Neuropathologische Befunde

Während klinisch-neuropathologische Korrelationsstudien seit der Erstbeschreibung der Alzheimer-Krankheit in großer Zahl vorliegen, wurde der Zusammenhang zwischen klinisch-neuropsychologischen und neuropathologischen Befunden bei der LKB erst in den vergangenen Jahren systematisch erhoben (Tab. 2.2). Einerseits wurde die Bedeutung der LKB als Zielsyndrom für (sekundär) präventive und therapeutische Interventionen der Alzheimer-Demenz erst in der jüngeren Vergangenheit ausreichend erkannt; zum anderen sind viele Patienten zum Zeitpunkt der Erstmanifestation einer LKB noch relativ jung und haben daher in der Regel noch eine längere Lebenserwartung. Klinisch-neuropathologische Korrelationsstudien bei der LKB erfordern deshalb längere prospektive Beobachtungszeiträume und sind mit einem deutlich höheren methodischen Aufwand verbunden. Zwar wurden schon in der klassischen neuropathologischen Literatur Einzelbefunde mitgeteilt, die sich auf klinische, dem heutigen Konzept der LKB ähnliche oder vergleichbare Störungsbilder bezogen (z. B. Kraepelin 1910). Die LKB war zu diesem Zeitpunkt jedoch klinisch und neuropsychologisch noch nicht präzise abgegrenzt, wodurch die älteren Befunde nur sehr eingeschränkt mit den Ergebnissen moderner Untersuchungen zur Neuropathologie der LKB vergleichbar sind.

Morris et al. (2001) berichteten ausführlich über die neuropathologischen Ergebnisse einer prospektiven Studie an insgesamt 404 älteren Probanden, der *Longitudinal Study of Healthy Aging and Dementia of the Alzheimer Type.* Bei Einschluss in die Studie wiesen 177 Probanden einen CDR-Score von 0 auf, entsprechend eines unbeeinträchtigten kognitiven Status. Bei 227 Probanden wurden initial kognitive Defizite in Form eines CDR-Scores von 0,5 beschrieben. Die Probanden mit einem CDR-Status von 0,5 wurden anhand der Breite ihrer kognitiven Defizite nochmals in drei Gruppen mit zunehmender Wahrscheinlichkeit des Vorliegens einer beginnenden Alzheimer-Demenz unterteilt. Neun Jahre später konnte bei 42 der in der Zwischenzeit verstorbenen Teilnehmer eine neuropathologische Untersuchung durchgeführt werden, 34 davon hatten im Beobachtungszeitraum eine manifeste Demenz entwickelt. Bei der Mehrzahl – 29 von 34 – war neuropathologisch eine Alzheimer-Demenz gegeben (Khachaturian-Kriterien). Bei drei Probanden wurde eine vaskuläre Demenz festgestellt, jeweils ein Teilnehmer wies neuropathologisch eine frontotemporale Demenz bzw. einen neuropathologischen Normalbefund auf. Bemerkenswert war der hohe Anteil begleitender Neuropathologie, vorwiegend im Sinne einer zerebrovaskulären Erkrankung (zerebrale Infarkte und Lakunen), die bei 20 der 34 Probanden nachweisbar war. Bei drei weiteren Probanden wurden Lewy-Körperchen festgestellt. Die Autoren schlossen aus ihren Ergebnissen, dass der klinischen Diagnose einer LKB tatsächlich in der überwiegenden Zahl der Fälle eine frühe Alzheimer-Demenz zugrunde liegt.

Tab. 2.2 Ergebnisse prospektiver neuropathologischer Studien bei der LKB. Die neuropathologische Diagnose einer Alzheimer-Demenz erfolgte nach unterschiedlichen diagnostischen Kriterien (CERAD, Khachaturian, NIA-Reagan).

Referenz	N (nur LKB)	Art der Stichprobe	Zeitpunkt der neuropathologischen Diagnose	AD %	VaD %	LBD %	FTD %	Sonst. %	Anteil mit neuropathologischer Komorbidität %	Art der neuropathologischen Komorbidität
Morris et al. 2001	34	Allgemeinbevölkerung, nicht repräsentativ	9 Jahre nach LKB-Diagnose	85	9	0	3	3	65	Vaskulär > LB
Storandt et al. 2006	70	Allgemeinbevölkerung, nicht repräsentativ	Bis zu 18 Jahre nach LKB-Diagnose	> 90					40	LB > Vaskulär
Jicha et al. 2006a Jicha et al. 2006b	34	Allgemeinbevölkerung, nicht repräsentativ	Mehrere Jahre nach LKB-Diagnose	> 70	3	9	3	9	82	AGD > vaskulär > LB
Bennett et al. 2005a	37	„Nonnenstudie"	Ca. 6 Monate nach LKB-Diagnose	> 68	11	3	-	-	24	Vaskulär > LB
Petersen et al. 2006	15	Inanspruchnahme Population einer Gedächtnisambulanz	9 Monate nach LKB-Diagnose	27 bis 47	7	7	-	14	80	AGD > vaskulär > Hippokampussklerose

VaD: vaskuläre Demenz; AGD: Argyrophilic Grain Disease; FTD: Frontotemporale Demenz; LB: Lewy-Körperchen

Dabei ist die Studie allerdings mit dem methodischen Problem belastet, dass nur 10–25 % der Ursprungsstichprobe überhaupt neuropathologisch untersucht werden konnte. Entsprechend ist das gewählte Untersuchungsdesign sehr anfällig für Selektionseffekte.

Weitere Ergebnisse aus der *Longitudinal Study of Healthy Aging and Dementia* wurden von Storandt et al. (2006) berichtet. Die 398 eingeschlossenen Personen mit einem initialen CDR-Score von 0,5 wurden prospektiv in drei Gruppen eingeteilt: 32 Teilnehmer erfüllten die Kriterien einer amnestischen MCI, 90 die einer LKB, während bei 276 lediglich subjektive Beschwerden protokolliert waren. Hierunter wurden solche Probanden erfasst, bei denen das klinische Interview zwar Hinweise ergab, die die Zuordnung eines CDR-Scores von 0,5 rechtfertigten, die jedoch bei der kognitiven Testung unbeeinträchtigt abschnitten.

Von den ursprünglich eingeschlossenen 398 Probanden verstarb ca. ein Drittel im Beobachtungszeitraum von bis zu 18 Jahren. In zwei Drittel dieser Fälle konnte eine neuropathologische Untersuchung durchgeführt werden. Dabei zeigte sich, dass alle Personen, die ursprünglich der amnestischen MCI-Gruppe zugeordnet waren, eine neuropathologische Alzheimer-Demenz entwickelt hatten. Dies galt auch für 90 % aus der großen Gruppe der Probanden, die initial die Kriterien einer LKB erfüllten. Lediglich drei Teilnehmer aus dieser Gruppe hatten andere Demenzformen entwickelt (Hippokampus-Sklerose, vaskuläre Demenz, Lewy-Körperchen Demenz).

Ein ähnliches Bild ergab sich auch in der Gruppe mit subjektiven Beschwerden. Bei 91 % war pathologisch eine Alzheimer-Demenz gegeben, bei einem Probanden eine kortikobasale Degeneration, während drei Teilnehmer neuropathologisch keine demenztypischen Veränderungen zeigten. Die begleitende Neuropathologie der Probanden mit Alzheimer-Demenz war mit 40 % erneut recht hoch, wobei die Untersucher in 17 % der Fälle Lewy-Körperchen, in 16 % Infarkte sowie in 6 % ein Nebeneinander beider neuropathologischer Entitäten beschreiben konnten.

Auch Jicha et al. (2006a und 2006b) schlossen lediglich Patienten (n = 34) mit amnestischer MCI ein; wiederum entwickelten alle Studienteilnehmer in einem mehrjährigen prospektiven Beobachtungszeitraum eine manifeste Demenz. Neuropathologisch lag der Anteil der Alzheimer-Demenz mit 71 % etwas niedriger als in den oben referierten Studien. Bei der Restgruppe wurden unterschiedliche Demenzursachen festgestellt (u. a. Lewy-Körperchen-Demenz, Hippokampus-Sklerose, unspezifische Tauopathien, Argyrophilic Grain Disease, frontotemporale Degenerationen sowie progressive supranukleäre Paralyse). Bemerkenswert war insbesondere der hohe Anteil einer begleitenden Argyrophilic Grain Disease, jedoch auch zerebrovaskuläre Veränderungen (35 %) sowie Lewy-Körperchen (26 %) wurden recht häufig beschrieben. Vor dem Hintergrund des geringen Stichprobenumfanges ist die Breite der beschriebenen Differenzialdiagnosen bemerkenswert.

Die Ergebnisse neuropathologischer Studien können durch Selektionseffekte beeinflusst werden, gerade kleinere Studien sind hiervon betroffen.

Die Nonnenstudie

Die bisher referierten Untersuchungen wurden durch den methodischen Nachteil eingeschränkt, dass das Zeitfenster zwischen der klinischen Diagnose der LKB und der neuropathologischen Diagnosesicherung mit mehreren Jahren sehr lang war. Zusätzlich sind bei neuropathologischen Untersuchungen stets Selektionseffekte möglich wenn nicht wahrscheinlich. Bennett et al. (2005a u. 2005b) konnten diesen methodischen Einschränkungen im Rahmen der „Nonnenstudie" weitgehend begegnen. Die Arbeitsgruppe nahm neuropathologische Analysen der Gehirne von 180 Ordensschwestern vor, die in regelmäßige klinische Untersuchungen eingewilligt und ihre Gehirne post mortem der Studie zur Verfügung gestellt hatten. Die letzte klinische Untersuchung wurde etwa sechs Monate vor dem Tod durchgeführt. Darin wurde bei 83 Ordensschwestern eine Demenz, bei 37 eine LKB und bei 60 ein unauffälliger kognitiver Status klinisch und neuropsychologisch gesichert. Unter Anlegung gängiger neuropathologischer Kriterien konnte bei allen der zum Untersuchungszeitpunkt im Durchschnitt etwa 85 Jahre alten Probandinnen ein gewisses Maß an Alzheimer-Pathologie festgestellt werden. Diese war bei den kognitiv unauffälligen Teilnehmern jedoch nur sehr geringgradig ausgeprägt, während die Teilnehmerinnen mit LKB eine Intermediär-Position zwischen den zu Lebzeiten manifest Demenzkranken und kognitiv Gesunden einnahmen. Alle aus der Gruppe mit LKB erfüllten mindestens Stadium I/II der Braak-Klassifikation; unter Anlegung der CERAD-Kriterien bestand bei 25 von 37 Teilnehmern eine Alzheimer-Demenz. In neun Fällen wurden neuropathologische komorbide Veränderungen festgestellt, vor allem in Form von vaskulären Schäden; bei drei Probandinnen wurde eine Lewy-Körperchen-Demenz diagnostiziert.

In methodisch überzeugender Weise bestätigte die Studie den Charakter der LKB als Risikosyndrom der Alzheimer-Demenz. Gegenüber den bereits zitierten Untersuchungen wurden seltener komorbide Veränderungen beschriebenen; eine Tatsache, die sich fraglos auf Lebensstilfaktoren mit einem günstigeren Risikoprofil bei den Ordensschwestern beziehen lässt. Dieser Befund stützt die Hypothese, dass derartigen komorbiden Veränderungen weniger eine kausale Funktion in der Pathogenese, denn der Stellenwert unabhängiger Faktoren zukommt, die gleichwohl die klinische Symptomatik entscheidend aggravieren können.

Ähnlich wie Jicha et al. (2006a) in der oben bereits vorgestellten Studie beschränkten sich auch Petersen et al. (2006) auf die amnestische Form der LKB. Je nach den zugrunde gelegten neuropathologischen Kriterien war bei kaum der Hälfte der 15 Teilnehmer eine Alzheimer-Demenz (Khachaturian-Kriterien: 7 von 15; CERAD-Kriterien: 5 von 15; NIA-Reagan-Kriterien: 4 von 15) gegeben; gleichzeitig wiesen alle bis auf einen Probanden zerebrale Veränderungen auf, die mindestens dem Stadium II der Braak-Klassifikation entsprachen. Erneut war der Anteil der vaskulären Komorbidität mit 33 % relativ hoch.

Die zitierten neuropathologischen Studien konnten also „alzheimertypische" Veränderungen post mortem bei der Mehrzahl der Patienten mit LKB nachweisen; wo berücksichtigt, wurden wenigstens die Braak-Stadien I u. II bestätigt. Dieser Befund entspricht den diskutierten Ergebnissen epidemiologischer Studien, nach denen eine LKB das Demenzrisiko erheblich erhöht (vgl. Abb. 1.5 u. 1.7).

Zwischen klinischer Diagnose und neuropathologischer Untersuchung lagen oft lange Zeiträume, als weitere wichtige methodische Einschränkung sind fraglos Selektionseffekte zu vermuten. Letztere dürften die zum Teil hohen Prävalenzen seltener Demenzformen in kleineren Studien erklären. Komorbide, vor allem vaskuläre Veränderungen wurden in wechselnder Häufigkeit angegeben; interessanterweise war ihr Anteil in den beiden größeren Studien am niedrigsten. Die betreffenden Erkrankungen dürften deshalb kaum kausal an der Entstehung der LKB beteiligt sein.

Unter Berücksichtigung der genannten methodischen Einschränkungen lassen sich aus den diskutierten neuropathologischen Studien zur LKB folgende Schlussfolgerungen ziehen:

- Die LKB ist bei der überwiegenden Mehrzahl der Betroffenen neuropathologisch mit „alzheimertypischen" Veränderungen, insbesondere im Sinne der transentorhinalen und limbischen Braak-Stadien assoziiert. Diese Feststellung korrespondiert mit Klinik und Verlauf der LKB.
- Komorbide Erkrankungen, auch im Sinne vaskulärer Veränderungen erscheinen variabel. Ihnen dürfte deshalb weniger eine kausale Funktion in der Pathogenese denn der Stellenwert unabhängiger Faktoren zukommen, die gleichwohl die klinische Symptomatik entscheidend aggravieren können. Auch diese Feststellung wird durch klinische und epidemiologische Studien gestützt (vgl. Kap. 6, Tab. 6.1)
- Die oben dargestellten methodischen Einschränkungen klinisch-neuropathologischer Korrelationsstudien gerade bei der Untersuchung der LKB unterstreichen die Bedeutung neurobiologischer Marker, die sich unter klinischen Bedingungen bestimmen lassen.

2.4 Das Modell der kognitiven Reserve

Die Fähigkeit des menschlichen Gehirns, den Einfluss einer bestimmten neuropathologischen Schädigung vorübergehend zu kompensieren, um bedrohte Funktionen aufrecht zu erhalten, wird mit dem Konzept der zerebralen Reserve (brain reserve) bzw. kognitiven Reserve (*cognitive reserve*) beschrieben (vgl. Stern 2002). Das Konzept der kognitiven Reserve leitete sich zunächst aus der klinischen Beobachtung ab, dass eine Hirnschädigung gegebenen Ausmaßes nicht zwangsläufig zu bestimmten Funktionsbeeinträchtigungen führt, sondern dass diesbezüglich eine erhebliche individuelle Varianz besteht. In einer 1988 publizierten Studie bestätigten Katzman et al. (1988) erstmals in einer systematischen Untersuchung die alte klinische Beobachtung, dass das Ausmaß der neuropathologisch ermittelten Alzheimer-Pathologie nicht notwendigerweise mit der klinischen Manifestation der Erkrankung korreliert. Vielmehr identifizierte die Arbeitsgruppe in ihrer großen Studie (n = 137) älterer post mortem untersuchter Patienten eine Subgruppe, die trotz ausgeprägter zerebraler Alzheimer-Pathologie kurz vor ihrem Tod keine oder eine nur leichtgradige klinische Symptomatik zeigte. Diese Gruppe war durch ein größeres Hirngewicht und eine höhere Anzahl von Neuronen im Vergleich zu einer altersentsprechenden Kontrollgruppe charakterisiert. Katzman et al. boten zwei mögliche Erklärungen für ihre Beobachtung an: Zum einen sei es möglich, dass diese Personen zwar unter einer Alzheimer-Demenz (mit entsprechend neuropathologischen Charakteristika) gelitten hätten, die jedoch (aufgrund protektiver Faktoren?) nicht mit einem ausgeprägten Neuronenverlust einherging. Als Alternativhypothese wurde die Möglichkeit diskutiert, dass die Betreffenden bereits vor Beginn der Erkrankung über größere Gehirne und mehr Neurone – also über eine größere zerebrale Reserve – verfügten als ihre später demenzkranken Altersgenossen.

Im Folgenden wurde der Begriff der zerebralen Reserve, der in der zitierten Studie erstmals explizit in die neurowissenschaftliche Diskussion eingeführt wurde, in einer Reihe von sowohl konzeptionellen als auch empirischen Studien intensiv diskutiert und weiterentwickelt (Stern et al. 1999). Eine wesentliche konzeptionelle Weiterentwicklung (Stern et al. 2002) erfuhr das Modell in den letzten Jahren durch die Differenzierung zwischen der zerebralen Reserve bzw. Hirnreserve (*brain reserve*) und der kognitiven Reserve (*cognitive reserve*) im engeren Sinne (Abb. 2.5).

Das Konzept der *zerebralen Reserve* kann eher als ein passives Modell verstanden werden, in dem ein bestimmtes Ausmaß an Schädigung bei Überschreiten eines quantitativ definierten Schwellenwertes zu funktionellen Beeinträchtigungen führt. Bezogen auf das Auftreten einer LKB würde dies bedeuten, dass mnestische Defizite unvermeidbar durch den Untergang eines definierten Anteils der Neurone im Hippokampus (z. B. 20 % der Neuronenpopulation) in Erscheinung träten.

Gegenüber diesem Schwellenmodell der Dekompensation berücksichtigt das Modell der *kognitiven Reserve* die Fähigkeit des menschlichen Gehirns, auf gegebene pathogene Einflüsse mittels funktioneller Plastizität zu reagieren und damit pathologisch verursachte funktionelle Defizite zumindest partiell auszugleichen. In diesem Sinne wirkt die kognitive Reserve als eine Art funktioneller „Puffer" zwischen gegebener neuronaler Pathologie und ihrer unmittelbaren Auswirkung auf der Verhaltensebene.

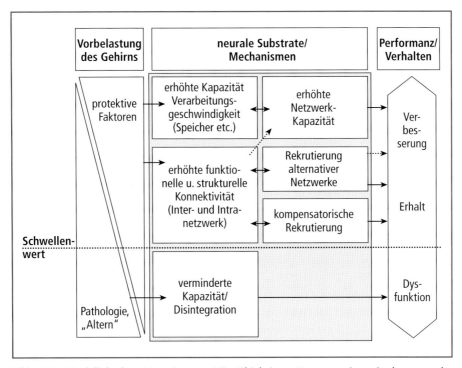

Abb. 2.5   Modell der kognitiven Reserve. Die Fähigkeit zur Kompensation mittels neuronaler Plastizität ist erst jenseits eines variablen Schwellenwertes zerebraler Pathologie nicht mehr in der Lage, drohende kognitive Defizite auszugleichen.

Eine Reihe von Daten aus bildgebenden Untersuchungen weist inzwischen darauf hin, dass das zerebrale Korrelat kognitiver Reserve z. B. in einer kompensatorischen Rekrutierung zusätzlicher oder alternativer kortikaler Regionen bzw. Netzwerke liegen kann. Andere Untersuchungen zeigten, dass auch ein Verlust an Spezialisierung (Dedifferenzierung) etablierter neuronaler Netzwerke unter bestimmten kognitiven Aufgaben bei älteren gegenüber jungen Probanden beobachtet werden kann und somit ebenfalls ein zerebrales Korrelat kognitiver Reserve darstellen könnte. Eine ausführliche Darstellung und Diskussion der Befunde aus bildgebenden Untersuchungen und ihrer Relevanz für die LKB findet sich in Kapitel 4.3.1 u. 4.3.2.

Hirnreserve und kognitive Reserve stellen somit zwei Aspekte zerebraler Kompensationsmöglichkeiten und damit letztlich protektive Ressourcen dar, die bei gegebener Pathologie im Einzelfall den Übergang von der unauffälligen „normalen kognitiven Leistungsfähigkeit" zur (leichten) kognitiven Beeinträchtigung modulieren.
Während das Konzept der Hirnreserve mehr den „Hardware"-Anteil der zerebralen Informationsverarbeitung betont, verweist der Begriff kognitive Reserve eher auf „Software"-Aspekte kognitiver Prozesse (z. B. Geschwindigkeit und Effizienz neuronaler Netze, Plastizität).

Dass letztlich beide Aspekte bei der Klärung zerebraler Kompensationsfähigkeiten wirksam sind, zeigt sich auch in den Surrogatmaßen, die für Hirnreserve bzw. kognitive Reserve in den Untersuchungen der vergangenen Jahre erhoben werden konnten. Zu diesen zählen etwa genetische Polymorphismen (z. B. Apo-E-Status), die Anzahl der Neurone bzw. die Dichte der Synapsen oder schlicht die Hirn- bzw. Kopfgröße. Andere Surrogatmarker betonen eher die funktionellen Aspekte, indem etwa die Schulbildung, die neuropsychologischen Leistungen oder der sozioökonomische Status herangezogen werden.

Insbesondere der modulierende Einfluss des Bildungsgrades auf die kognitiven Auswirkungen „alzheimertypischer" neuropathologischer Veränderungen wurde in den vergangenen Jahren in einer Reihe von Studien untersucht. So fanden etwa Bennett et al. (2003 und 2005b), dass der negative Einfluss eines bestimmten Ausmaßes an Plaque-Pathologie (nicht jedoch an Tangle- bzw. τ-Pathologie) auf kognitive Fähigkeiten durch jedes zusätzliche Jahr Schulbildung abgeschwächt werden kann. Zu ähnlichen Schlussfolgerungen gelangten auch Roe et al. (2007). Ausgehend von einer Stichprobe aus 8516 neuropathologisch charakterisierten Teilnehmern einer Studie des National Alzheimer's Coordination Center (NACC) wählten sie die Daten von 2372 Personen aus, bei denen nach unterschiedlichen neuropathologischen Kriterien (Braak-Staging, NIA-Reagan-Kriterien, CERAD-Kriterien, Khachaturian-Kriterien) eine neuropathologische Diagnose der Alzheimer-Demenz entweder angenommen bzw. mit großer Sicherheit ausgeschlossen werden konnte. Anhand der genannten Kriterien konnte eine neuropathologische Alzheimer-Diagnose bei 12 bis 19 % dieser Personen festgestellt werden. Dabei zeigte sich, dass Personen mit höherem Bildungsgrad bis kurz vor ihrem Tod ein signifikant geringeres Risiko haben, klinisch manifest dement zu werden, auch wenn die neuropathologische Untersuchung eindeutig die Diagnose einer Alzheimer-Demenz zuließ.

Dem schützenden Einfluss eines höheren Bildungsgrades auf die klinische Manifestation einer Alzheimer-Demenz sind jedoch auch Grenzen gesetzt. Koepsell et al. (2008) schlossen 2051 über 65-jährige Teilnehmer aus 27 Untersuchungszentren ein, die innerhalb von zwei Jahren vor ihrem Tod mit einem kurzen neuropsychologischen Test – dem *Mini Mental Status Test* (Folstein et al. 1975) – untersucht worden waren und bei denen post mortem Daten vorlagen. Auch in dieser Studie wurde die Diagnose entlang unterschiedlicher Kriterien (Braak-Staging, Dichte der neuritischen Plaques, CERAD-Kriterien und NIA-Reagan-Kriterien) gestellt. Hinsichtlich möglicher Bildungseffekte wurden fünf Modelle getestet (Abb. 2.6). Bei beginnenden „alzheimertypischen" Veränderungen war ein höherer Bildungsgrad tatsächlich mit einer besseren Testleistung assoziiert; ein protektiver Effekt, der sich jedoch mit Fortschreiten der Veränderungen verlor.

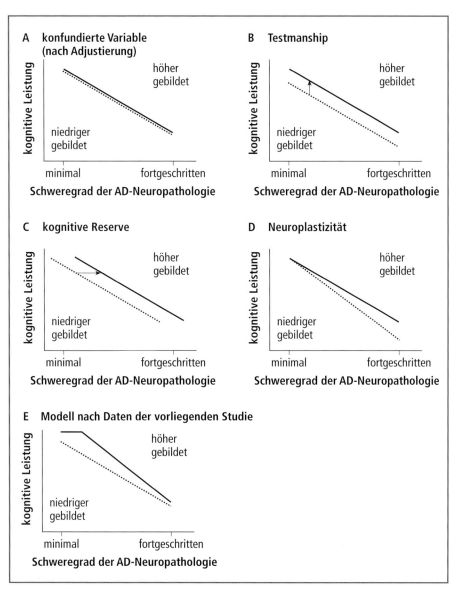

Abb. 2.6   Mögliche Zusammenhänge zwischen kognitiven Defiziten und „alzheimertypischer" Neuropathologie in Abhängigkeit vom Bildungsgrad (mod. nach Koepsell et al. 2008; Erläuterungen siehe Kasten S. 62).

Mögliche Zusammenhänge zwischen kognitiven Defiziten und „alzheimertypischer" Neuropathologie in Abhängigkeit vom Bildungsgrad

Zur Erklärung des Zusammenhangs zwischen Bildungsgrad und der klinischen Manifestation der Alzheimer-Demenz testeten Koepsell et al. (2008) 5 Modelle (vgl. Abb. 2.6):

- Im Modell A wurde Bildung lediglich als Surrogat für andere, direktere Einflussfaktoren betrachtet – wäre dies der Fall dürften Bildungsunterschiede nach Adjustierung für die entsprechenden Variablen keine Rolle mehr spielen.
- Modell B sagt voraus, dass höher gebildete Personen in neuropsychologischen Testsituationen, z. B. aufgrund ihres Erfahrungsschatzes, grundsätzlich besser abschnitten. Somit wären Unterschiede in neuropsychologischen Tests über alle Stadien der Erkrankung zu erwarten (sog. „Testmanship").
- Nach Modell C soll eine höhere Bildung zu einer größeren kognitiven Reserve führen, sodass sich kognitive Defizite verzögert entwickelten.
- Modell D geht dagegen von einer bildungsabhängigen Zunahme der Neuroplastizität aus, die kognitive Defizite zunehmend ausglich.
- Modell E: Hier wirkt ein höherer Bildungsgrad nur im Anfangsstadium der Alzheimer-Demenz protektiv, sodass sich die neuropsychologischen Defizite im Verlauf angleichen. Dieses Modell wurde von den Autoren bestätigt.

Ein an diese Studie anschließender Befund zur kognitiven Reserve wurde von Scarmeas et al. (2006) aus einer prospektiven Untersuchung abgeleitet (Abb. 2.7). Die Arbeitsgruppe untersuchte den Verlauf kognitiver Leistungen über einen Zeitraum von bis zu zwölf Jahren vor und nach Diagnose einer Alzheimer-Demenz bei 312 Probanden in Abhängigkeit vom Bildungsgrad. Zu Studienbeginn erreichte die Gruppe mit höherem Bildungsstand erwartungsgemäß in allen kognitiven Domänen mit Ausnahme der sprachlichen Fähigkeiten die günstigeren Ausgangswerte; dieser Vorteil kehrte sich mit Diagnosestellung für die exekutive Verarbeitungsgeschwindigkeit, das Gedächtnis, das abstrakte Denken und den Gesamtscore um, indem die Defizite bei höherem Bildungsgrad nun rascher fortschritten. Lediglich in den Domänen „räumliches Vorstellungsvermögen" und „Sprache" entwickelten sich beide Gruppen parallel. Der stärkere Leistungsabfall in der Gruppe mit hohem Bildungsniveau wurde damit begründet, dass hier die Krankheitsprozesse bei Diagnosestellung schon weiter fortgeschritten waren, aber bis zu diesem Zeitpunkt durch die höhere kognitive Reserve teilweise noch kompensierbar blieben. Dieser Kompensationsmechanismus versagte mit Diagnosestellung; ein Pathomechanismus, wie er ähnlich in ersten Untersuchungen zerebraler Aktivierungsmuster unter Training mit der funktionellen Magnetresonanztomografie bestätigt wurde (Schröder et al. 2007). Aus klinischer Sicht macht gerade dieser Effekt die Reservehypothese überzeugend; offenbar ist eine Kompensation nur bis zu einem gewissen Grad möglich, jenseits dessen kognitive Verluste dann umso schneller eintreten.

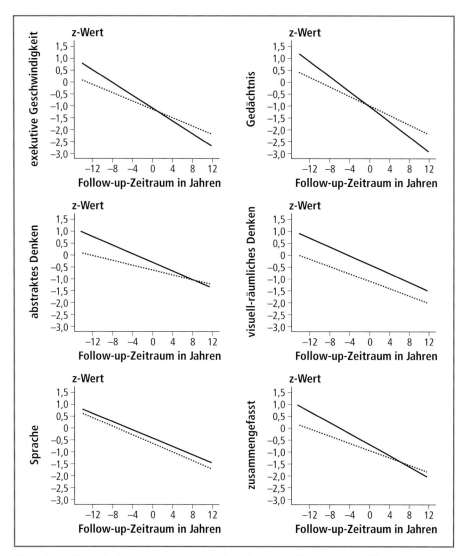

Abb. 2.7 Verlauf der neuropsychologischen Leistungsfähigkeit bei 312 Patienten mit Alzheimer-Demenz in Abhängigkeit vom Bildungsgrad. Die neuropsychologischen Leistungen sind als Z-Scores wiedergegeben, dabei wurden Lebensalter, Geschlecht und Bildungsgrad berücksichtigt (—— = höherer Bildungsstand; ······· = niedrigerer Bildungsstand) (mod. nach Scarmeas et al. 2006).

Das Modell der kognitiven Reserve ist sicherlich noch weit davon entfernt, die einzelnen, an der Entstehung kognitiver Defizite beteiligten Faktoren mit ihren Wechselwirkungen zu erklären. Heuristisch wirkte das Modell schon deshalb ungemein stimulierend, da es die verkürzte Interpretation kognitiver und anderer Defizite bei LKB und manifester Alzheimer-Demenz als unmittelbare Folge der zerebralen Veränderungen um die systematische Berücksichtigung prämorbider Faktoren erweiterte. Letztere umfassen sowohl genetisch gegebene als auch im Lebensgang erworbene Faktoren, die einerseits die „zerebrale Reserve" verschieben, andererseits die eigentliche „kognitive Reserve" durch zusätzliche und/oder effizientere Kompensationsmechanismen erhöhen können. Beide Aspekte ergänzen sich notwendig; kognitive Reserve ist nicht gleichbedeutend mit neuronaler Plastizität, auch wenn sie diese in zahlreichen Aspekten einschließt.

! Kognitive Reserve ist nicht einfach genetisch determiniert, sondern unterliegt offenbar lebenslang wirksamen Einflüssen, von denen physische und kognitive Aktivitäten aus klinischer Sicht die größte Bedeutung haben.

Letztere schlagen die Brücke zu Trainingsmaßnahmen; darüber hinaus können auch zahlreiche Lebensstilfaktoren in das Modell integriert werden. Diese Befunde bilden die Schnittstelle zu den bereits referierten epidemiologischen und klinischen Befunden, die ebenfalls günstige Effekte eines hohen Aktivitätsniveaus bestätigten.

3 Klinik und Symptomatik

Kognitive Defizite bilden das Achsensymptom der LKB, alle derzeitigen diagnostischen Kriterienkataloge gehen von dieser Grundlage aus. Allerdings bleiben die Defizite bei der Mehrzahl der Betroffen kaum auf Störungen des deklarativen Gedächtnisses beschränkt, sondern weiten sich schon früh auf andere Leistungen – z. B. kognitive Umstellungsfähigkeit und Sprache – aus. Unabhängig davon haben deklarative Gedächtnisstörungen besondere Bedeutung, wirken doch die damit verbundenen Defizite angesichts der Bedeutung mnestischer Leistungen im Alltag besonders beeinträchtigend. Zudem sind Störungen deklarativer Gedächtnisleistungen für die Betroffenen wie für ihr soziales Umfeld unmittelbar fassbar, eine Feststellung, die für andere kognitive Leistungen nicht oder nur bedingt gilt. Deshalb ist gerade hier die Expertise des Untersuchers mit einer entsprechend sorgfältigen und gezielten Exploration gefordert.

Die Untersuchung kognitiver Defizite ist – abgesehen vom autobiografischen Gedächtnis, dessen Veränderungen schon in der Exploration offenkundig werden – an eine formalisierte neuropsychologische Testung gebunden. Zumal im Erstkontakt haben deshalb Angaben über subjektiv so empfundene kognitive Defizite, oft auch als „Subjective Memory Impairment" bezeichnet, besonderen Wert, da sie differenzialdiagnostische Überlegungen und damit Indikationsstellungen für gezielte Untersuchungen lenken können.

Obwohl die LKB zumindest vordergründig durch eben kognitive Defizite charakterisiert wird, treten psychopathologische Symptome im Rahmen des Syndroms so häufig auf, dass sie kaum als Rand- oder Begleitphänomen abgetan werden können. Vielmehr bilden sie einen zwar in Art und Ausprägung variablen, aber regelmäßig auftretenden Teil der Symptomatik, der schon in der Diagnostik zu beachten ist. Ihre Bedeutung wird durch zwei klinische Aspekte weiter unterstrichen: Psychopathologische Symptome können das Zustandsbild nachhaltig aggravieren, wenn nicht prägen, und gleichzeitig mit den schon heute verfügbaren Mitteln behandelt werden. Gerade hier ist eine erfolgreiche Therapie an eine genaue Beschreibung und Abgrenzung der betreffenden Befunde gebunden. Im Folgenden werden Klinik und Symptomatik der LKB entlang dieser Stichworte – Art und Ausmaß der kognitiven Defizite, Aspekte ihrer Selbstwahrnehmung sowie die psychopathologischen Symptome – diskutiert.

3.1   Kognitive Defizite im Verlauf

Erste kognitive Defizite sind meist in den Bereichen deklarativer Gedächtnisleistungen und kognitiver Umstellungsfähigkeit nachweisbar, wobei auch andere Domänen schon zu Beginn der LKB betroffen sein können. Andere Gedächtnisleistungen werden nicht oder nur ausnahmsweise erfasst (Abb. 3.1).

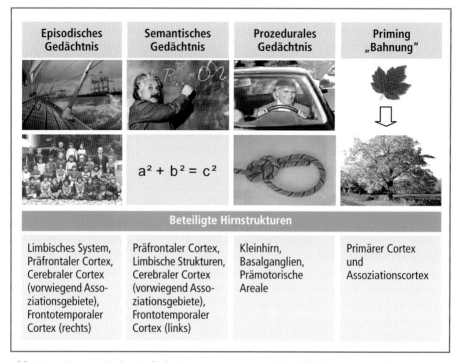

Abb. 3.1   Taxonomie des Gedächtnisses. Im unteren Teil der Abbildung sind die für die einzelnen Gedächtnissysteme entscheidenden Gehirnstrukturen angeführt (aus: Markowitsch 2009).

Deklaratives Gedächtnis, prozedurales Gedächtnis und Priming

Das *deklarative oder explizite Gedächtnis* bildet das Speichersystem für bewusst zugängliche Ereignisse oder Tatsachen und wird in ein *episodisches Gedächtnis* und in ein *semantisches Gedächtnis* unterteilt.

- Das *episodische Gedächtnis* stellt das phylogenetisch jüngste und funktionell höchst entwickelte Gedächtnissystem des Menschen dar und dient der Speicherung und dem Erinnern von erlebten Ereignissen.
- Das *semantische Gedächtnis* hingegen ist ein auf die Gegenwart bezogenes System, das sich auf kontextfreie Fakten bezieht („reines Wissenssystem").

- Das *prozedurale Gedächtnis* ist ein nichtdeklaratives, „motorisches" Gedächtnissystem, das vorwiegend der Speicherung von motorischen Abläufen und Schemata dient. Beispiele aus dem Alltagsleben sind das Schalten beim Autofahren oder das Knoten eines Palsteks. Sehr plastisch wird die Arbeitsweise des prozeduralen Gedächtnisses an der Frage, welche Handlung das „Schalten" beim Autofahren einleitet. Die Mehrheit wird das Treten der Kupplung nennen, obwohl tatsächlich zunächst der Fuß vom Gaspedal genommen wird.
- *Priming-Systeme* gewährleisten eine höhere Wiedererkennungswahrscheinlichkeit für zuvor unbewusst – etwa in Werbung oder Vorerfahrung – wahrgenommene Reize (vgl. Abb. 3.1).

Während die *deklarativen Gedächtnissysteme* bei den einzelnen Verarbeitungsschritten (Einspeicherung, Konsolidierung, Abruf) auf unterschiedliche Hirnregionen zurückgreifen, ist eine derartige Differenzierung bei den nicht-deklarativen Gedächtnissystemen nicht bekannt.

Die Defizite entwickeln sich langsam und können über Jahre, wenn nicht Jahrzehnte, relativ stabil verlaufen. Der genaue Zeitpunkt ihres Einsetzens kann deshalb häufig nur annähernd bestimmt werden. Dass sich die kognitiven Defizite schon zu Beginn der LKB kaum auf einzelne Leistungsbereiche beschränken und schleichend verlaufen, kann anhand der ILSE überprüft werden (Schönknecht et al. 2005). In dieser Studie wurde die Leistungsfähigkeit in fünf kognitiven Domänen über 14 Jahre verfolgt:

- Deklaratives Gedächtnis (unmittelbare Merkfähigkeit und verzögertes Wiedererkennen)
- Räumliches Vorstellungsvermögen
- Wortflüssigkeit
- Abstraktes Denken
- Aufmerksamkeit

Schon zu Beginn der ILSE waren 13,4 % der damals Anfang 60-Jährigen von einer LKB betroffen; vier Jahre später hatte sich dieser Anteil bei den nun Mittsechzigern auf 24,1 % erhöht. Zum ersten Untersuchungszeitpunkt zeigte die überwiegende Zahl (82,3 %) der Probanden mit LKB Defizite in ein oder zwei kognitiven Domänen; nur bei 17,7 % der Patienten waren drei oder vier Domänen betroffen. Anders verhielt es sich bei der zweiten Untersuchungswelle: Zwar blieben die Defizite bei der Mehrzahl der Patienten (64,7 %) auf ein oder zwei Domänen begrenzt, doch hatte sich der Anteil mit drei oder mehr betroffenen Domänen auf 35,3 % verdoppelt (Abb 3.2).

Dass sich die LKB schon zu Beginn ihres Verlaufes kaum auf einzelne kognitive Domänen wie das deklarative Gedächtnis beschränkt, wird ferner durch folgende Angaben illustriert: Zeigten zu Beginn der ILSE noch 35,9 % der Patienten mit LKB ausschließlich deklarative Gedächtnisstörungen, so sank ihr Anteil bei der Zweituntersuchung auf 17,7 %. Die Symptomatik war bei zwei Dritteln der Betroffenen

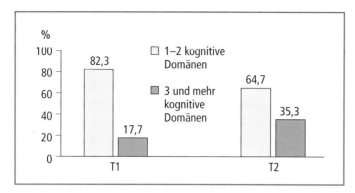

Abb. 3.2 „Breite" der neuropsychologischen Defizite bei LKB im 4-Jahresverlauf; Anteil (%) der Patienten, die in ein, zwei bzw. drei und mehr neuropsychologischen Domänen Veränderungen zeigten. Ergebnisse aus der ILSE (Daten nach Schönknecht et al. 2005).

neu aufgetreten; bei der Mehrzahl der bereits zum ersten Untersuchungszeitpunkt Betroffenen hatten sich jedoch weitere Defizite in anderen kognitiven Domänen entwickelt.

Im Verlauf entwickelten sich damit die neuropsychologischen Defizite bei der LKB in zwei Richtungen. Verbreiterten sich einerseits die Defizite, indem zunehmend mehr kognitive Domänen betroffen wurden, so war gleichzeitig eine quantitative Zunahme der jeweiligen Ausfälle zu verzeichnen (Abb. 3.3).

Die Abbildung illustriert den Verlauf der kognitiven Leistungen in fünf entscheidenden kognitiven Domänen; die Untersuchungsgruppen wurden anhand der zum dritten Messzeitpunkt erhobenen Diagnosen gebildet. Demnach bestanden zu Beginn der Studie bei den damals noch Anfang 60jährigen nur geringe Unterschiede zwischen den Diagnosegruppen. Vier Jahre später erreichten diese Unterschiede bereits Signifikanzniveau, ein Befund, der sich bis zum dritten Messzeitpunkt bei den dann Mitte 70-Jährigen deutlich verstärkte. Von dieser Entwicklung waren alle fünf elementaren kognitiven Domänen in ähnlicher Weise betroffen. Lediglich das verzögerte Wiedererkennen bildete eine gewisse Ausnahme: Hier erreichten die manifest demen-

Abb. 3.3   Neuropsychologische Leistungen in der Altersentwicklung vom 60. bis zum 75. Lebensjahr (Ergebnisse einer Varianzanalyse mit Messwiederholung aus der ILSE, Messzeitpunkte T1, T2, T3) (Daten nach Toro et al. 2009a).
a: Gedächtnis und Lernen – Wortliste unmittelbar (*Nürnberger-Alters-Inventar*)
b: Gedächtnis und Lernen – Wortliste verzögert (*Nürnberger-Alters-Inventar*)
c: Aufmerksamkeit und Konzentration (*Aufmerksamkeits-Belastungs-Test, d2*)
d: Abstraktes Denken – Untertest Gemeinsamkeiten finden (*Hamburg-Wechsler-Intelligenztest für Erwachsene*)
e: Räumliches Denken – Untertest Räumliche Vorstellung (*Leistungsprüfsystem*)
f: Sprache – Untertest Verbale Flüssigkeit (*Leistungsprüfsystem*)

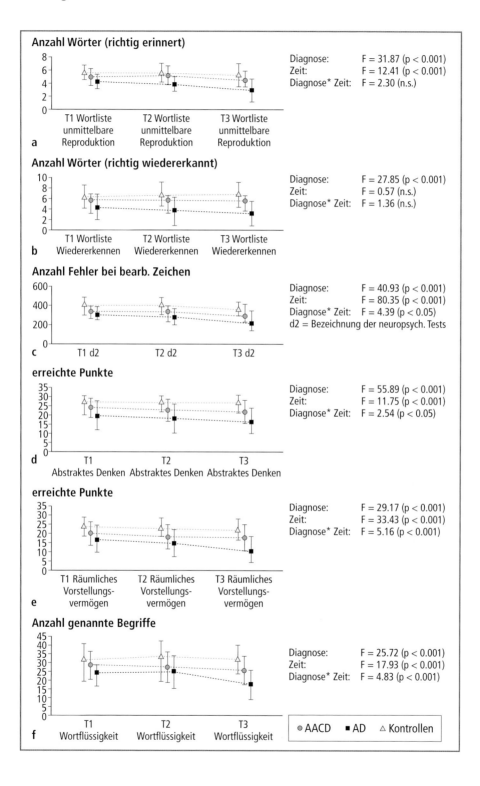

Anzahl Wörter (richtig erinnert)

a   T1 Wortliste unmittelbare Reproduktion / T2 Wortliste unmittelbare Reproduktion / T3 Wortliste unmittelbare Reproduktion

Diagnose: F = 31.87 (p < 0.001)
Zeit: F = 12.41 (p < 0.001)
Diagnose* Zeit: F = 2.30 (n.s.)

Anzahl Wörter (richtig wiedererkannt)

b   T1 Wortliste Wiedererkennen / T2 Wortliste Wiedererkennen / T3 Wortliste Wiedererkennen

Diagnose: F = 27.85 (p < 0.001)
Zeit: F = 0.57 (n.s.)
Diagnose* Zeit: F = 1.36 (n.s.)

Anzahl Fehler bei bearb. Zeichen

c   T1 d2 / T2 d2 / T3 d2

Diagnose: F = 40.93 (p < 0.001)
Zeit: F = 80.35 (p < 0.001)
Diagnose* Zeit: F = 4.39 (p < 0.05)
d2 = Bezeichnung der neuropsych. Tests

erreichte Punkte

d   T1 Abstraktes Denken / T2 Abstraktes Denken / T3 Abstraktes Denken

Diagnose: F = 55.89 (p < 0.001)
Zeit: F = 11.75 (p < 0.001)
Diagnose* Zeit: F = 2.54 (p < 0.05)

erreichte Punkte

e   T1 Räumliches Vorstellungsvermögen / T2 Räumliches Vorstellungsvermögen / T3 Räumliches Vorstellungsvermögen

Diagnose: F = 29.17 (p < 0.001)
Zeit: F = 33.43 (p < 0.001)
Diagnose* Zeit: F = 5.16 (p < 0.001)

Anzahl genannte Begriffe

f   T1 Wortflüssigkeit / T2 Wortflüssigkeit / T3 Wortflüssigkeit

Diagnose: F = 25.72 (p < 0.001)
Zeit: F = 17.93 (p < 0.001)
Diagnose* Zeit: F = 4.83 (p < 0.001)

● AACD   ■ AD   △ Kontrollen

ziell Erkrankten bereits zum zweiten Messzeitpunkt einen äußerst niedrigen Wert, der sich dann im Sinne eines Bodeneffektes nicht mehr nennenswert verschlechterte. Auffällig sind die zwischen den ersten beiden Messzeitpunkten leicht ansteigenden Leistungen in der unmittelbaren Merkfähigkeit bzw. im verzögerten Wiedererkennen, die die Patienten mit LKB bzw. die gesunden Probanden zeigten. Dieser Effekt ist am ehesten als Ausdruck einer „Testsophistication" zu verstehen: Probanden, die mit einer Untersuchungssituation als solcher vertraut waren, erreichten im Allgemeinen ein geringfügig höheres Leistungsniveau. Von diesem Effekt konnten die später demenziell Erkrankten schon zum zweiten Messzeitpunkt bzw. die beiden anderen Untersuchungsgruppen zum dritten Messzeitpunkt nicht mehr profitieren. Die kognitiven Defizite setzten also bei den Patienten mit LKB oder Alzheimer-Demenz schon früh, d. h. zu Beginn des 7. Lebensjahrzehntes ein, während sich die Leistungsfähigkeit der gesunden Probanden von diesem Zeitpunkt bis in die Mitte der 8. Lebensdekade recht stabil entwickelte.

Neuropsychologische Leistungsfähigkeit im physiologischen Altern

Der Alterungsprozess geht typischerweise mit Einbußen in den Bereichen Aufmerksamkeit und psychomotorische Verarbeitungsgeschwindigkeit einher, während sich andere neuropsychologische Funktionen eher stabil entwickeln. Dieser Befund wurde durch zahlreiche Untersuchungen bestätigt und stand schon der klassischen Differenzierung zwischen „fluider" und „kristalliner" Intelligenz (Horn u. Cattell 1967) Pate (Abb. 3.4). In ihrer klassischen Untersuchung von 297 Probanden im Alter von 14–61 Jahren[1] beschrieben Horn und Cattell eine verminderte fluide Leistungsfähigkeit als mögliche, wenn nicht wahrscheinliche Folge der „unvermeidlich und zwangsläufig" einsetzenden physiologischen Alterungsprozesse, in deren Verlauf diskrete zerebrale Veränderungen kumulierten. Allerdings könnten Letztere in einer Teilgruppe besonders stark ausgeprägt verlaufen, sodass Altersunterschiede in der Gesamtstichprobe dann weniger durch einen alle Untersuchten betreffenden Alterseffekt erklärbar wären, als durch größere Hirnveränderungen, die in einer Subgruppe auftreten. Nicht ohne Selbstironie warnten die Autoren am Ende ihrer Darstellung deshalb davor, die vorgenommene Differenzierung zwischen fluider und kristalliner Intelligenz – bei allen ihren praktischen und theoretischen Implikationen – überzuinterpretieren.

Weitergehend wurden Veränderungen von Aufmerksamkeit und Verarbeitungsgeschwindigkeit in der *Speedhypothese* der kognitiven Altersentwicklung konzeptualisiert (Salthouse 1991, 1996). Die Speedhypothese geht davon aus, dass physiologische Veränderungen der kognitiven Leistungsfähigkeit im Alter zum Großteil durch eine Verlangsamung der Informationsverarbeitungsgeschwindigkeit vermittelt werden. Nach Salthouse kommt diese nicht nur zum Tragen, wenn kognitive Operationen möglichst schnell ausgeführt werden sollen, sondern vor allem auch dann, wenn es gilt,

---

1 Das Altersspektrum mit der aus heutiger Sicht niedrigen Höchstgrenze mag auf den ersten Blick verwundern, spiegelt aber die damals geringere allgemeine Lebenserwartung wider.

mehrere Informationen simultan bereitzuhalten und/oder zu verarbeiten. Dies trifft in besonderer Weise auf höhere kognitive Leistungen wie das deklarative Gedächtnis oder die Exekutivfunktionen zu. Auch wenn der Geltungsbereich der Speedhypothese in den letzten Jahren zum Teil kritisch diskutiert wurde, werden die darin hypostasierten Zusammenhänge durch zahlreiche Studien gestützt. So konnten Lindenberger et al. (1993) im Rahmen der *Berliner Altersstudie (BASE)* die Speedhypothese an einer Teilstichprobe von 149 Probanden (Alter: 70 bis 103 Jahre) für die in ihrer Studie erfassten kognitiven Domänen *schlussfolgerndes Denken, Gedächtnis, semantisches Wissen* und *Wortflüssigkeit* bestätigen. Von Verhaeghen und Salthouse selbst zeigten 1997 in ihrer 91 Studien einschließenden Meta-Analyse, dass zwischen 71 und 79 % der Varianz in verschiedenen kognitiven Domänen durch individuelle Unterschiede in der Informationsverarbeitungsgeschwindigkeit aufgeklärt werden.

Während in der Literatur kaum Studien verfügbar sind, die wie die ILSE die kognitive Entwicklung zwischen physiologischem Altern, LKB und Alzheimer-Demenz verglichen, wurde der prognostische Wert, den neuropsychologische Veränderungen in unterschiedlichen Domänen für den Verlauf haben, häufiger untersucht. Defizite, die Exekutivfunktionen oder deklaratives Gedächtnis betreffen, lassen demnach bei der LKB einen eher ungünstigen Verlauf mit baldiger Konversion der Symptomatik in eine manifeste Demenz befürchten (Ganguli 2000; Dickerson 2007). Auch Ergebnisse aus dem Kungsholmen-Projekt (Palmer et al. 2008), in dem seit 1987 die über 75-jährigen Bewohner des gleichnamigen Vorortes der schwedischen Hauptstadt untersucht werden, bestätigten, dass sich mit zunehmender Breite der neuropsychologischen Defizite auch das Konversionsrisiko erhöht. Als Beispiel sei ferner die Studie von Tabert et al. (2006) zitiert, die Verlaufsprädiktoren bei 148 Patienten untersuchten.

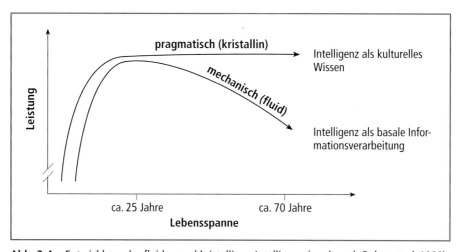

Abb. 3.4   Entwicklung der fluiden und kristallinen Intelligenz (mod. nach Baltes et al. 1999).

Nach einem Katamnese-Intervall von etwa vier Jahren hatte sich bei 39 Patienten eine Alzheimer-Demenz manifestiert. Diese hatten gegenüber denjenigen Probanden mit stabiler Symptomatik schon zu Beginn der Studie signifikant stärkere Defizite in den Domänen *deklaratives Gedächtnis*, *Sprache, räumliches Vorstellungsvermögen* und *Exekutivfunktionen* gezeigt. Die Beobachtung, dass Personen mit LKB, die später zur Demenz konvertieren, im Verlauf durch eine „Verbreiterung" und „Vertiefung" der kognitiven Defizite gekennzeichnet sind, ist auch aus klinischer Perspektive plausibel, da die kognitiven Defizite bei manifesten Demenzen schon *per definitionem* zwei oder mehr kognitive Domänen betreffen.

Besonders eingreifend ist für die Betroffenen die Furcht, ihre autobiografischen Erinnerungen zu verlieren. Typischerweise sind episodische Erinnerungen, selbst wenn sie wichtige Lebensereignisse betreffen, schon beim Übergang in die manifeste Demenz betroffen. Zu diesem Zeitpunkt ist das Wissen um äußere Lebensdaten oder andere semantische Erinnerungen noch weitgehend verfügbar. Letzteres wird typischerweise erst später im Verlauf manifester Demenzen eingeschränkt. Diese Veränderungen lassen sich unmittelbar für die klinische Diagnostik nutzen und werden deshalb in Kapitel 4 vertieft. Andere wichtige kognitive Veränderungen betreffen das Sprachvermögen. Auch diese Störungen setzen unmerklich ein und verlaufen schleichend progredient, da gerade die Sprache mit ihren zahlreichen Formen und Nuancen als komplexes kognitives System eine Fülle von Kompensationsmechanismen beinhaltet.

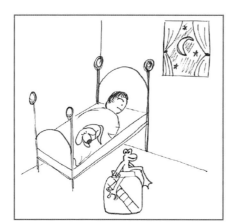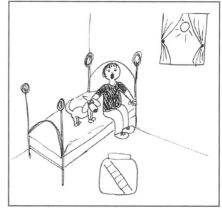

Abb. 3.5 Beschreibung einer einfachen Bilderfolge. **Gesunder Proband**: „… es ist nacht der kleine junge und der dackel sind zusammen ins bett gegangen und schlafen tief und friedlich und derweil geht der kleine frosch spazieren das heißt er ist schon mit einem bein aus dem glas ausgestiegen und hat sicher vor sich zu entfernen und oh schreck am nächsten morgen wacht der kleine junge auf und der frosch ist weg das glas ist leer nirgendwo zu sehen der junge und der dackel sind ganz entsetzt." **Patientin mit mittelgradiger AD**: „… ja und der frosch geht aus dem glas raus ne (--) und der hund [äh] sitzt [äh] geht ins bett zum junge ne erschrickt sich ne." (Zeichnung mit freundlicher Genehmigung von M. A. Britta Wendelstein, Heidelberg)

Veränderungen der Sprache bei LKB und Alzheimer-Demenz

Die Veränderungen sprachlicher Fähigkeiten setzen unmerklich, wahrscheinlich schon bei der LKB, ein und sind schon deshalb für den ungeübten Zuhörer selbst bei leichter Alzheimer Demenz kaum auffällig (vgl. Almor et al. 1999; Bickel et al. 2000). Da in frühen Erkrankungsstadien diese Veränderungen weitgehend kompensierbar bleiben, zeigen die Betroffenen typischerweise einen versierten Umgang mit kommunikativer Fertigware wie Floskeln oder anderem hoch überlerntem sprachlichen Material. Nichtsdestotrotz lassen sich bei komplexeren Aufgaben wie Textproduktion oder in neuropsychologischen Testungen eine ganze Reihe sprachlicher Veränderungen feststellen. Letztere betreffen die unterschiedlichsten Ebenen linguistischer Kompetenz von der Wortebene (Lexikon) über die Satzebene (Syntax) bis zur Textebene in Produktion und Rezeption. Dabei ist sowohl die mündliche Sprache betroffen wie auch Lese- und Schreibfähigkeiten:

- Lexikalische Störungen: Wortfindungsstörungen, Abnahme der Wortflüssigkeit und der lexikalischen Reichhaltigkeit
- Störungen im Bereich der Syntax: Herabgesetzte syntaktische Komplexität in Sprachproduktion, Schwierigkeiten beim Verstehen komplexer Sätze, Überproduktion von Pronomina
- Textproduktion und -verständnis: Der schnelle Austausch von Informationen wird erschwert, Mehrdeutigkeiten und bildhafte Sprache nur schwer verstanden.
- Phonematik und Prosodie: Aussprache und Sprachmelodie bleiben bis in die späten Phasen einer Alzheimer-Demenz weitgehend intakt.
- Klinisch führen diese Veränderungen zu einer detailarmen und inhaltsleeren Sprache – oft als *empty speech* (Abb. 3.5) bezeichnet –, aber auch zu den bekannten Wortfindungsstörungen.

Bei der LKB sind per definitionem (noch) keine erheblichen Beeinträchtigungen der Alltagsaktivitäten sowie der Selbstversorgung vorhanden.

Im anderen Fall wäre die diagnostische Schwelle zur Demenz bereits überschritten und auf syndromaler Ebene z. B. eine leichtgradige Demenz anzunehmen. Andererseits ist klinisch plausibel, dass die mit der LKB verbundenen Defizite nicht gänzlich folgenlos bleiben. Tatsächlich wiesen neuere Untersuchungen Schwierigkeiten insbesondere bei der Bewältigung komplexer, instrumenteller Aktivitäten des täglichen Lebens bei den Betroffenen nach (Perneczky et al. 2006; Jefferson et al. 2008; Kim et al. 2009). Das bloße Vorhandensein von Einschränkungen bei der Bewältigung bestimmter Alltagsaktivitäten kann daher nicht als striktes bzw. absolutes Kriterium bei der Abgrenzung einer LKB von einer leichtgradigen Demenz gelten. Vielmehr ist auch hier das Ausmaß der Beeinträchtigung im Kontext der früheren Fähigkeiten und Kompetenzen eines Individuums zu betrachten. Kim et al. (2009) verglichen bei 311 kognitiv unauffälligen älteren Personen und 255 Patienten mit LKB die Fähigkeit, instrumentellen Aktivitäten des täglichen Lebens (IADL) nachzugehen. Patienten mit

LKB waren in vier Alltagsaktivitäten eingeschränkt. Zu diesen zählten das Telefonieren, die Teilnahme am Straßenverkehr, die Regelung finanzieller Angelegenheiten und komplexe Haushaltsaktivitäten. Diese Befunde geben einen erneuten Hinweis auf die frühdiagnostische Validität insbesondere der „breiten" Form der LKB in Hinsicht auf das Vorliegen einer beginnenden Demenz.

> Tatsächlich sind es häufig gerade die in der Selbst- und Fremdbeobachtung (z. B. durch nahe Angehörige) auffällig gewordenen Unsicherheiten im Alltag, die die Betroffenen mit Sorge erfüllen und eine Konsultation in der ärztlichen Sprechstunde oder Beratung initiieren. Es empfiehlt sich daher gerade auch bei der ersten Untersuchung, diskrete Funktionseinbußen gezielt zu explorieren.

Die fraglichen Beeinträchtigungen der Alltagsaktivität sind jedoch so diskret ausgeprägt, dass herkömmliche klinische Instrumente zur Erfassung entsprechender Veränderungen bei Demenzkranken – da nicht ausreichend sensitiv – regelmäßig versagen (Jefferson et al. 2008). Im Kontext epidemiologischer Studien wurden daher in den letzten Jahren empfindlichere Untersuchungsinstrumentarien vorgeschlagen, die auch im klinischen Alltag oder Interview eingesetzt werden können, um das Vorhandensein und den Verlauf von Beeinträchtigungen der Alltagsaktivitäten standardisiert zu erfassen. Zu den bewährten Instrumenten zählt die *Alzheimer's Disease Cooperative Study Scale for ADL in MCI (ADCS-MCI-ADL)* (Galasko et al 2006). Diese Skala enthält einen Leitfaden zur systematischen Erfassung des Funktionsniveaus von instrumentellen Aktivitäten des täglichen Lebens (z. B. Haushaltstätigkeiten, Kontoführung, Auswahl der Kleidung etc.) und erreicht gute Sensitivitäts- und Spezifitätswerte (Perneczky et al. 2006).

3.2   Aspekte der Selbstwahrnehmung der Symptomatik

Lange Zeit galten Selbstwahrnehmungen kognitiver Veränderungen im Alter, zumal bei Personen mit LKB, als außerordentlich unsichere und durch subjektive Interpretationen verzerrte Angaben, denen nur ein geringer diagnostischer Wert zugestanden wurde. Betroffenen Personen wurde bisweilen sogar die Fähigkeit eines differenzierten Krankheitsgefühls gänzlich abgesprochen. Häufig wurden deshalb Beschwerden bagatellisiert oder als neurotische oder depressive Symptome interpretiert. In Übereinstimmung mit der klinischen Erfahrung bestätigten klinische Studien dagegen schon früh die Validität der Angaben der Betroffenen.

Subjektive Beschwerden

Im deutschsprachigen Raum wurde 1986 von Oswald und Fleischmann eine Selbstauskunftsliste entworfen. Neben vier Fragen, die direkt auf Gedächtnisstörungen abzielen, enthält das Selbstbeurteilungsinstrument Variablen, die Veränderungen des allgemeinen Leistungsniveaus bzw. der Stimmungs- und Antriebslage thematisieren. Es wird z. B. gefragt, ob **in letzter Zeit**

- der Kontakt zu Bekannten, Freunden und Verwandten eingeschränkt wurde;
- öfter Namen, Telefonnummern oder das Datum verwechselt werden;
- es schwerer fällt, sich auf eine Aufgabe zu konzentrieren;
- das Herz zu schaffen macht;
- das Interesse an vielen Dingen nachlässt.

Andere Vorschläge, wie das *Subjective Memory Complaints Questionnaire*, bewerten dagegen ausschließlich Beschwerden, die sich unmittelbar auf Gedächtnisdefizite beziehen (Youn et al. 2009). Die Reliabilität der Instrumente konnte mehrfach bestätigt werden, ein Befund, der die Dignität subjektiver Beschwerdeangaben fraglos unterstreicht.

Die Bedeutung subjektiver Beschwerden für die Prognose und ihre Zusammenhänge mit den tatsächlich testpsychologisch erhobenen neuropsychologischen Leistungen wurden von der australischen Arbeitsgruppe um Jorm (2001) prospektiv über einen Zeitraum von fast sieben Jahren untersucht. Zu Beginn der Erhebung waren die Probanden über 70 Jahre alt und lebten außerhalb von Pflegeeinrichtungen; von den ursprünglich rekrutierten 945 Teilnehmern konnten 425 nachuntersucht werden, wobei vollständige Daten lediglich von 331 Personen vorlagen. Die Untersuchung der subjektiven Beschwerden orientierte sich am gängigen klinischen Vorgehen. Im Einzelnen wurden vier Fragen an die Probanden gerichtet, die sich auf Schwierigkeiten bezogen, kurz zurückliegende Ereignisse, Orte, an denen Dinge verwahrt wurden, Unterhaltungen in den letzten Tagen bzw. Termine oder Verabredungen zu erinnern. Mit aufwendigen Strukturgleichungsmodellen konnte die Arbeitsgruppe ihre Ausgangshypothesen bestätigen (Abb. 3.6): Klagen über Gedächtniseinschränkungen spiegelten frühere Testleistungen wider und erwiesen sich gleichzeitig als prädiktiv für den Verlauf der kognitiven Leistungsfähigkeit. Andererseits waren sie mit ängstlichen und negativen Affekten zum Untersuchungszeitpunkt – nicht aber früheren oder späteren affektiven Auslenkungen – assoziiert. Allerdings waren diese Zusammenhänge statistisch schwach ausgeprägt, eine Feststellung, von der insbesondere die über einzelne Zeiträume hinausreichenden Betrachtungen betroffen waren.

Noch stärker an die klinische Praxis angelehnt wurde die Amsterdam-Studie durchgeführt: An die 3778 Teilnehmer (Altersbereich: 65 bis 84 Jahre) wurde die schlichte Frage gerichtet, ob sie aktuell eine Verschlechterung ihrer Gedächtnisleistungen bemerkten (Schmand et al. 1999). Nach einer Katamnesedauer von durchschnittlich 3,2 Jahren konnten 2169 Probanden nachuntersucht werden, von denen 77 eine Alzheimer-Demenz entwickelt hatten. Neben Klagen über subjektive Ge-

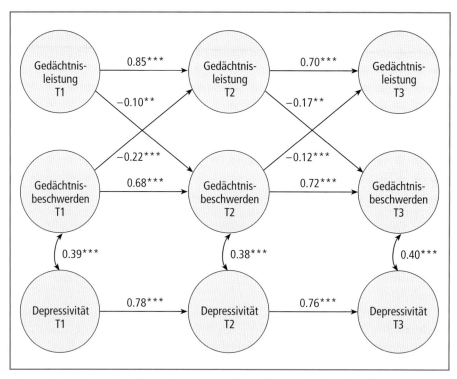

Abb. 3.6 Deklarative Gedächtnisleistungen, Klagen über Gedächtniseinbußen und Depressivität bei 331 über 70-Jährigen im Verlauf (10 bis 12 Jahre). Zwischen Gedächtnisdefiziten und entsprechenden Klagen ergab sich ein Wechselspiel, indem beide einander vorhersagten (diagonale Pfeile). Depressivität hatte dagegen keine prädiktive Bedeutung (vertikale Pfeile). In zeitlicher Hinsicht entwickelten sich die jeweiligen Auffälligkeiten stabil (horizontale Pfeile). Signifikante Pfadkoeffizienten im Modell: ** $p < 0.01$; *** $p < 0.001$ (mod. nach Jorm et al. 2001).

dächtniseinschränkungen wurden Lebensalter, Bildungsgrad und kognitive Leistungsdefizite als Risikofaktoren identifiziert. Die genannten Faktoren hatten demnach schon zu Beginn der Studie die Demenzentwicklung vorhergesagt. Wie in der bereits zitierten Untersuchung von Jorm et al. (2001), besaß Depressivität keinen prädiktiven Wert für die kognitive Leistungsfähigkeit. Allerdings waren subjektive Beschwerden nur bei initial noch unbeeinträchtigten Probanden, nicht aber bei den kognitiv bereits zu Beginn Eingeschränkten, für die Demenzentwicklung prädiktiv. Die Angaben aus dieser Gruppe dürften jedoch schon deshalb wenig zuverlässig gewesen sein, da sie ausschließlich Probanden mit MMSE-Scores von unter 23 einschloss und deshalb auch Patienten mit schon manifester Alzheimer-Demenz umfasst haben dürfte.

Offenbar können testpsychologisch unbeeinträchtigte Probanden ihre Gedächtnisleistungen durchaus zuverlässig einschätzen, wobei diese Fähigkeit im Zuge der Demenzentwicklung verloren geht. Experimentell wurden diese Zusammenhänge nicht nur bestätigt, sondern in Untersuchungen zur Selbsteinschätzung kognitiver Defizite – dem *Metamemory* – dahin gehend präzisiert, dass Patienten mit leichter Beeinträchtigung im Vergleich mit Gesunden ihr Erinnerungsvermögen überschätzen (Perrotin et al. 2007). Dieser Effekt war mit testpsychologisch nachweisbaren deklarativen Gedächtnisdefiziten assoziiert. Defizitäre Exekutivfunktionen, die per definitionem auch Aufgaben bei der Selbstwahrnehmung und -beurteilung erfüllen, beeinflussten diesen Zusammenhang nicht. In der klinischen Praxis könnte dieser Effekt dazu führen, dass Patienten mit LKB Lernprozesse aus dem subjektiven Gefühl heraus, das zu Lernende schon erfasst zu haben, verfrüht abbrechen. Die im Folgenden zitierten Untersuchungen der für Finanzgeschäfte aller Art wichtigen kognitiven Fähigkeiten erlauben ähnliche Schlüsse, auch wenn der relativ geringe Stichprobenumfang dieser Studien die Ergebnisse relativiert: Nach den von der Arbeitsgruppe um Marson (Okonkwo et al. 2008; Triebel et al. 2009) publizierten Ergebnissen überschätzen Patienten mit LKB nämlich gerade ihre Fähigkeit, einfache oder ihnen vertraute Transaktionen und Bankgeschäfte zu bewältigen, während sie angesichts komplexerer Abläufe übervorsichtig reagieren.

Überblicken Patienten mit LKB ihre finanziellen Angelegenheiten?

Die Fähigkeit von Patienten mit LKB, ihre finanziellen Angelegenheiten zu überblicken wurde von der Arbeitsgruppe um Marson in einer Serie von Studien untersucht. Dabei wurde ein standardisiertes Untersuchungsmanual eingesetzt, das neun wichtige Aspekte von Geld- und Bankgeschäften – angefangen bei der Unterscheidung verschiedener Münzen und Banknoten, über das Bezahlen von Einkäufen oder die Bedienung eines Geldautomaten, den Umgang mit dem Scheckbuch, das Lesen von Kontoauszügen, bis hin zur Planung von Geldanlagen – berücksichtigte. Für diese Bereiche wurden sowohl das semantische Wissen (etwa Definitionen für Scheck oder Kontoauszug) als auch pragmatische Leistungen (Kontrolle von Zahlungen oder Buchungen) abgefragt. In allen untersuchten Domänen waren Patienten mit LKB gegenüber Gesunden signifikant eingeschränkt; noch größere Unterschiede bestanden zwischen Patienten mit leichter Alzheimer-Demenz und den gesunden Probanden. Verlaufsuntersuchungen nach einem Jahr erbrachten eine Verschlechterung der Fähigkeiten bei Patienten, deren Symptomatik in eine manifeste Alzheimer-Demenz konvertierte, gegenüber denen mit stabiler Symptomatik. Interessanterweise waren pragmatische Leistungen noch vor dem dazugehörigen semantischen Wissen eingeschränkt, ein Befund, den die Arbeitsgruppe auf die damit verbundenen höheren Anforderungen an die Exekutivfunktionen zurückführte.

In einer anderen Studie untersuchte die Arbeitsgruppe die Selbstwahrnehmung der fraglichen Defizite durch die Betroffenen, aber auch ihre Angehörigen oder enge Vertraute. Letztere verbrachten wöchentlich im Durchschnitt etwa 65 Stunden mit den Patienten bzw. 61 Stunden mit den Kontrollprobanden. 74 Patienten mit LKB (MMSE 24–30) und 73 Gesunde wurden in die Untersuchung eingeschlossen. In einem ersten Schritt wurde die finanzielle Kompetenz wie in den Vorstudien anhand des von der Arbeitsgruppe entwickelten Untersuchungsmanuals erfasst. Die Testergebnisse wurden dann in beiden Untersuchungsgruppen sowohl mit selbst- als auch fremd-anamnestischen Angaben verglichen. Gegenüber den gesunden Probanden tendier-ten die Patienten dazu, ihre Fähigkeiten zu überschätzen, wenn eher alltägliche, aber nicht unbedingt einfache Aufgaben wie Umgang und Verbuchung von Rechnungen gefordert waren. Dieser Befund war bei schwerer Betroffenen besonders ausgeprägt, während Patienten mit depressiv gefärbter Stimmungslage ihre Fähigkeiten grund-sätzlich unterschätzten. Gleichzeitig näherten sich die Patienten ungewohnten Aufga-ben wie Geldanlagen verhaltener als die gesunden Probanden. Demgegenüber wurde die Kompetenz der Patienten von Angehörigen oder Vertrauenspersonen grundsätzlich überschätzt.

Nach diesen Ergebnissen können Patienten mit LKB ihre finanziellen Angelegenheiten nur begrenzt überblicken. Da die verbleibenden Fähigkeiten überschätzt werden, lau-fen die Betroffenen u.U. Gefahr in Bank- und Geldgeschäften übervorteilt zu werden. Diese Einschränkungen lassen sich vor allem von exekutiven Defiziten und weniger von Störungen des semantischen Gedächtnisses ableiten, ein Befund, der die Bedeu-tung einer breiten Definition der LKB neuerlich unterstreicht.

Diese Ergebnisse führen zu einer differenzierten Sicht subjektiver Beschwerden bei der LKB.

 Subjektive Beschwerden korrespondieren einerseits mit dem Ausmaß der neuropsychologi-schen Defizite und kündigen einen eher ungünstigen Verlauf an. Andererseits unterliegen sie selbst der Dynamik der Krankheitsentwicklung, indem ihre Validität offenbar mit zu-nehmenden Defiziten abnimmt.

Diese Veränderungen korrespondieren mit Ergebnissen aus Untersuchungen zur Selbstwahrnehmung von Gedächtnisleistungen. Subjektive Beschwerden sind aller-dings auch mit psychopathologischen Symptomen insbesondere depressiver Art as-soziiert. Eine Wechselwirkung zwischen subjektiven Beschwerden und Depressivität bei der LKB ist auch angesichts der Ergebnisse einer großen Erhebung, die im Rah-men des Kompetenznetzes Demenzen bei 3327 Patienten (Alter >75 Jahre) aus 138 bundesdeutschen Hausarztpraxen vorgenommen wurde, zu erwarten (Weyerer et al. 2008). Diese Erhebung kam zu dem Ergebnis, dass – neben Alter, Geschlecht, Begleit-erkrankungen, Rauchen und Abstinenz – auch die LKB das Risiko einer Depressivität erhöht. Allerdings wurde Depressivität – angesichts des Stichprobenumfangs ohne Wei-teres verständlich – lediglich auf einem Selbstbeurteilungsinstrument erfasst, ohne differenzialdiagnostisch abgeklärt zu werden. Die Ergebnisse lassen sich deshalb nicht eindeutig interpretieren, da einerseits die LKB bei bis zu 50 % der Betroffenen mit ei-ner erhöhten Depressivität einhergeht und andererseits depressive Vorerkrankungen die Entstehung einer LKB begünstigen können.

3.3 Psychopathologische Symptome

Die Prävalenz psychopathologischer Symptome bei der LKB wurde in mehreren Übersichtsarbeiten diskutiert, in denen allerdings meta-analytische Verfahren, d.h. eine statistische Zusammenfassung der in unterschiedlichen Studien angegebenen Daten, nicht zur Anwendung kamen. Die Ursache hierfür ist vor allem in methodischen Unterschieden zwischen den Studien zu suchen, die nicht nur unterschiedliche diagnostische Kriterien anlegten, sondern hinsichtlich Größe, Durchschnittsalter und Rekrutierungsmodus divergierende Stichproben untersuchten. Immerhin wurde in der Mehrzahl der Untersuchungen das *Neuropsychiatric Inventory* (NPI) (Cummings 1994) eingesetzt, auf dem Wahn, Halluzinationen, Erregung, Depressivität, Angst, Euphorie, Apathie, Enthemmung, Reizbarkeit und motorische Auffälligkeiten nach Häufigkeit und Schwere protokolliert werden. Das NPI stellt also auf Symptome ab, die typischerweise erst im Verlauf manifester Demenzen – und hier erst später bei mittleren Schweregraden – auftreten, und nimmt eine Differenzierung der für die LKB wichtigen Symptome nicht vor. Allerdings können in dieses Raster auch Befunde, die mit anderen psychometrischen Instrumenten erhoben wurden, integriert werden. Einen entsprechenden Ansatz verfolgten Apostolova und Cummings (2007), die insgesamt 21 Studien zusammenfassten (Abb. 3.7):

● Demnach sind depressive Verstimmungen bei der LKB weit häufiger als alle anderen psychopathologischen Symptome. Ihr Vorliegen wurde in 15 Studien bestätigt, wobei die Prävalenzangaben oftmals Werte von 30% überschritten. In allen Studien wurden Depressivität, Apathie oder Angst unter die vier häufigsten Symptome subsumiert.

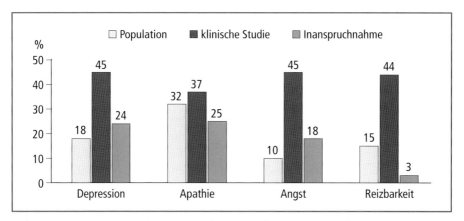

Abb. 3.7 Depression, Apathie, Angst und Reizbarkeit als die vier häufigsten psychopathologischen Symptome der LKB. Ergebnisse aus populationbasierten, klinischen (zur Medikamentenerprobung) und Inanspruchnahme-Stichproben im Vergleich; Dokumentation der Befunde jeweils auf dem Neuropsychiatric Inventory (Daten nach Apostolova u. Cummings 2007).

- Wahnbildungen und Halluzinationen wurden wie Desinhibition, Euphorie oder motorische Unruhe nur selten beobachtet, während Agitation und Irritabilität in sieben bzw. vier Studien beschrieben wurden.

Allerdings streuten die Prävalenzangaben der analysierten Studien über weite Bereiche. In methodischer Hinsicht stellten die Autoren deshalb die Vergleichbarkeit der Studien infrage, zumal die entsprechenden Werte aus bevölkerungsbasierten Studien unter denen der meist aus Gedächtnisambulanzen rekrutierten klinischen Populationen lagen. Tatsächlich lassen sich derartige Unterschiede in zahlreichen Erhebungen nachweisen und allgemein damit begründen, dass eine Symptomatik in Schweregrad und Dauer ein gewisses Maß überschritten haben muss, bevor sie die Betreffenden zur Konsultation, in diesem Falle sogar einer spezialisierten Gedächtnisambulanz, motiviert. Demgegenüber werden Teilnehmer und damit potenziell von einer kognitiven Beeinträchtigung Betroffene in populationsbasierten Studien „zufällig" rekrutiert.

Ähnliche Ergebnisse über die Häufigkeit psychopathologischer Symptome bei der LKB wurden von Monastero et al. (2009) mitgeteilt. Insgesamt identifizierte die Arbeitsgruppe 27 größere Studien. Psychopathologische Symptome wurden bei 59 % der Patienten in klinischen Inanspruchnahmepopulationen bzw. bei 43 % der Probanden populationsbezogener Stichproben nachgewiesen. Differenziert entlang der im NPI angegebenen Symptomdimensionen waren Depressivität gefolgt von Apathie und Ängstlichkeit am häufigsten, während Wahnbildungen und Wahrnehmungsstörungen, Euphorie, Disinhibition und psychomotorische Veränderungen erheblich seltener waren. Wie schon bei Apostolova und Cummings nahmen Agitation und Irritabilität eine Mittelstellung ein: Von diesen Symptomen waren in populationsbasierten Stichproben noch bis zu 30 % der Patienten mit LKB betroffen.

Die in den zitierten Studien beschriebene Symptomatik wird in ähnlicher Form, wenngleich in stärkerer Ausprägung, auch bei manifester Alzheimer-Demenz beobachtet. Eine größere Untersuchung in bundesdeutschen Pflegeheimen (Seidl et al. 2007b) wies bei Bewohnern mit LKB Depressivität, Unruhe und Reizbarkeit als die häufigsten psychopathologischen Symptome nach. Während Depressivität und Unruhe auch bei Bewohnern mit beginnender bzw. mittelgradiger Demenz die häufigsten Symptome bildeten, rückte hier Apathie an die dritte Stelle. Überhaupt waren von psychopathologischen Symptomen, je nach Schweregrad, zwischen knapp 60 % bis über 95 % der Untersuchten betroffen (Abb. 3.8). Ihre Ausprägung nahm mit dem Schweregrad der kognitiven Defizite zu (Abb. 3.9), ferner traten gegenüber den Anfangsstadien bei mittelgradigen und schweren Demenzen vermehrt Wahnbildungen, Halluzinationen und Erregungszustände auf.

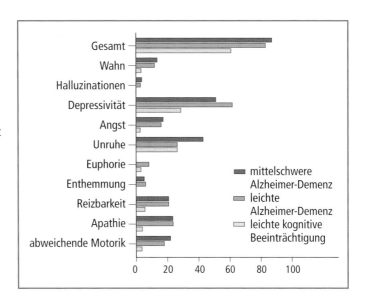

Abb. 3.8 Psychopathologische Symptome (protokolliert auf dem *Neuropsychiatric Inventory*; Mehrfachnennungen möglich) bei Heimbewohnern mit LKB, leichter und mittelschwerer Alzheimer-Demenz (Daten nach Seidl et al. 2007b).

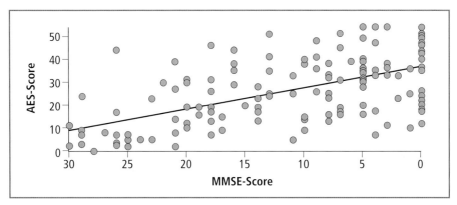

Abb. 3.9 Apathie (Apathy Evaluation Scale – Deutsche Fassung) und kognitive Defizite (MMSE) (r = 0.38; p < 0.005) (Daten nach Seidl et al. 2007b).

! Art und Ausprägung psychopathologischer Symptome – selbst wenn sie wie Depressivität, Ängstlichkeit oder Apathie schon in den Anfangsstadien der Alzheimer-Demenz durchaus häufig sind – bilden deshalb auch Marker für den Schweregrad der Erkrankung. Schon deshalb erscheint es plausibel, dass diese Symptome bei der LKB prognostisch zu einem erhöhten Konversionsrisiko führen (Neumann et al. 2001; Teng et al. 2007; Edwards et al. 2009).

Die klinische Bedeutung depressiver Symptome

Eine differenzierte Analyse depressiver Symptome im Verlauf der LKB wurde von Houde et al. (2008) vorgelegt. Die Autoren begleiteten 60 Patienten mit eng definierter, amnestischer MCI über mehr als vier Jahre. Knapp die Hälfte der Studienteilnehmer war bei Studienbeginn durch eine zusätzliche depressive Symptomatik beeinträchtigt, die bei vier Patienten die Qualität und Intensität einer depressiven Episode erreichte. 36 Patienten entwickelten im Beobachtungszeitraum eine manifeste Alzheimer-Demenz. Gegenüber den Patienten mit stabiler Symptomatik war diese Gruppe durch eine höhere Chronizität und melancholische Färbung der depressiven Symptome ausgewiesen; ein analoger Befund war im Kern bereits von Teng und Mitarbeiter (2007) mitgeteilt worden. Hypothetisch kann diese prognostische Bedeutung der Depressivität für den Verlauf der LKB zwei Mechanismen entsprechen: Einerseits könnte Depressivität als bloßes Epiphänomen prognostisch ungünstige Verlaufsformen der LKB charakterisieren, andererseits jedoch auch unmittelbar an der Pathogenese der LKB beteiligt sein. Für die letztgenannte Hypothese spricht die mit 38 % hohe Prävalenz der LKB, die von Bhalla et al. (2009) in einer Stichprobe von 109 Patienten mit Spätdepressionen noch nach Remission der depressiven Symptomatik ermittelt wurde.

Weitergehend wurden depressive Störungen als solche von einem internationalen Konsortium um Green (2003) als Risikofaktoren demenzieller Erkrankungen identifiziert, wobei dieser Effekt für depressive Ersterkrankungen, die in das letzte Jahr vor Manifestation der Demenz fielen, am stärksten ausgeprägt war. Allerdings blieb in dieser großen Studie, die Untersuchungsbefunde von mehr als 4000 Probanden überblickte, die LKB als Vorstufe der Demenz unberücksichtigt. Damit konnte die Alternativhypothese, nach der Depressivität lediglich als Begleitsymptom einer LKB prädiktiv für die Manifestation einer Demenz, nicht jedoch ein kausaler Faktor für diese war, nicht falsifiziert werden.

Vergleichende Untersuchungen neurobiologischer Veränderungen bei Patienten mit LKB, beginnender Alzheimer-Demenz oder Spätdepressionen und gesunden Probanden entwerfen ein ähnliches Bild: So wurden atrophische Veränderungen des Hippocampus bei denjenigen Patienten mit Spätdepressionen beobachtet, die gleichzeitig kognitiv eingeschränkt waren (Pantel u. Schröder 2006). Allerdings erreichten die fraglichen Befunde keinesfalls das Ausmaß, dass typischerweise bei LKB entsprechend gängiger Diagnosekriterien oder gar manifester Alzheimer-Demenz nachgewiesen wurde. Liquormarker, wie erhöhte Spiegel des τ-Proteins, waren dagegen bei depressiven Erkrankungen nicht auffällig verändert. Entsprechende Untersuchungen von Patienten mit Spätdepressionen stehen jedoch noch aus (Schönknecht et al. 2003, 2007).

Zwischen Depressivität und LKB mit Entwicklung einer manifesten Alzheimer-Demenz besteht demnach ein grundsätzlicher, jedoch kein zwangsläufiger Zusammenhang. Einerseits könnten depressive Erkrankungen, insbesondere wenn sie im höheren Lebensalter erstmals auftreten, das Risiko persistierender kognitiver Defizite bis hin zur Demenz erhöhen. Andererseits könnte dieser Zusammenhang durch die bei LKB und Alzheimer-Demenz als Begleitsymptom häufige Depressivität lediglich suggeriert werden. Die Befundlage erlaubt keine eindeutige Festlegung; immerhin wäre es ebenso möglich, dass beide klinischen Syndrome nur mittelbar miteinander verbunden sind, indem ihnen ein pathogenetisch wirksamer Faktor gemeinsam ist. Tatsächlich identifizierten Wilson et al. (2007c) eine Akzentuierung neurotischer Persönlichkeitsmerkmale als Risikofaktor der LKB, die gleichzeitig zu einer erhöhten Vulnerabilität gegenüber Distress führen. Nach der Glukokortikoid-Kaskaden-Hypothese soll hieraus eine chronische Hypercortisolämie folgen. Die daraus resultierende Schädigung hippokampaler Neurone und konsekutive Entkoppelung der inhibitorischen Wirkung hippokampaler Efferenzen auf das Hypothalamus-Hypophysen-Nebennierenrinden-System kann wiederum eine Aufrechterhaltung und Verstärkung der Hypercortisolämie und damit weitere Schäden des Hippokampus mit entsprechenden Beeinträchtigungen der neuropsychologischen Leistungsfähigkeit zur Folge haben (Pantel u. Schröder 2006). Allerdings lassen sich gerade bei diesen Zusammenhängen unspezifische Einflüsse kaum ausschließen, sind doch introvertierte Persönlichkeitszüge mit zahlreichen Faktoren assoziiert, die, ähnlich wie eine überdauernde Depressivität oder ein eher passiver, anregungsarmer Lebensstil, den Verlauf der LKB ungünstig beeinflussen können.

! Aus klinischer Sicht sollten Patienten mit LKB deshalb gezielt auf mögliche psychopathologische Symptome – insbesondere depressiver Art – exploriert werden.

Umgekehrt wirft Depressivität im Alter stets die Frage nach dem Vorliegen möglicher kognitiver Defizite auf. Diese Forderung gilt in besonderem Maße für Verläufe, in denen es erstmals im fortgeschrittenen Lebensalter zu einer depressiven Symptomatik kam; darüber hinaus sollte auch dann eine beginnende bzw. präklinische Demenzerkrankung erwogen werden, wenn die depressive Symptomatik eines älteren Patienten weniger typisch erscheint oder sich der Behandlungsverlauf schwierig gestaltet. Bei älteren Patienten mit schizophrenen Psychosen dürften kognitive Defizite noch verbreiteter sein. So erreichen ältere chronisch schizophren erkrankte Heimbewohner in gängigen Testungen der kognitiven Umstellungsfähigkeit, des deklarativen und des autobiografischen Gedächtnisses Werte, wie sie oft bei Patienten mit LKB erhoben werden (Seidl et al. 2009). Wechselwirkungen zwischen der LKB und psychiatrischen Grund- oder Begleiterkrankungen können demnach das klinische Bild nachhaltig aggravieren.

4 Diagnostik

Die LKB ist eine klinische Diagnose, die am Ende eines längeren Untersuchungsablaufs steht. Grundlage sind eine ausführliche Exploration und klinische Untersuchung; nur so können wichtige anamnestische Angaben bzw. Befunde verlässlich erhoben werden. Die Untersuchungssituation wird von vielen Patienten als belastend erlebt, da bei allen potenziell Betroffenen die verstehbare Furcht mitschwingt, am Beginn einer manifesten Demenzerkrankung mit all ihren Konsequenzen zu stehen. Es versteht sich von selbst, dass der Arzt diese Ängste seiner Patienten erkennen und wenn möglich zerstreuen oder relativieren wird. Dies ist umso wichtiger, als dass negative Erwartungen die Untersuchungergebnisse – selbst die standardisierter neuropsychologischer Testungen – ungünstig beeinflussen.

Die Reichweite einer derartigen Selffulfilling Prophecy wurde jüngst in der Studie einer amerikanischen Arbeitsgruppe um Levy (2009) beschrieben, die die Wirkungen positiver und negativer Altersstereotypien auf deklarative Gedächtnis- und motorische neuropsychologische Leistungen bei 114 älteren Probanden (Durchschnittsalter: $74{,}6 \pm 7{,}3$ Jahre) verglichen. Die Teilnehmer wurden in vier gleichgroße Gruppen randomisiert und zu Beginn des Experiments mit positiven bzw. negativen Altersstereotypien, die sich auf die mnestische oder motorische Leistungsfähigkeit bezogen, konfrontiert. Hierzu wurden den Versuchspersonen Worte entsprechenden Inhalts auf einem Computerbildschirm noch unterhalb der Wahrnehmungsschwelle dargeboten. Anschließend war zunächst die Gedächtnis- dann die motorische Aufgabe zu bewältigen. Positive Stereotypien waren mit höheren Leistungen assoziiert; dieser Effekt war dann am ausgeprägtesten, wenn die Stereotypien die jeweils geforderte Leistung unmittelbar ansprachen (Abb. 4.1). Dieser „matching effect" war für die positiven Stereotypien stärker ausgeprägt, wie die geringere Variabilität zwischen den negativen Stereotypien gegenüber den positiven zeigte. Hieraus folgerten die Autoren, dass negativen Stereotypien eine größere Reichweite zuzuschreiben sei. Diese Ergebnisse sind ohne Weiteres auf den Alltag übertragbar, da hier wie dort Altersstereotypien nicht explizit geäußert, sondern „nur" implizit vermittelt werden. Oder, auf die klinische Situation bezogen: Erwartungen (oder Befürchtungen) der Patienten können demnach ihre Leistungen in neuropsychologischen Testungen erheblich beeinflussen; eine Feststellung, die bei der Gestaltung der klinischen Untersuchungssituation berücksichtigt werden sollte.

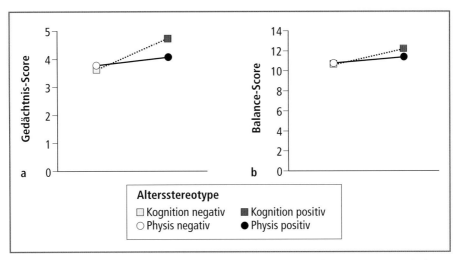

Abb. 4.1 Wirkungen positiver und negativer Altersstereotypien auf (**a**) deklarative Gedächtnisleistungen und (**b**) motorische neuropsychologische Leistungen (mod. nach Levy et al. 2009).

Nur die frühzeitige und gründliche Abklärung kann den Betroffenen eine recht-
zeitige Behandlung unter Integration aller verfügbaren Mittel gewährleisten. Früherkennung und Diagnostik haben schon deshalb eine therapeutische Dimension.
Darüber hinaus erleichtern sie den Patienten vielfach die Auseinandersetzung mit
ihrer drohenden Demenzerkrankung, indem kognitive und psychische Symptome,
die naturgemäß schwer fassbar sind, quasi „dingfest" gemacht werden. Ein häufiger
Einwand hebt darauf ab, dass mit der Diagnose der LKB lediglich eine nicht kurativ
behandelbare Demenz zu einem früheren Zeitpunkt erkannt wird, sodass die Betroffenen lediglich früher mit der ernsten Prognose ihrer Erkrankung konfrontiert würden. Diese Position übersieht, dass es die Patienten selbst sind, die wegen ersten, oft
zunehmenden Beschwerden eine Gedächtnisambulanz aufsuchen. Vielfach bestehen
Defizite bereits über einen längeren Zeitraum; ihre Abklärung ist schon deshalb der
ausdrückliche Wunsch der Betroffenen.

Dennoch konnte die Forderung, dass jedem Betroffenen eine frühzeitige und
gründliche Abklärung einer möglichen kognitiven Beeinträchtigung oder Demenzerkrankung zusteht, bisher nur bedingt umgesetzt werden. Dabei bleiben die entstehenden Kosten vergleichsweise überschaubar, zumal sie bei der Mehrzahl der Betroffenen nur einmalig entstehen.

 Früherkennung und Differenzialdiagnostik werden zwar durch apparative Untersuchungen
erheblich vereinfacht, sind jedoch ohne eine ausführliche Exploration, klinische Untersuchung und neuropsychologische Testung nicht möglich. Demenzdiagnostik erfordert
deshalb einen ausreichenden klinischen Erfahrungsschatz und sollte selbstverständlich die
Beratung der Betroffenen und ihrer Angehörigen einschließen. Empfehlenswert ist auch
die Anbindung an Selbsthilfe- und/oder Trainingsgruppen.

Schon manifeste Demenzen haben keine einheitliche Ursache, sondern können durch eine Vielzahl das Gehirn unmittelbar bzw. mittelbar betreffender Krankheitsprozesse verursacht werden. Nach pathoanatomischen Studien sind sicher zwei Drittel aller Demenzerkrankungen auf die Alzheimer-Demenz zu beziehen. Etwa 15 % entfallen jeweils auf vaskuläre Demenzen bzw. Mischformen, in denen sich die beiden häufigsten Demenzformen überlagern. Allerdings ist die nosologische Stellung dieser Mischformen – eigenständige Entität oder zufällige Koinzidenz zweier für sich genommen selbst häufiger Erkrankungen – noch weitgehend ungeklärt. Andere häufigere Demenzformen sind die frontotemporalen Degenerationen bzw. Demenzen bei Parkinson-Syndrom oder mit Lewy-Körperchen. Demnach können Demenzen wie die Alzheimer-Demenz primär durch neurodegenerative Prozesse entstehen oder aber erst sekundär, wie vaskuläre Demenzen als Folge anderer, das Gehirn mittelbar betreffender Erkrankungen. Diese Angaben lassen sich durchaus auch auf die LKB und leichte kognitive Störung übertragen. Nach den bereits zitierten epidemiologischen Ergebnissen ist bei etwa drei Viertel der Patienten eine LKB anzunehmen, während bei etwa einem Viertel anamnestische Angaben oder Untersuchungsbefunde auf eine leichte kognitive Störung nach ICD-10 (vgl. Abb. 1.2) hindeuten. Damit sind bei einem fassbaren Anteil der sich in einer typischen Gedächtnissprechstunde vorstellenden Patienten schwere körperliche Erkrankungen zu erwarten.

! Das Spektrum der zu beachtenden Differenzialdiagnosen macht eine intensive interdisziplinäre Kooperation erforderlich: Innere Medizin und Radiologie seien hier stellvertretend als wichtige Ansprechpartner genannt. Grundlage des sich daraus ergebenden mehrstufigen Vorgehens ist eine ausführliche Exploration und klinische Untersuchung; nur so können wichtige anamnestische Angaben bzw. Befunde verlässlich erhoben werden. Gleichzeitig birgt die Exploration auch eine Reihe spezifisch geriatrischer Befunde, die über die Abklärung der kognitiven und psychopathologischen Symptome hinaus den Zugang zum Patienten vertiefen können.

4.1 Exploration und klinische Untersuchung

Die Begegnung mit dem Patienten, insbesondere anlässlich der Erstuntersuchung, ist nicht nur für seine ärztliche Führung entscheidend, sondern kann wichtige Hinweise für die klinische Diagnostik und Differenzialdiagnose liefern. Schon die Anamnese erlaubt eine Einschätzung von *kognitiver Reserve* und *Resilienz*, d. h. zweier zentraler Paradigmata der Altersentwicklung in Gerontologie und Gerontopsychiatrie (Willis, Schaie u. Martin 2009; Greve u. Staudinger 2006). Zwei Fallbeispiele (Schröder et al., in Druck) mögen dies verdeutlichen:

Herr G.

Herr G. aus L., promovierter Germanist, geboren 1929, berichtete, dass er nach Abwicklung seines Institutes im Zuge der Wiedervereinigung eine depressive Symptomatik entwickelt habe. Die Schwere der Symptome machte eine nervenärztliche Therapie notwendig; überwunden habe er die Erkrankung aber erst, nachdem er auf Initiative guter Freunde und alter Bekannter einen eigenen Schulbuchverlag eröffnet habe, der bis heute Schulen und Schüler seines Bundeslandes beliefert. Bei seiner Erstuntersuchung bestand eine LKB; im Verlauf von fünf Jahren stabilisierte sich seine kognitive Leistungsfähigkeit in erfreulicher Weise; eine Alzheimer-Demenz entstand nicht. Im Zuge der Begegnung schilderte Herr G. seinen Werdegang mit Aufbau „seines" Institutes in der damaligen DDR und dessen Schließung nach der Wiedervereinigung. Schon bei seiner Promotion hatte er eine Reihe von Widerständen der in Ostberlin ansässigen Professoren zu überwinden. Schließlich habe er sich jedoch durchgesetzt; Wiedervereinigung und Abwicklung trafen ihn in einer Phase, da er sein Lebenswerk abgeschlossen glaubte. Schon als Heranwachsender habe er besondere Herausforderungen und Belastungen überwinden müssen. Der Vater sei in Russland gefallen, kurz bevor er eingezogen wurde, sei das Haus der Familie bei einem der ersten Luftangriffe abgebrannt. Praktisch mit nichts habe die Mutter ihn und seine beiden jüngeren Geschwister durchgebracht; in der DDR sei sein Werdegang durch seine kirchliche Orientierung erschwert worden.

Herr L.

Der weit über unser Land hinaus bekannte, um 1910 geborene Philanthrop Herr L. berichtet über Störungen der Merk- und Umstellungsfähigkeit. Dabei habe ihn sein gutes Gedächtnis nie verlassen. Die äußeren Daten von Ereignissen und Begebenheiten seien ihm ebenso wie Lieder aus der Naturfreunde- und Arbeiterbewegung der frühen 1920er Jahre („Einig schreiten wir voran") geläufig, Details und die Erinnerung an einzelne – sogar prägende – Lebenserinnerungen bereiteten allerdings Schwierigkeiten. Der Patient bestand auf einer genauen Aufklärung über Art und Verlauf der zunächst nur klinisch vermuteten Alzheimer-Demenz und wünschte eine umfassende Abklärung unter Einsatz der verfügbaren und sinnvollen technischen Untersuchungen. Dieser Wunsch war vor dem Hintergrund seines Lebensganges, der nicht nur durch seinen beruflichen Erfolg, sondern vor allem durch sein philanthropisches Engagement, von einer besonderen Autonomie bestimmt war, verständlich. Die Symptomatik verschlechterte sich zusehends; etwa 2 Jahre nach der Erstuntersuchung war eine manifeste Alzheimer-Demenz entstanden. Weitere 7 Jahre später starb der bis zuletzt mit seiner Frau zu Hause Lebende friedlich.

Die Kasuistiken unterstreichen die Vielfalt der die Altersentwicklung prägenden Einflussfaktoren, seien sie früh in der Entwicklung gegeben oder im Laufe des Lebens erworben. Die Altersentwicklung scheint diese Faktoren offenzulegen, eine Feststellung, die zumindest vorläufig in besonderem Maße auf Patienten mit LKB oder beginnender Alzheimer-Demenz zutrifft. Die Konzepte der „kognitiven Reserve" und der „Resilienz" haben sich im klinischen Alltag bewährt, um wenigstens die wichtigsten prämorbiden Einflüsse begrifflich zu fassen und therapeutisch zu berücksichtigen.

Dass eine *kognitive Reserve* (vgl. Kap. 2.4) die Folgen zerebraler Veränderungen im Allgemeinen und erster atrophischer Veränderungen bei der LKB im Speziellen modifizieren und in Grenzen auch kompensieren kann, wurde schon lange aus klinischen Kasuistiken abgeleitet. Systematische Untersuchungen bestätigten, dass sich das Demenzrisiko bei gegebenem Lebensalter mit höherer Schulbildung reduziert (Stern 2002; Whalley et al. 2004), bzw. dass bei vergleichbarem Schweregrad die tatsächlich mit bildgebenden Verfahren – wie der Positronen-Emissions-Tomografie (PET) – quantifizierten atrophischen Hirnveränderungen bei Patienten mit höherer Schulbildung stärker ausgeprägt sind (Alexander et al. 1997). Aber auch ein hohes – lebenslanges – Aktivitätsniveau beeinflusst das Alzheimer-Demenz-Risiko günstig, indem körperlich und/oder geistig aktive Menschen zu einem geringeren Teil oder einem späteren Zeitpunkt in ihrem Leben betroffen sind (Whalley et al. 2004).

Resilienz beschreibt die psychische Belastbarkeit oder Widerstandsfähigkeit, aus der heraus eingreifende Lebensereignisse besser bewältigt werden können. Eine hohe Resilienz erleichtert auch die Auseinandersetzung mit einer demenziellen Erkrankung. Kognitive Reserve und Resilienz eines Patienten sollten bei jeder gerontopsychiatrischen Untersuchung berücksichtigt werden. Erstere beeinflusst schon die Explorationsbefunde, wie die Ergebnisse der neuropsychologischen Testungen; letztere Krankheitskonzepte und subjektiv empfundene Krankheitsfolgen. Obwohl in zahlreichen Studien belegt, lassen sich weder kognitive Reserve noch Resilienz über einzelne Merkmale zuverlässig fassen, sodass hier Erfahrung und klinischer Blick gefordert sind.

Eine Exploration biografischer Eckdaten und des Werdeganges der Patienten ist deshalb unumgänglich. Die Exploration schließt biografische Erinnerungen ein, dabei kann schon die Art ihrer Darstellung wichtige Hinweise auf Störungen des autobiografischen Gedächtnisses liefern.

Das *autobiografische Gedächtnis* nimmt innerhalb der Gedächtnissysteme eine Sonderstellung ein, da es wahrscheinlich ausschließlich beim Menschen anzutreffen ist und sich erst relativ spät, ab dem dritten Lebensjahr, als letztes Gedächtnissystem entwickelt (Markowitsch 2009). Aus evolutionärer Perspektive betrachtet birgt das autobiografische Gedächtnis den Vorteil „sich bewusst und reflexiv zu dem zu verhalten, was einem widerfahren ist und wie man darauf reagiert hat" (Markowitsch u. Welzer 2005, S. 11). Es ermöglicht lebendige Erinnerungen – *mentale Zeitreisen* – durch die eigene Vergangenheit und erlaubt so, Selbsterfahrenes, wie wichtige Lebensereignisse, immer wieder zu durchleben. Mentale Zeitreisen sind durch ein besonderes Bewusstsein – *Autonoesis* oder *autonoetisches Bewusstsein* – ausgezeichnet; autonoetische Erinnerungen versetzen uns subjektiv in die Zeit zurück, in der sie geschehen sind. Autonoetische Erinnerungen können sowohl willkürlich abgerufen werden oder

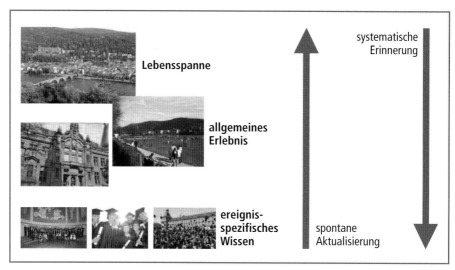

Abb. 4.2 Instanzen des autobiografischen Gedächtnisses (aus: Herold u. Schröder 2009).

sich durch Wahrnehmung von Triggerreizen spontan *aktualisieren* (Abb. 4.2). Das autobiografische Gedächtnis gewährleistet mit einer aktiven Rückschau, wie einer passiven Rückbesinnung in die Vergangenheit, die Kontinuität der eigenen Existenz über Zeit und Raum hinweg und ist deshalb konstitutiv für die Entwicklung des Selbst, des emotionalen Erlebens sowie für die Kohärenz und Stabilität der eigenen Identität.

Grundsätzlich werden semantische und episodische Erinnerungen differenziert. Erstere umfassen vorwiegend die äußeren Lebensdaten, Namen von Angehörigen, Schulen, Freunden, Kindern, die im Zeitgitter mit anderen äußeren Ereignissen erinnerbar sind, während die episodischen Anteile die eigentlichen Erinnerungen – gekennzeichnet durch Lebendigkeit und Detailreichtum – bilden. Ein Beispiel soll diese Unterscheidung illustrieren:

Fallbeispiel

Ein 72-jähriger Gesunder berichtete: „Damals, ich war so etwa neun Jahre alt, bin ich beim Fahrradfahren schwer gestürzt. Ich bin mit zwei Freunden auf der Strecke von Wilhelmsfeld nach Schriesheim den Berg herabgerast. Ich weiß das noch genau, die Sonne schien, es war ein warmer Frühlingstag. Plötzlich lag hinter der einen spitzen Kurve ein Stein auf der Fahrbahn. Ich war so schnell, dass ich nicht bremsen oder ausweichen konnte, und bin mit dem Vorderrad hängen geblieben und über den Lenker ‚gesegelt'. Auf dem Asphalt habe ich mir eine Platzwunde über dem rechten Auge zugezogen. Meine Kameraden haben mich nach Hause begleitet und ich hatte Angst, dass die Mutter schimpfen würde. Sie hat sich dann

> aber furchtbare Sorgen gemacht, weil alles voller Blut war und sie gedacht hat, ich hätte das Auge verloren. Sie hat die Wunde dann mit Jod gereinigt, das hat furchtbar gebrannt, aber ich habe nicht geweint."

Trotz der zwischen dem Ereignis und dem Bericht liegenden 63 Jahre bleibt die Erzählung bemerkenswert frisch und lebendig. Sie ist fest im Zeitgitter verordnet und enthält neben zahlreichen Details auch Angaben zur eigenen Befindlichkeit. Völlig anders das Bild, das sich aus folgendem Beispiel ergibt:

Fallbeispiel

Ein 85-Jähriger mit beginnender Alzheimer-Demenz berichtete: „Ich komme aus Konstanz am Bodensee und habe die Schule am Stephansplatz besucht. Wir haben als Kinder immer Fußball auf dem Hof gespielt, da haben wir uns aus Stangen ein Tor gebaut. Der Ball war da auch kein richtiger Ball, das gab es damals nicht, und ein Netz für das Tor hatten wir auch nicht." Im Fortgang der Exploration konnte der Patient zwar weitere Details aus Kindheit und Schulzeit nicht jedoch ein Ereignis beschreiben.

Dass diese Verarmung und Reduktion des autobiografischen Gedächtnisses auf ein dürres Faktengerüst schon bei beginnender Alzheimer-Demenz, z.T. auch LKB einsetzt, wurde jüngst von Seidl et al. (2009a) beschrieben (Abb. 4.3). Demnach ist der Detailreichtum bereits bei LKB reduziert, obgleich die Betroffenen noch Erinnerungen berichten können. Spätestens bei leichter bis mittelgradiger Alzheimer-

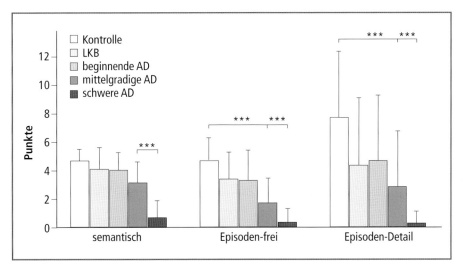

Abb. 4.3 Differenzierte Darstellung der BAGI-Scores (Mittelwerte mit Standardabweichungen) für das autobiografische Wissen über die Schulzeit bei Heimbewohnern mit LKB und manifester Alzheimer-Demenz sowie gesunden Probanden (mod. nach Seidl et al. 2009b).

Demenz ist dies nur mehr in rudimentärer Form möglich, obwohl die semantischen Wissensbestände noch größtenteils verfügbar bleiben. Entscheidend ist demnach die Dissoziation zwischen schon früh betroffenen episodischen und lange erhaltenen semantischen Erinnerungen, die schon klinisch explorierbar ist.

Ein ausführlicher psychopathologischer Befund ist schon angesichts der in Kapitel 3 dargestellten hohen Prävalenz psychischer Symptome, aber auch zur Verlaufsdokumentation geradezu unverzichtbar. Besondere Bedeutung hat die Beurteilung von Stimmung und Affekt, Denken, Wahrnehmung und Antrieb. Entsprechendes gilt für die körperliche Untersuchung, einschließlich des neurologischen Status. Unabhängig von den klassischen klinischen Syndromen sind hier immer wieder diskrete Störungen der koordinativen Motorik oder komplexerer sensorischer Leistungen auffällig, wie sie auch bei der manifesten Alzheimer-Demenz oder anderen schweren psychiatrischen Erkrankungen als neurologische soft signs auftreten (Seidl et al. 2009).

 Im Rahmen der körperlichen Untersuchung sollte – sofern nicht vorliegend – ein Routinelabor abgenommen werden. Neben Blutbild, Elektrolyten, Leber- und Nierenfunktionswerten, Lipiden, Blutzucker, Entzündungs- und Schilddrüsenparametern sowie neuroprotektiven Vitaminen ist zumindest in Verdachtsfällen auch eine Lues-Serologie bzw. HIV-Diagnostik indiziert.

4.2 Neuropsychologische Diagnostik

Eine standardisierte Einschätzung des klinischen Schweregrades mit Fremdbeurteilungsskalen ist für die Bewertung des Zustandsbildes und zur Verlaufsbeurteilung unverzichtbar. Anders können sich mit dem Patienten nicht vertraute Kollegen kaum ein Bild der Symptomatik machen, wie es für die Indikationsstellung zahlreicher Therapien oder auch für eine Übernahme der Behandlung erforderlich ist. Diese Beurteilungen sollten in regelmäßigen Abständen von etwa sechs bis zwölf Monaten wiederholt werden, da sich nur so der Verlauf nicht zuletzt zur Beurteilung der Therapie ausreichend zuverlässig beschreiben lässt. Darüber hinaus können ungewöhnlich rasche Verschlechterungen auf zusätzliche körperliche Erkrankungen hindeuten, die andernfalls unentdeckt blieben.

MMSE, GDS und CDR
International gebräuchlich sind drei Skalen (Tab. 4.1): die Mini Mental State Examination (MMSE; Folstein et al. 1975), die Global Deterioration Scale (GDS; Reisberg et al. 1982) sowie das Clinical Dementia Rating (CDR; Morris 1993). Mit dem MMSE werden die wesentlichen kognitiven Defizite abgedeckt, weltweit ist er der-

Tab. 4.1 Vergleich von Mini Mental State Examination, Global Deterioration Scale sowie Clinical Dementia Rating.

	Mini Mental State Examination (MMSE)	Global Deterioration Scale (GDS)	Clinical Dementia Rating (CDR)
Autor	Folstein et al. 1975	Reisberg et al. 1982	Morris 1993
Einsatzbereich	Screening-Verfahren zur Feststellung kognitiver Defizite	Skala zur Beurteilung des Gesamtschweregrades einer Demenz	Skala zur Einschätzung des Schweregrades einer Demenz
Art des Verfahrens	Paper-and-pencil-Test	Fremdbeurteilungsverfahren	Fremdbeurteilungsverfahren
Aufbau	30 Items	7-stufige Skala	5-stufige Skala
Untersuchungsbereiche	<ul><li>Orientierung</li><li>Aufnahmefähigkeit</li><li>Aufmerksamkeit</li><li>Erinnerungsfähigkeit</li><li>Sprache</li><li>ideatorische Praxis</li><li>Lesen und Schreiben</li><li>konstruktive Praxis</li></ul>	<ul><li>Erinnerungsfähigkeit</li><li>Orientierung</li><li>Konzentration</li><li>Alltagsfähigkeiten</li><li>Sprache</li></ul>	<ul><li>Erinnerungsfähigkeit</li><li>Orientierung</li><li>Urteilsvermögen und Problemlösungsfähigkeit</li><li>Leben in der Gemeinschaft</li><li>Haushalt und Hobbys</li><li>Körperpflege</li></ul>
Bewertung	<ul><li>29–30: Ausschluss einer kognitiven Beeinträchtigung</li><li>24–28: LKB</li><li>21–25: Leichte Demenz</li><li>12–20: Mittelschwere Demenz</li><li>0–11: Schwere Demenz</li></ul>	<ul><li>1: keine kognitiven Leistungseinbußen</li><li>2–3: zweifelhafte bis leichte kognitive Leistungseinbußen</li><li>4–5: mäßige bis mittelschwere kognitive Leistungseinbußen</li><li>6–7: schwere bis sehr schwere kognitive Leistungseinbußen</li></ul>	<ul><li>0: keine Demenz</li><li>0,5: fragliche Demenz</li><li>1: leichte Demenz</li><li>2: mittelschwere Demenz</li><li>3: schwere Demenz</li></ul>
Bearbeitungsdauer	10–15 Minuten	< 10 Minuten	ca. 60 Minuten

artig verbreitet, dass dem Paper-and-pencil-Test die Bedeutung eines Metermaßes der Demenzdiagnostik zukommt. Die GDS bezicht sich mit einer kurzen siebenstufigen Skala dagegen auf den Gesamtschweregrad der Symptomatik, wie er durch nicht kognitive und kognitive Symptome entsteht. Die CDR bildet ein kurzes, halbstandardisiertes Interview, das die verschiedenen Dimensionen demenzieller Erkrankungen abbildet. Keines dieser Instrumente wurde speziell für die Bewertung einer LKB konstruiert, allgemein werden hier Werte von 24 bis 28 auf dem MMSE, zwischen 2 und 3 auf der GDS und 0.5 auf dem CDR erwartet. Die Interrater-Reliabilität des MMSE wurde von Tombaugh und McIntyre (1992) zwischen r = .83 bis r = .95 angegeben, die Test-Retestreliabilitäten für eine Testwiederholung bewegen sich für einen zeitlichen Abstand von einem Tag bis zu sechs Wochen ebenfalls zwischen r_{tt} = .83 und r_{tt} = .95. Für die GDS wird eine ähnlich hohe Test-Retestreliabilität von r = .92 angegeben.

Uhrentest

Ein anderes weltweit verbreitetes Screeninginstrument bildet der Uhrentest (Abb. 4.4). Die Probanden werden aufgefordert, in einen Kreis ein Zifferblatt mit der Zeigerstellung „zehn nach elf" einzutragen. Die Durchführung dieser scheinbar einfachen Aufgabe – Kinder lernen die Uhr in der Regel kurz vor dem Grundschulalter – wird durch Störungen von Denkprozessen, Konzeptbildung und visuokonstruktiven Fähigkeiten beeinträchtigt; in einer eigenen Untersuchung (Barth et al. 2005) gelang sie 88 % der Gesunden, 55,6 % bzw. 49 % der Patienten mit Depressionen oder LKB, aber nur 23,4 % der Patienten mit leichter Alzheimer-Demenz ohne Weiteres.

Die differenzierte neuropsychologische Testung dient der Erstellung eines Leistungsprofils der kognitiven Fähigkeiten des Patienten. Dabei ist eine Unterscheidung zwischen einer altersentsprechenden Leistungsfähigkeit bzw. pathologischen Defizi-

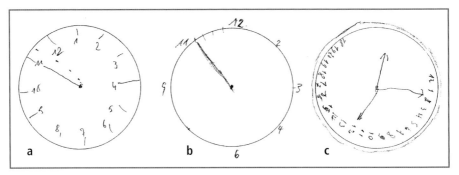

Abb. 4.4 Typische Ergebnisse des Uhrentests in den unterschiedlichen Stadien der Alzheimer-Demenz (aus: Schröder et al. 2004); **a** 80-jährige Chemikerin, beginnende AD/MMSE: 23; **b** 64-jähriger Geograf, mittelgradige AD/MMSE: 18; **c** 83-jähriger Postbeamter, schwere AD/MMSE: 11.

ten sowie deren Graduierung anhand standardisierter – teilweise auch bildungs- und geschlechtsangeglichener – Altersnormen möglich. Weiterhin können bestimmte kognitive Störungsprofile charakteristisch auf bestimmte Erkrankungsformen hinweisen. Erhaltene Leistungen haben in diesem Kontext die gleiche Bedeutung wie Leistungsdefizite, die diagnostisch kaum je Spezifität beanspruchen können. Es ist sinnvoll, diese Überlegungen auch dem zu untersuchenden Patienten mitzuteilen, um in der Testsituation eine „Prüfungsatmosphäre" zur Aufdeckung fraglicher „Fehler" nicht aufkommen zu lassen.

CERAD

Allgemein hat sich im deutschsprachigen Raum die CERAD-Testbatterie (Consortium to Establish a Registry for Alzheimer's Disease; Welsh et al. 1994) durchgesetzt, für die im deutschsprachigen Raum bildungs- und geschlechtsangeglichene Altersnormen von der Baseler Arbeitsgruppe (Satzger et al. 2001; www.memoryclinic.ch) etabliert wurden. Namentlich werden die Bereiche unmittelbare und verzögerte konstruktive Praxis (konstruktive Praxis und konstruktive Praxis Abrufen), unmittelbare und verzögerte Merkfähigkeit (Wortliste und Wortliste Abrufen), Wortfindung (Boston Naming Test) sowie Wortflüssigkeit berücksichtigt. Typische, anhand der CERAD-Testbatterie erhobene Leistungsprofile sind für Patienten mit LKB, Patienten mit depressiver Störung, beginnender bzw. mittelgradiger Alzheimer-Demenz in Abbildung 4.5 gegenübergestellt (Barth et al. 2005). Ferner wurde eine eigene gesunde Kontrollgruppe untersucht. Die Testleistungen der einzelnen Patienten und gesunden Probanden wurden z-transformiert, um Unterschiede in Alter, Geschlecht und Bildung zu berücksichtigen.

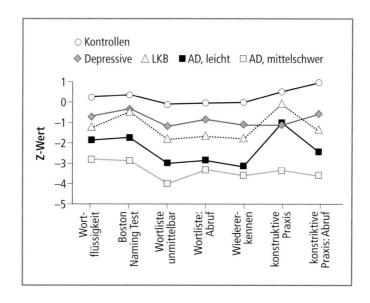

Abb. 4.5 Neuropsychologisches Leistungsprofil auf der CERAD-Testbatterie (mod. nach Barth et al. 2005).

Erwartungsgemäß streuten die Testergebnisse der Gesunden im Bereich von einer Standardabweichung um die Normwerte. Die Leistungen der depressiven Patienten bewegten sich überwiegend zwischen denen der Gesunden bzw. Patienten mit LKB. Bezeichnenderweise waren die depressiven Patienten in der Prüfung der konstruktiven Praxis – die sich auf das unmittelbare Kopieren einfacher geometrischer Figuren bezieht – eingeschränkt, um dann, gegen Ende der Testung die Figuren aus der Erinnerung ohne Weiteres zeichnen zu können. Ein umgekehrtes Verhältnis bestand bei den Patienten mit LKB. Hier fiel die Leistung beim verzögerten Abruf deutlich ab. Diese „doppelte Dissoziation" unterstreicht den Stellenwert der verzögerten episodischen Gedächtnisdefizite bei der LKB und kann die Differenzialdiagnose von LKB und Altersdepression unterstützen. Gegenüber den Gesunden waren die Patienten mit LKB durch signifikant herabgesetzte Leistungen in den Subtests zum deklarativen Gedächtnis (unmittelbarer und verzögerter Abruf der Wortliste, Konstruktive Praxis Abrufen) und zur Wortflüssigkeit charakterisiert. Mit Ausnahme der Konstruktiven Praxis (z-Wert = –0.98) lagen alle Leistungen der Patienten mit leichter Alzheimer-Demenz im Bereich von –1 bis –2 Standardabweichungen unter denen der Gesunden. Die Leistungen der Patienten mit mittelschwerer Alzheimer-Demenz bewegten sich in allen Untertests wenigstens 2 Standardabweichungen unterhalb der Normstichprobe. Die Leistungsprofile der Diagnosegruppen verliefen weitgehend parallel, allerdings je nach Schweregrad der Beeinträchtigung auf einem niedrigeren Niveau. Auffällig war der starke Leistungsabfall in den Demenzgruppen bei Abruf und verzögertem Wiedererkennen der Wortliste; leichte und mittelschwere Alzheimer-Demenz waren erst über die Subtests Wortflüssigkeit und konstruktive Praxis zu differenzieren. Auch die Patienten mit LKB waren beim Abruf und Wiedererkennen der Wortliste eingeschränkt und nahmen hier eine Mittelposition zwischen Gesunden und Patienten mit manifester Alzheimer-Demenz ein, wobei die Defizite im Abruf nicht nur sprachliches, sondern auch grafisches Material einbezogen. Mit Ausnahme der konstruktiven Praxis (hier erreichten auch Patienten mit leichter Demenz noch unauffällige Ergebnisse) war eine Unterscheidung von LKB und leichter Alzheimer-Demenz in allen Untertests gegeben. Dem entspricht, dass apraktische Störungen in der Regel erst in mittleren Demenzstadien auftreten.

Wechsler Memory Scale (WMS)

Zur vertieften Prüfung des deklarativen Gedächtnisses hat sich der Subtest „Logisches Gedächtnis" aus der *Wechsler Memory Scale* bewährt. Seine Grundlage bilden zwei in der Art von kurzen Zeitungsnotizen gehaltene Meldungen mit hoher Informationsdichte, die vom Probanden nach einmaligem Vorlesen unmittelbar und verzögert wiedergegeben werden. Die Leistung ergibt sich aus der Anzahl der erneut genannten Wörter. Mit diesem Untertest werden die unmittelbare und verzögerte Merkfähigkeit für komplexes verbales Material geprüft. In der ILSE erinnerten die 1930 bis 1932 geborenen gesunden Probanden bei der unmittelbaren Reproduktion durchschnittlich 25,1 ± 5,1 von 50 in beiden Geschichten enthaltenen Details, verzögert erreichte diese

Gruppe nach einer halbstündigen Unterbrechung einen Mittelwert von 22,2 ± 4,9 Punkten. Bei Patienten mit einer LKB oder einer Alzheimer-Demenz zeigen sich signifikant niedrigere Werte mit 17,4 ± 4,6 bzw. 10,7 ± 4,7 Details schon bei der unmittelbaren Reproduktion der Geschichten. Beim verzögerten freien Abruf betrugen diese Werte nur noch 12,9 ± 4,3 bei den Patienten mit LKB bzw. 6,3 ± 3,8 bei denen mit Alzheimer-Demenz (Toro et al. 2009a).

Eine der beiden „Zeitungsnotizen" zur Prüfung des logischen Gedächtnisses aus der Wechsler Memory Scale

„Robert / Müller / fuhr / mit seinem Zehntonnen- / LKW, / mit dem er Eier / nach Augsburg brachte, / nachts / auf der Autobahn / über einen Alpen- / pass, / als seine Achse / brach. / Sein LKW rutschte / von der Fahrbahn / in den Graben. / Er wurde gegen das Armaturenbrett / geschleudert / und bekam einen großen Schrecken. / Es war kein Verkehr, / und er bezweifelte, dass er Hilfe bekommen würde. / In diesem Moment summte / sein Funkgerät, / und er meldete sich schnell: / ‚Hier ist Grashüpfer'."

Der Text zeigt, dass auch neuropsychologisches Testmaterial der steten Pflege und Aktualisierung bedarf, spielt doch die Geschichte auf den seit Verbreitung des Mobiltelefons kaum noch benutzten CB-Funk an.

Trail-Making-Test

Störungen der kognitiven Umstellungsfähigkeit und Flexibilität sind gerade bei der LKB von erheblicher Bedeutung, da sie regelmäßig auftreten und das Zustandsbild nachhaltig aggravieren. Zudem gestattet der klinische Gesamtzustand anders als bei manifester Alzheimer-Demenz eine differenzierte Erfassung. Ergänzend zur CERAD-Testbatterie hat sich deshalb der Trail-Making-Test zur Beurteilung von Verarbeitungsgeschwindigkeit und kognitiver Umstellungsfähigkeit etabliert.

Der Trail-Making-Test untergliedert sich in die Teile A und B (Abb. 4.6). Im Teil A besteht die Aufgabe aus einem Verbinden von Zahlen in aufsteigender Reihenfolge. Die Testleistung wird in Form der Bearbeitungszeit operationalisiert und bildet vor allem ein Maß für die psychomotorische Verarbeitungsgeschwindigkeit. Teil B richtet sich auf Exekutivfunktionen, indem der Proband Zahlen und Buchstaben alternierend in aufsteigender Reihenfolge verbindet. Auch für den Trail-Making-Test sind Normwerte für den deutschen Sprachraum verfügbar.

In der bereits zitierten Arbeit (Barth et al. 2005) erreichten im Teil A des Trail-Making-Tests 13,9 % bzw. 20,8 % der Patienten mit Depressionen oder LKB, aber 30,6 % bzw. 93,8 % der Patienten mit leichter oder mittelgradiger Alzheimer-Demenz nur unterdurchschnittliche Leistungen. Die entsprechenden Werte im Teil B (38.9 % bzw. 47.9 % für Patienten mit Depressionen oder LKB, 77.4 % für Patienten mit leichter Alzheimer-Demenz und alle Patienten mit mittelgradiger Alzheimer-Demenz)

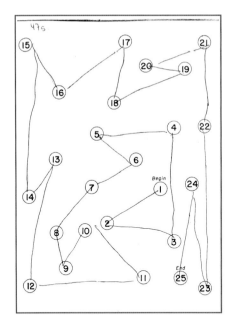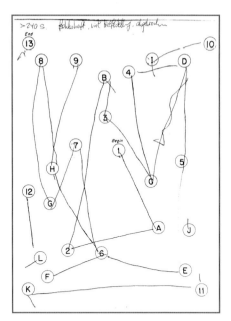

Abb. 4.6   Trail-Making-Test einer 80-jährigen promovierten Chemikerin (vgl. Abb. 4.4) mit beginnender Alzheimer-Demenz (MMSE: 23) (aus: Schröder et al. 2004).

zeigten, dass bereits bei LKB fast die Hälfte der Patienten von exekutiven Defiziten betroffen ist.

Regensburger Wortflüssigkeitstest, Wisconsin-Card-Sorting-Test, Zoo-Test

Andere verbreitete Verfahren zur Prüfung der Exekutivfunktionen sind der Regensburger Wortflüssigkeitstest (Aschenbrenner 2000), der Wisconsin-Card-Sorting-Test (Milner 1963) und der Zoo-Test (Wilson, 1996). Der Regensburger Wortflüssigkeitstest prüft sowohl die phonemische als auch die semantische Wortflüssigkeit, indem die Probanden aufgefordert werden, in ein oder zwei Minuten möglichst viele Wörter zu nennen, die einen vorgegebenen Anfangsbuchstaben gemeinsam haben bzw. sich wie Tiernamen auf denselben semantischen Bereich beziehen. Zusätzlich werden der formallexikalische und der semantische Kategorienwechsel durch Vorgabe zweier abwechselnd zu gebrauchender Anfangsbuchstaben bzw. unterschiedlicher semantischer Bereiche geprüft. Einschränkungen der Umstellungsfähigkeit gehen im typischen Fall mit reduzierten Leistungen beim Kategorienwechsel bei zunächst noch unauffälliger Wortflüssigkeit einher, wobei die grundsätzlich schwierigeren semantischen Leistungen als Erste betroffen werden. Demgegenüber verzichtet der Wisconsin-Card-Sorting-Test auf Zeitvorgaben, ist jedoch aufgrund seiner Komplexität, die bei vielen Probanden eine gewisse Reaktanz hervorrufen kann, für die Routinediagnostik nur bedingt geeignet. Auch die Zoo-Aufgabe, eine komplexe Planungsaufgabe und Subtest des „Behavioural Assessment of the Dysexecutive Syndrome", verzichtet auf Zeitvorgaben; differenzierte Erfahrungen liegen für die Abklärung der LKB bisher nicht vor.

Erhebliche Bedeutung haben Verlaufstestungen, wie sie in wenigstens jährlichen Abständen sinnvoll sind. Veränderungen können diagnostisch leitend sein, sei es, indem sie eine Konversion zur manifesten Alzheimer-Demenz belegen oder auf interkurrente körperliche Erkrankungen deuten, und damit zu therapeutischen Konsequenzen führen. Umgekehrt kann ein stabiles Leistungsprofil die Betroffenen ermutigen therapeutische und Trainingsmaßnahmen fortzusetzen. Zwei typische Verläufe sind mit den neuropsychologischen Testergebnissen im Folgenden dargestellt.

4.2.1 Typische Verläufe der LKB

Stabile Symptomatik

Bei seiner Erstvorstellung im Jahre 2001 klagte der 1933 geborene Büroangestellte über zunehmende Gedächtnisdefizite, die ihn sehr beunruhigten. Nach mittlerer Reife und Berufsausbildung blieb er ab Ende der 1950er Jahre bis zu seiner Pensionierung im 64. Lebensjahr bei einem Großbetrieb beschäftigt. Weitergehende Hinweise auf kognitive Defizite wie Störungen der Wortfindung oder des autobiografischen Gedächtnisses waren in der Exploration nicht greifbar; seine Stimmung war ausgeglichen und gut. In der neuropsychologischen Testung (Tab. 4.2) waren das verbale Gedächtnis und die kognitive Umstellungsfähigkeit eingeschränkt. Körperliche Untersuchung und Routinelabor lieferten keine richtungsweisenden Abweichungen; dagegen zeigte die MRT allenfalls eine diskrete Verschmächtigung von Gyrus parahippocampalis und Hippokampus. Die Liquordiagnostik blieb unauffällig (τ = 200pg/ml, Phospho-τ = 33pg/ml, Aβ 1–42 = 586pg/ml). Bei der Wiedervorstellung nach 15 Monaten bestanden die Gedächtnisdefizite und Störungen der Umstellungsfähigkeit fort; eine Progredienz der kognitiven Beeinträchtigung war trotz des um einen Punkt auf 26 reduzierten MMSE-Wertes nicht zu beobachten.

Progrediente Symptomatik

Frau S., eine 1930 geborene Verwaltungsangestellte, stellte sich im Jahre 2005 erstmalig wegen einer Schwerbesinnlichkeit vor. Ihre Merkfähigkeit habe in allen Bereichen nachgelassen, oft könne sie nicht das richtige Wort finden. In der Exploration bestätigten sich diese Defizite; weitergehende psychopathologische Symptome bestanden nicht. Testpsychologische Defizite betrafen die unmittelbare und verzögerte Merkfähigkeit sowie die Informationsgeschwindigkeit. Klinische Untersuchung und Labor lieferten Normalbefunde, in der MRT wurde eine Verschmächtigung von Gyrus parahippocampalis und Hippokampus deutlich. Die Liquordiagnostik erbrachte deutlich erhöhte τ- (440 pg/ml) und Phospho-τ-Spiegel (72 pg/ml). Bei ihrer Wiedervorstellung kaum ein Jahr später hatte die Symptomatik bereits demenzielles Ausmaß erreicht. Neben Störungen des deklarativen Gedächtnisses und der Umstellungsfähigkeit bot die Patientin zusätzlich eine zeitlich unscharfe Orientie-

Tab. 4.2   Profil der Testergebnisse: LKB mit stabilem Verlauf.

Parameter	Weit unter ∅	Unter ∅	Niedrig ∅	∅	Hoch ∅	Über ∅	Weit über ∅
Orientierung (MMSE) Zeitlich			♦	○			
Örtlich				○ ♦			
Wortflüssigkeit (CERAD)			♦	○			
Benennen (Boston Naming Test)					○ ♦		
Wortliste (CERAD) Lernleistung	○ ♦						
Abruf verzögert		○ ♦					
Wiedererkennen				○ ♦			
Konstruktive Praxis (CERAD)				○ ♦			
Konstruktive Praxis Abruf				○ ♦			
Informations-verarbeitungs-geschwindigkeit (TMT A)				○ ♦			
Kognitive Umstellfähigkeit (TMT B)		○ ♦					
Abstraktes Denken (Uhrentest)				○ ♦			

○ = erste Untersuchung im Dezember 2001
♦ = Verlaufsuntersuchung im Februar 2003

Tab. 4.3 Profil der Testergebnisse: LKB mit progredienter Symptomatik.

Parameter	Weit unter ∅	Unter ∅	Niedrig ∅	∅	Hoch ∅	Über ∅	Weit über ∅
Orientierung (MMSE) Zeitlich	◆		○				
Örtlich			◆	○			
Wortflüssigkeit (CERAD)		◆	○				
Benennen (Boston Naming Test)		◆			○		
Wortliste (CERAD) Lernleistung	○ ◆						
Abruf verzögert	○ ◆						
Wiedererkennen		◆	○				
Konstruktive Praxis (CERAD)			◆	○			
Konstruktive Praxis Abruf	◆		○				
Informations- verarbeitungs- geschwindigkeit (TMT A)		○ ◆					
Kognitive Umstellfähigkeit (TMT B)	◆				○		
Abstraktes Denken (Uhrentest)		◆	○				

○ = erste Untersuchung im Mai 2005
◆ = Verlaufsuntersuchung im April 2006

> rung; testpsychologisch hatten sich zusätzlich Defizite bei der Wortflüssigkeit, beim Konfrontationsbenennen, beim Wiedererkennen verbaler Gedächtnisinhalte, bei der figuralen Gedächtnisleistung und bei der Leistung zum abstrakten Denken entwickelt, der MMSE-Wert hatte sich von 28 auf 22 Punkte reduziert (Tab. 4.3).

Eine Normalisierung kognitiver Defizite wird in Gedächtnisambulanzen, anders als in epidemiologischen Studien selten beobachtet; gerade dann sollte der weitere Verlauf beobachtet werden. Mit wiederholten Testuntersuchungen gehen Leistungsverbesserungen einher, die durch eine damit verbundene Gewöhnung an die Untersuchungssituation im Sinne einer „Test sophistication" erklärt werden. Lerneffekten kann durch Parallelversionen begegnet werden; Trainingseffekte sind bei zeitlich weit auseinandergezogenen Testungen unwahrscheinlich.

4.3   Neurobiologische Befunde

Die ständig wachsende Zahl bekannter neurobiologischer Veränderungen bei der LKB und der manifesten Alzheimer-Demenz hat nicht nur unser Bild der Erkrankung in den letzten Dekaden geprägt, sondern auch Früherkennung und Differenzialdiagnostik entscheidend weiterentwickelt. Damit wurde es zunächst möglich, die früher nur pathologisch überprüfbare Diagnose einer Alzheimer-Demenz klinisch zu untermauern. Neurobiologische Veränderungen gehen der klinischen Symptomatik voraus und sind auch bei der LKB nachweisbar; ihr Nachweis erhöht nicht nur die diagnostische Sicherheit, sondern hat schon jetzt zumindest eine gewisse prognostische Bedeutung. Ausgehend von diesen Zusammenhängen hat eine internationale Arbeitsgruppe (Dubois u. Albert 2004) den bereits in der Einleitung problematisierten Begriff der prodromalen Alzheimer-Demenz vorgeschlagen; ein Aspekt, der im Folgenden vertieft werden soll. Aus der Vielzahl der eingesetzten Untersuchungsverfahren konnten sich bisher vor allem zwei im klinischen Alltag etablieren: die Magnetresonanztomografie (MRT) bzw. die Positronen-Emissions-Tomografie (PET) des Gehirns zur Darstellung atrophischer Veränderungen mit ihren funktionellen Konsequenzen und die Liquordiagnostik mit der Bestimmung der β-Amyloid- und τ-Proteinkonzentrationen.

4.3.1   Zerebrale Veränderungen in der Magnetresonanztomografie

Mit Einführung der MRT und geeigneten Programmen zur Bildauswertung konnten ab Anfang der 1990er Jahre zerebrale Veränderungen bei LKB und beginnender Alzheimer-Demenz zuverlässig und ohne größere Belastungen erfasst werden (Pantel

u. Schröder 2006). Für den Ausschluss sekundärer – und zum Teil potenziell heilbarer – Demenzursachen wie langsam wachsende Hirntumore oder Normaldruckhydrozephalus hatte sich schon ab Mitte der 1970er Jahre die Computertomografie (CT) etabliert, mit der auch vaskuläre Veränderungen des Gehirns dargestellt werden können. Schon aus diesen Gründen sind deshalb eine CT oder eine MRT des Gehirns integraler Teil der Erstdiagnostik. Gegenüber der CT hat die MRT nicht nur eine höhere Sensitivität für vaskuläre Veränderungen, sondern erlaubt durch einen besseren Weichteilkontrast eine zuverlässigere Beurteilung kleiner, schon bei LKB und beginnender Demenz betroffener Hirnstrukturen. Die entsprechenden Untersuchungen atrophischer Veränderungen gehen meist von dem Stadienmodell von Braak et al. (1993) aus, dass die frühesten morphologischen Veränderungen bei der Alzheimer-Demenz in der transentorhinalen Region (einschließlich Anteilen des parahippokampalen Gyrus) lokalisiert (s. Abb. 2.4). Diese Veränderungen bleiben noch kompensiert, sodass die transentorhinalen Stadien wie in Kapitel 2 dargestellt das präklinische Vorfeld der Alzheimer-Demenz bilden.

Lokalisation der Befunde

Mit klinischer Manifestation der Symptomatik werden auch Hippokampus und Amygdala erfasst. Andere neokortikale Areale, wie die frontalen und temporalen Kortizes, sind erst in späteren Verlaufsstadien beteiligt. Diese Veränderungen können mit bildgebenden Verfahren wie der MRT differenziert erfasst werden. Typischerweise sind schon bei Manifestation der demenziellen Symptomatik atrophische Veränderungen von Amygdala und Hippokampus mit Volumenabnahmen um 20 % mit bildgebenden Verfahren darstellbar (Übersicht in: Pantel u. Schröder 2006). Mit Fortschreiten der Erkrankung setzt sich dieser Prozess fort, sodass dann die Hippokampusformationen stark verschmächtigt sind. Zusätzlich werden die Frontal-, Temporal- und Parietallappen, das Zerebellum sowie weitere Strukturen wie das Corpus callosum betroffen, sodass in den späteren Stadien der Alzheimer-Demenz auch eine Ganzhirnatrophie mit deutlicher Verminderung des Hirnvolumens entsteht. Lediglich der sensomotorische und der okzipitale Kortex bleiben weitgehend ausgespart, ein Befund, der durchaus differenzialdiagnostischen Wert, etwa zur Abgrenzung der Lewy-Körperchen-Demenz, besitzt. Entsprechend dieser Befunde korreliert das Volumen der Hippokampusformation mit dem Schweregrad der demenziellen Symptomatik signifikant, jedoch nicht mit dem Volumen des Ganzhirns.

Erste atrophische Veränderungen bei der LKB wurden mit der Magnetresonanztomografie im Bulbus olfaktorius (Thomann et al. 2009a und 2009b) und im Gyrus parahippocampalis beschrieben (Pantel et al. 2003). Beide Strukturen gehören zur transentorhinalen Region, sodass ihre Veränderung dem Braakschen Stadienmodell entspricht. Weitere atrophische Veränderungen bei der LKB betreffen den basalen Frontallappen mit dem Nucleus basalis Meynert, den Hippokampus und die Amygdala sowie die rostralen Anteile des Corpus callosum. Letztere wurden als Ausdruck einer Degeneration der diese Struktur bildenden transkallosalen kortikokortikalen Verbindungen vor allem aus den frontalen Kortizes einschließlich des anterioren Zingulums interpretiert (Thomann et al. 2006). Demgegenüber sind bei LKB – hypothesengetreu – Veränderungen des Zerebellums, das bei manifester Alzheimer-Demenz vorwiegend von amyloiden Plaques betroffen wird, nicht nachweisbar (Thomann et al. 2008). Atrophische Veränderungen bei Patienten mit LKB sind damit in Hirnarealen bekannt, die bei manifester Alzheimer-Demenz in jedem Fall betroffen sind. Diese Befundlage entspricht dem Charakter der LKB als Vorstadium der Alzheimer-Demenz.

Voxelbasierte Auswertung

Ein probates Mittel um diese Befundmuster darzustellen steht mit der voxelbasierten Auswertung von MRT-Aufnahmen zur Verfügung. Kern des Verfahrens ist die Normierung der Datensätze der einzelnen Studienteilnehmer auf ein „Standardhirn", sodass mit gruppenstatistischen Verfahren eine Kartierung der betroffenen Hirnstrukturen möglich wird.

Strukturelle Bildgebung

Die diskutierte Befundlage führt zu der Frage, warum die Quantifizierung der medialen Temporallappenatrophie bisher nicht für die klinische Abklärung der LKB allgemein verfügbar ist. Tatsächlich können derartige quantitative Messungen die Befunde zwischen unterschiedlichen Zentren oder Normkollektiven, aber auch im individuellen Verlauf unmittelbar vergleichbar machen. Diese Einschränkung ist vor allem der Tatsache geschuldet, dass die manuelle Segmentierung (vgl. Abb. 4.10), insbesondere der diagnostisch wichtigen Strukturen im medialen Temporallappen, schwierig und aufwendig bzw. automatisierte Verfahren mit einer für die klinische Diagnostik ausreichenden Messgenauigkeit noch nicht verfügbar sind.

In wissenschaftlichen Studien hat die voxelbasierte MR-Morphometrie auf Basis des *Statistical Parametric Mapping* (SPM), einer frei verfügbaren Programmfamilie (www.fil.ion.ucl.ac.uk/spm), weite Verbreitung gefunden. Kernstück des Verfahrens ist die Normierung der individuellen MR-Aufnahmen auf ein „Standardgehirn" (Abb. 4.7). In einem zweiten Schritt sind dann statistische Analysen anhand der Verteilung der Dichtewerte möglich. Das Verfahren erlaubt damit nicht nur Vergleiche zwischen einzelnen Diagnosegruppen – vulgo: Patienten mit LKB und gesunden Probanden – sondern auch korrelative Analysen zwischen Dichtewerten und anderen Variablen wie neuropsychologischen Leistungen oder neurobiologischen Parametern. Die mit der statistischen Gruppenanalyse verbundenen Vorteile werden allerdings um den Preis erkauft, dass die Volumina einzelner Hirnstrukturen und ihrer atrophischen Veränderungen sich für den einzelnen Patienten nicht ohne Weiteres bestimmen lassen.

Die Anwendbarkeit des Verfahrens im klinischen Alltag ist schon deshalb eingeschränkt.

Am Beispiel des Corpus callosum ergab eine der wenigen Vergleichstudien (vgl. Abb.
4.8), dass erste Veränderungen bei der LKB zwar zuverlässig manuell segmentiert,
nicht jedoch mit voxelbasierter Morphometrie dargestellt werden können (Thomann et
al. 2006). Demnach ist das Verfahren mit einer geringeren Sensitivität, wie sie gerade
für den Nachweis erster, diskreter Veränderungen bei LKB entscheidend sind, verbunden. Ein analoges Ergebnis ergab der Vergleich zwischen manueller Segmentation und
der „Freesurfer"-Software (www.surfer.nmr.mgh.harvard.edu) in einer 403 Probanden
umfassenden Bevölkerungsstichprobe (Cherbuin et al. 2009b). Obwohl eng korreliert,
differierten die mit beiden Methoden ermitteln Volumenwerte des Hippokampus um
20–30 %, wobei sich dieser Unterschied gerade bei atrophisch veränderten Hippo-
kampi vergrößerte. Unabhängig von der Messmethodik korrelierten die Volumenwerte
in vergleichbarer Weise mit den klinischen Charakteristika der Untersuchungsgruppen,
wie Alter oder kognitive Leistungen; ein Befund, der die Annahme systematischer Verzerrungen nochmals unterstreicht.

Der Gewinn, den das Verfahren birgt, liegt nicht nur in seiner größeren Zeitökono-
mie gegenüber der manuellen Segmentation; vielmehr machen die statischen Verfahren eine Kartografierung des gesamten Gehirns unter wechselnden Aspekten
möglich. Hierzu gehört nicht nur die bloße Darstellung der betroffenen Bereiche im

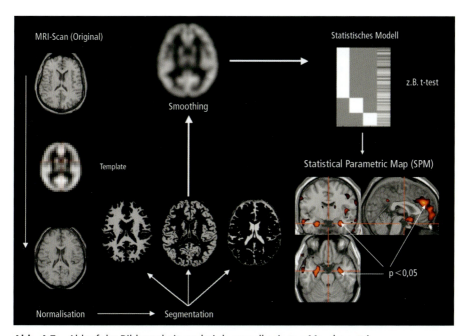

Abb. 4.7　Ablauf der Bildverarbeitung bei der voxelbasierten Morphometrie.

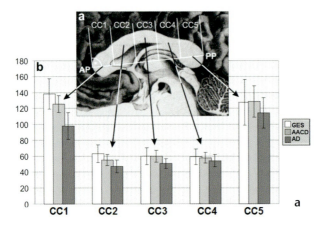

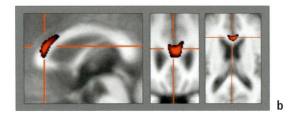

Abb. 4.8   Veränderungen des Corpus callosum bei Patienten mit LKB und manifester Alzheimer-Demenz gegenüber gesunden Probanden. **a** Differenzierung des Corpus callosum in fünf Abschnitte. Duncan-Tests auf dem 5 %-Niveau ergaben signifikante Veränderungen in den Segmenten CC1 und CC2 (Gesunde > LKB > AD) sowie CC3 (Gesunde, LKB > AD). Patienten mit LKB nahmen eine Mittelstellung zwischen gesunden Probanden und Patienten mit AD ein. **b** Die voxelbasierte Morphometrie bestätigt signifikante Unterschiede zwischen AD-Patienten und gesunden Probanden im vorderen Anteil des Corpus callosum; jedoch ohne Nachweis der diskreten Veränderungen bei den Patienten mit LKB (aus: Thomann PA, Wüstenberg T, Pantel J, Essig M, Schröder J (2006). Structural changes of the corpus callosum in mild cognitive impairment and Alzheimer's disease. Dement Geriatr Cogn Disord 21: 215–20; © S Karger AG Basel).

Gruppenvergleich, sondern auch die Untersuchung der fraglichen Veränderungen im Hinblick auf klinische Symptome oder neuropsychologische Defizite. Beispielhaft sind in Abbildung 4.9 die *„glass-brains"* mit den Vergleichen zwischen gesunden älteren Probanden, Patienten mit LKB bzw. mit manifester Alzheimer-Demenz wiedergegeben (Dos Santos 2009). Gegenüber der gesunden Kontrollgruppe waren die Patienten mit LKB durch reduzierte Dichtewerte vor allem im rechtshemisphärischen medialen Temporallappen ausgewiesen. Die Patienten mit Alzheimer-Demenz zeigten gegenüber beiden anderen Untersuchungsgruppen ausgeprägte Veränderungen in den Frontal-, Temporal- und Parietallappen sowie im Zerebellum, wobei die betreffenden Unterschiede im Vergleich zu den gesunden Probanden am stärksten

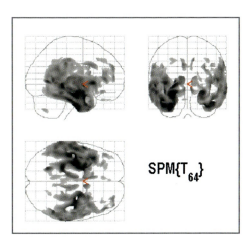

a   gesunde Ältere > Patienten mit
Alzheimer-Demenz

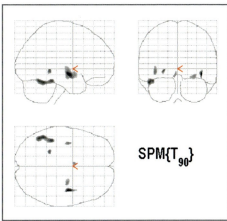

b   gesunde Ältere > Patienten mit LKB

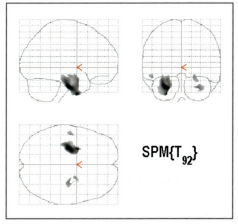

c   Patienten mit LKB > Patienten mit
Alzheimer-Demenz

Abb. 4.9   Zerebrale Veränderungen bei LKB und Alzheimer-Demenz (mod. nach Dos Santos 2009), SPM = Statistical Parametric Map.

ausfielen. Diese Art der Kartografierung kann die Befundung der MRT im Rahmen der klinischen Diagnostik natürlich nicht ersetzen, ist jedoch geeignet, Lokalisation und Ausmaß hirnatrophischer Veränderungen anschaulich zu machen.

Korrelation mit klinischen Befunden

Zusätzliches Gewicht erhalten die Befunde dadurch, dass sie mit den entscheidenden klinischen, neuropsychologischen und neurobiologischen Charakteristika der LKB korrespondieren. Der Zusammenhang zwischen Atrophie des Bulbus olfactorius und den häufig beschriebenen Riechstörungen erscheint schon aus klinischer Sicht evident; die des Nucleus basalis Meynert verweist auf das von der Alzheimer-Demenz bekannte cholinerge Defizit, das schließlich den Angriffspunkt der Cholinergika bildet. In ähnlicher Weise sind die in der CERAD Testbatterie berücksichtigten neuropsychologischen Domänen mit Veränderungen in einzelnen Hirnstrukturen assoziiert, indem Defizite von Wortflüssigkeit und Benennen mit linkshemisphärischen frontotemporalen Veränderungen, Störungen des Abrufs und des Wiedererkennens mit ausgedehnten frontotemporalen Auffälligkeiten auf beiden Hemisphären signifikant korrelieren.

Obwohl diese Befunde nach ersten Pionierarbeiten (vgl. Pantel et al. 1996) fast unisono mehrfach bestätigt wurden, ist die Frage, welche Hirnstrukturen in der Entwicklung der LKB als erste betroffen werden, noch nicht abschließend geklärt. Dabei hat diese Frage auch in der Klinik, etwa bei der Bewertung erster Veränderungen, erhebliches Gewicht. Ihre Beantwortung ist jedoch an eine Reihe methodischer Fragen gebunden. Zu ihnen gehören, neben Fragen der *Stichprobenhomogenität,* vor allem *Selektionseffekte* durch die häufig geübte Untersuchung schon schwerer betroffener Inanspruchnahmepopulationen, die aus Gedächtnisambulanzen rekrutiert wurden. Die Stichprobenhomogenität wird u. a. durch das Lebensalter der Stichprobe entscheidend beeinflusst, da die Volumina der medialen temporalen Substrukturen altersabhängig – und damit unabhängig vom Vorliegen einer demenziellen Erkrankung – abnehmen (Coffey et al. 1992). Aber auch soziodemografische Faktoren – Bildungsgrad, soziale Schicht, Beruf oder Geschlecht – wurden bisher kaum berücksichtigt.

Diesen methodischen Fragen kann am ehesten durch Untersuchungsgruppen, die aus der Allgemeinbevölkerung rekrutiert wurden, begegnet werden. In diesem Sinne wurde eine entsprechende Probandengruppe im Rahmen der bereits erwähnten ILSE (s. Kap. 1, S. 25) mit der MRT untersucht (Pantel et al. 2003). Dabei wurden neben dem Gyrus parahippocampalis und dem Hippokampus als entorhinale bzw. limbische Prädilektionsstellen atrophischer Veränderungen auch die Volumina des gesamten Gehirnes und der vier Hirnlappen berücksichtigt. Insgesamt wurden 21 gesunde Probanden bzw. 22 mit LKB aus der Heidelberger ILSE-Stichprobe sowie zwölf Patienten mit leichtgradiger Alzheimer-Demenz als zusätzliche Kontrollgruppe eingeschlossen. Probanden mit LKB zeigten gegenüber Gesunden rechtshemisphärisch signifikant geringere Volumina des Gyrus parahippocampalis, so wie sie auch bei Patienten mit manifester Alzheimer-Demenz – allerdings in wesentlich stärkerer Ausprägung – nachweisbar waren. Hier nahmen Probanden mit LKB eine Mittelposition ein. Demgegenüber waren hippokampale Veränderungen erst bei manifester Alzheimer-Demenz nachweisbar (Abb. 4.10). Diese Feststellung galt auch für das Ganzhirnvolumen sowie für die Volumina der Frontal- und Temporallappen.

Neuroanatomische und tierexperimentelle Studien (Zola-Morgan u. Squire 1986, 1990; van Hoesen 1995) zeigen, dass der Gyrus parahippocampalis eine zentrale Konvergenz- und Divergenzstruktur für den Informationsfluss zwischen Hippokampus und assoziativen Neokortexgebieten bildet. Der mediale Temporallappen ist damit nicht nur für das deklarative Gedächtnis relevant, sondern dient gleichzeitig als eine Art Relaisstation der Integration und adäquaten Verarbeitung von multimodalen Afferenzen aus sekundär und tertiär assoziativen Rindenarealen. Schädigungen im Gyrus parahippocampalis können sich damit auch auf nicht mnestische kognitive

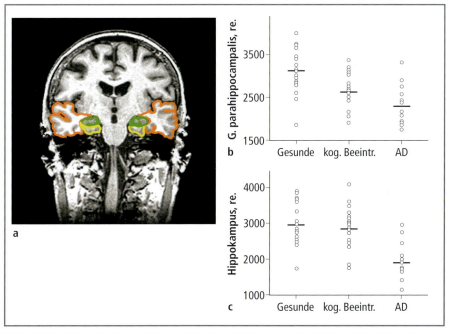

Abb. 4.10   Manuelle Segmentierung des G. parahippocampalis (gelb) und des Hippokampus (grün) auf koronaren MRT-Schichten (mod. nach Pantel et al. 2003). **a** Bei der manuellen Segmentierung werden die Strukturen auf jeder einzelnen MR-Schichtaufnahme wie in der Abbildung umfahren, womit ihre Querschnittsfläche ermittelt wird. Die Multiplikation der Flächen mit der Schichtdicke und Summation der Einzelvolumina führt dann zur Größe der einzelnen Strukturen; **b** Vergleich des G. parahippocampalis zwischen Patienten mit LKB, beginnender AD und Gesunden (Gesunde > LKB > AD, p < 0.05); **c** Vergleich des Hippokampus zwischen Patienten mit LKB, beginnender AD und Gesunden (Gesunde, LKB > AD, p < 0.05).

Domänen auswirken – eine Beobachtung, die erklärt, warum sich die neuropsychologischen Defizite bei der LKB schon in ihren frühesten Stadien kaum je auf deklarative Gedächtnisstörungen beschränken.

Verlaufsuntersuchungen

Diese Querschnittsbefunde stützen die Hypothese, dass erste zerebrale Veränderungen bei der LKB akzentuiert die transentorhinale Region einschließlich der mediotemporalen Substrukturen betreffen. Verlaufsuntersuchungen entwerfen ein ähnliches Bild: Devanand und Mitarbeiter untersuchten den prädiktiven Wert atrophischer Veränderungen von Hippokampus, Gyrus parahippocampalis und entorhinalem Kortex bei 139 Patienten mit LKB im Hinblick auf das Konversionsrisiko zur manifesten Alzheimer-Demenz (Devanand et al. 2007). Die MRT-Befunde wurden mit denen von 63 gesunden Probanden verglichen, Alter, Geschlecht, Ausbildungsdauer und der Apo-E-Genotyp als mögliche Störgrößen kontrolliert. Nach einem Beobachtungszeitraum von durchschnittlich fünf Jahren war die Symptomatik bei 37 Patienten in eine manifeste Alzheimer-Demenz übergegangen; bei zwei weiteren waren eine kortikobasale Degeneration bzw. eine amyotrophe Lateralsklerose entstanden. Zwei Teilnehmer aus der gesunden Kontrollgruppe entwickelten eine LKB. Erwartungsgemäß zeigten Patienten mit LKB gegenüber der gesunden Kontrollgruppe atrophische Veränderungen aller drei berücksichtigten Strukturen. Diese Befunde waren bei Patienten, die im Verlauf eine Alzheimer-Demenz entwickelten, signifikant ausgeprägter; ferner war diese Gruppe durch ein höheres Durchschnittsalter (72.2 ± 7.1 vs. 64.8 ± 10 Jahre), niedrigere Schul- und Ausbildungszeiten (14.1 ± 4.5 vs. 15.6 ± 4.0 Jahre) und einen geringeren Score auf der MMSE (26.2 ± 2.2 vs. 28.8 ± 2.0) im Vergleich zu den Patienten mit stabiler Symptomatik charakterisiert. Veränderungen von entorhinalen Kortex oder Hippokampus erhöhten das Konversionsrisiko um mehr als das Doppelte; dieses Ergebnis bestätigte sich noch unter statistischer Berücksichtigung der oben genannten Störgrößen. Besonders plastisch werden diese Zusammenhänge durch Kaplan-Meier-Kurven dargestellt: Von den Patienten mit ausgeprägten atrophischen Veränderungen im entorhinalen Kortex oder Hippokampus war nach fünf Jahren jeweils die Hälfte demenzkrank; der entsprechende Anteil lag für Patienten mit geringfügigen Veränderungen unter 20 %.

In einer Verlaufsstudie über 10–34 Monate verglichen Wang und Kollegen (2009) die jährliche Atrophierate des Hippokampus zwischen gesunden Probanden (n = 20) sowie Patienten mit LKB (n = 58), die nach ihrem klinischen Verlauf in Patienten mit stabiler Symptomatik bzw. Patienten mit Konversion der Symptomatik in eine manifeste Alzheimer-Demenz dichotomisiert wurden (Abb. 4.11). Im Vergleich zeigten die Patienten mit Konversion der Symptomatik erwartungsgemäß die höchste Atrophierate, während die gesunden Probanden nur geringfügige Veränderungen aufwiesen. Patienten mit stabiler LKB nahmen eine Mittelposition ein. Auffällig ist die

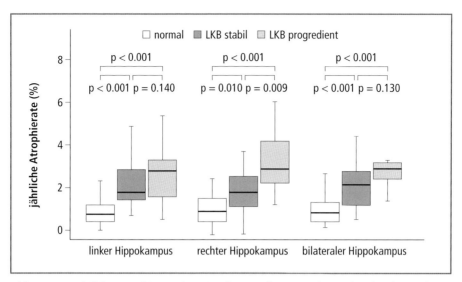

Abb. 4.11 Jährliche Atrophierate des Hippokampus bei gesunden Probanden (Normal; n = 20; Alter: 75,1 ± 3,7 Jahre), LKB-Patienten mit stabiler Symptomatik (MCI-S; n = 39; Alter: 75,6 ± 3,6 Jahre) und LKB-Patienten mit Konversion der Symptomatik in eine manifeste Alzheimer-Demenz (MCI-P; n = 19; Alter: 77,6 ± 4,6 Jahre) (mod. nach Wang et al. 2009).

erhebliche Streuung der Messwerte mit einem breiten Überlappungsbereich zwischen allen drei Gruppen. Der Verlauf kann deshalb nur bedingt mit den hippokampalen Atrophieraten erklärt werden, vielmehr ist hier nach zusätzlichen atrophischen Veränderungen in anderen zerebralen Strukturen zu fragen. Darüber hinaus könnte das Verhältnis zwischen hippokampaler Atrophierate und klinischem Verlauf auch durch andere Faktoren, wie Veränderungen anderer zerebraler Strukturen oder die kognitive Reserve, moduliert werden.

Diese Hypothesen wurden von zwei Arbeitsgruppen anhand des Datenmaterials aus der *Alzheimer's Disease Neuroimaging Initiative (ADNI)*, einer bedeutenden Kohortenstudie aus den USA, untersucht. Anhand der etwa zwölf Monate auseinanderliegenden MRT-Aufnahmen von insgesamt 461 Studienteilnehmern beschrieben Evans et al. (2010) eine zunehmende generalisierte Gehirnatrophie bei den Patienten mit manifester Alzheimer-Demenz (1.50 ± 0.92 % jährlich), gefolgt von denen mit LKB (1.05 ± 0.92 % jährlich), gegenüber den gesunden Probanden (0.49 ± 0.59 % jährlich). Dieser Befund variierte bei den Patienten mit LKB in Abhängigkeit vom Verlaufstyp (stabile Symptomatik: 0.92 ± 0.83 %; Konversion zur manifesten Alzheimer-Demenz: 1.61 ± 1.08 % jährlich) und korrelierte signifikant mit den neuropsychologischen Defiziten. Der Einfluss der kognitiven Reserve auf den Verlauf der LKB wurde von Querbes et al. (2009) bei 382 Teilnehmern der ADNI untersucht. Die Stärke des Kortex wurde als Maß möglicher zerebraler Veränderungen auf den im Abstand von 24 Monaten aufgenommenen MRT-Aufnahmen automatisch ermittelt. Schon zu Beginn der Studie waren erwartungsgemäß Patienten mit manifester Alzheimer-Demenz und Patienten mit fortschreitender LKB im Vergleich zu Patienten mit stabiler Symptomatik und gesunden Probanden durch ausgeprägte zerebrale Veränderungen ausgewiesen. Ein höheres Bildungsniveau verzögerte die Konversion der LKB, in dem die Betreffenden eine stärkere Atrophie bei vergleichbaren kognitiven Defiziten zeigten. Betroffene mit einer höheren kognitiven Reserve konnten demnach atrophische Veränderungen länger kompensieren.

Bedeutung des Hippokampus

Der Hippokampus selbst bildet eine funktionell hoch differenzierte und neuroanatomisch komplexe Struktur. Seit dem Jahr 2000 legten Csernansky und Mitarbeiter (2005) mehrere Untersuchungen vor, in denen der Hippokampus im Rahmen der MRT-Bildgebung in drei Segmente unterteilt wurde: Der laterale Teil des Hippokampus entsprach der histologischen CA1-Zone, der superiore Anteil den Zonen 2 bis 4 und dem Gyrus dentatus, während der inferior-mediale Anteil das Subikulum umfasste. Patienten, bei denen im Verlauf eine manifeste Alzheimer-Demenz entstand, waren vor allem durch atrophische Veränderungen im inferior-medialen und lateralen Anteil – entsprechend der CA1-Region und dem Subikulum, ausgewiesen. Dieser differenzierte Ansatz wurde 2008 von Chételat et al. aufgegriffen. Wiederum war die Konversion der LKB in eine manifeste Alzheimer-Demenz mit atrophischen Veränderungen in der CA1-Region assoziiert, wo Patienten mit einem stabilen Verlauf lediglich linkshemisphärisch diskrete Veränderungen zeigten (Abb. 4.12). Um physiologische Altersveränderungen abzugrenzen, schloss die Arbeitsgruppe auch eine Kohorte Gesunder (20–84 Jahre) ein. Veränderungen des Hippokampus im Lebensverlauf beschränkten sich auf das Subikulum, für das die zitierten Vorbefunde deshalb nicht bestätigt werden konnten.

Diagnostische Spezifität?

Diagnostische Spezifität kann keine der beschriebenen Veränderungen für sich beanspruchen. Allerdings stützt ein entsprechendes Befundmuster mit vorwiegend transsentorhinalen und beginnenden hippokampalen Veränderungen die Annahme einer LKB. Weitergehende Befunde werden eher bei manifester Alzheimer-Demenz erhoben, wie morphologische Veränderungen in anderen Rindengebieten oder subkortikale Defizite. Im klinischen Alltag sind depressive Störungen – vor allem im Sinne einer Spätdepression im höheren Lebensalter – oft als wichtigste Differenzialdiagnose von der LKB abzugrenzen. Wiederum kann die MRT richtungsweisend sein, da bei primär depressiven älteren Patienten keine ausgeprägten atrophischen Veränderungen im entorhinalen Kortex und Hippokampus nachweisbar sind (Pantel u. Schröder

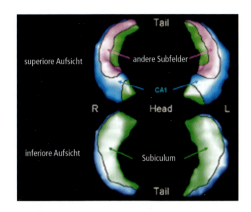

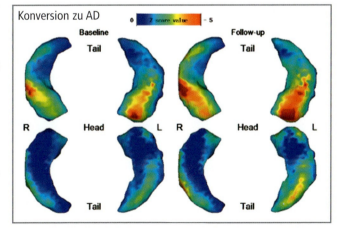

Abb. 4.12 Differenzierte Untersuchung hippokampaler Veränderungen im Verlauf von 18 Monaten bei Patienten mit LKB (n = 17, davon 10 mit stabilem Verlauf) (aus: Neuropsychologia, 46, Chételat G, Fouquet M, Kalpouzos G, Denghien I, De la Sayette V, Viader F, Mézenge F, Landeau B, Baron JC, Eustache F, Desgranges B, Three-dimensional surface mapping of hippocampal atrophy progression from MCI to AD and over normal aging as assessed using voxel-based morphometry, 1721–31, © 2008, mit Genehmigung von Elsevier).

2006). Diese Veränderungen sind grundsätzlich unspezifisch, können aber die Diagnose einer LKB im Kontext der übrigen klinischen Befunde stützen. Ausgeprägte Veränderungen dieser Strukturen machen eine Konversion der Symptomatik mit klinischer Manifestation eines demenziellen Vollbildes wahrscheinlich, sodass sich die MRT-Befunde grundsätzlich auch für ein Verlaufs- und Therapiemonitoring eignen.

Der von der Mehrzahl der MRT-Studien beschriebene große Überlappungsbereich der Befunde zwischen Gesunden, Patienten mit LKB und solchen mit beginnender Alzheimer-Demenz wirft weitere wichtige Fragen auf. Im Vergleich zu den mittleren Lebensjahren zeigen fast alle Merkmale – seien sie biologischer, medizinischer, gerontologischer oder sozialer Art – im Alter eine erhöhte Variabilität. Diese Beobachtung trifft nicht nur auf das gesunde Altern, sondern gerade auch auf die LKB zu, deren Symptomatik schließlich nicht unmittelbar von den in der MRT dargestellten Faktoren abhängt, sondern durch weitere – Stichwort: kognitive Reserve – entscheidend moduliert wird. Ein anderer Einwand bezieht sich auf die tatsächlichen Zusammenhänge zwischen histologischen Veränderungen, makroskopischer Hirnatrophie und klinischen Befunden in der MRT. Die Verbindungen zwischen intra- und extrazellulärer Bildung und Ablagerung von amyloiden Plaques als auch zwischen Neurofibrillenbündeln und Hirnatrophie wurden bereits diskutiert. Pathologische und MRT-Studien quantifizierten hirnatrophische Veränderungen – zumindest bei manifester Alzheimer-Demenz – in guter Übereinstimmung, obwohl ihre Auflösung aus methodischen Gründen stets begrenzt bleibt (Pantel u. Schröder 2006).

Funktionelle Defizite sind nicht einfach als Verlängerung der strukturellen Veränderungen auf die primär atrophisch betroffenen Hirnstrukturen begrenzt, sondern können auch entfernte strukturell intakte Regionen betreffen. Diese Hypothese wird von zahlreichen Untersuchungen mit dem wohl zurzeit robustesten funktionellen Verfahren – der Positronen-Emissions-Tomografie (PET) mit [18]Fluordesoxyglukose als Tracer – gestützt. Es ist deshalb zu fragen, inwiefern derartige funktionelle Defizite in noch nicht atrophisch veränderten Arealen unabhängig von den oben diskutierten methodischen Fragen den Überlappungsbereich zwischen Gesunden, Patienten mit LKB und Patienten mit beginnender Alzheimer-Demenz erklären können.

4.3.2 Funktionelle Bildgebung: Positronen-Emissions-Tomografie

Grundsätzlich werden strukturelle von funktionellen bildgebenden Verfahren unterschieden: Strukturelle bildgebende Verfahren – wie die kraniale Computertomografie (CCT) oder die MRT – erlauben die Darstellung hirnmorphologischer Veränderungen, funktionelle bildgebende Verfahren dagegen die Untersuchung einzelner Parameter, die für unterschiedliche Aspekte der zerebralen Funktion stehen. Hierzu gehören die regionale Hirndurchblutung, der regionale Glukoseumsatz oder die regionale Sauerstoffaufnahme, die als Surrogate der neuronalen Aktivität mit der Positronen-Emissions-Tomografie (PET), der Single Photon Emission Computed Tomography (SPECT) bzw. speziellen MR-Techniken messbar sind. PET und SPECT sind nuklearmedizinische Tracertechniken, die damit zu erzielenden Untersuchungsergebnisse sind deshalb entscheidend von den pharmakologischen Eigenschaften der radioaktiv markierten Radiotracer abhängig. Während die PET mit Fluordesoxyglukose den regionalen Glukoseumsatz darstellt, kann unter Einsatz des Sauerstoff-Isotops^{15}O die regionale Hirndurchblutung untersucht werden. Mit den funktionellen bildgebenden Verfahren kann nicht nur die zerebrale Aktivität im Ruhezustand quasi naturalistisch dargestellt werden, vielmehr erlauben diese Verfahren auch, zerebrale Aktivierungsmuster unter definierten psychischen Leistungen – den sogenannten Paradigmata (Übersicht in: Schröder 1998) – zu untersuchen. Der Wert dieser Untersuchungen liegt vor allem auf wissenschaftlichem Gebiet; die betreffenden Verfahren werden im Folgenden vorgestellt.

Funktionelle Neuroimaging-Verfahren

Die Surrogate der Hirnaktivität wie Sauerstoffverbrauch oder Durchblutungsmaße wurden schon Mitte des 20. Jahrhunderts untersucht. Ab Mitte der 1960er Jahre konnten diese Parameter nicht nur global für das gesamte Zentralorgan, sondern zumindest grob in ihrer Verteilung über eine Hemisphäre aufgenommen werden. Seither haben sich die funktionellen bildgebenden Verfahren stürmisch entwickelt, sodass heute die regionale Hirndurchblutung, der regionale Glukoseumsatz oder die regionale Sauerstoffaufnahme als Surrogate der neuronalen Aktivität mit der Positronen-Emissions-Tomografie (PET), der Single Photon Emission Computed Tomography (SPECT) und der funktionellen Magnetresonanztomografie (fMRT) messbar sind. PET und SPECT sind nuklear-medizinische Tracertechniken, die damit zu erzielenden Untersuchungsergebnisse sind deshalb entscheidend von den pharmakologischen Eigenschaften der eingesetzten Radiotracer abhängig. Während sich die PET mit ^{18}Fluordesoxyglukose zur Messung des regionalen Glukoseumsatzes in der klinischen Diagnostik weithin bewährt hat, wird das Sauerstoff-Isotop^{15}O vor allem in wissenschaftlichen Studien eingesetzt. Entsprechendes gilt für die in Tabelle 4.4 aufgeführten Verfahren. Mit den funktionellen bildgebenden Verfahren kann nicht nur die zerebrale Aktivität im Ruhezustand quasi naturalistisch dargestellt werden, vielmehr erlauben diese Verfahren auch, zerebrale Aktivierungsmuster unter definierten psychischen Leistungen – den sogenannten Paradigmata – zu untersuchen. Damit werden die entscheidenden zerebralen Funktionsstörungen, die zu wichtigen klinischen Symptomen wie mnestischen Defiziten führen, einer Untersuchung zugänglich.

Eine Mittelstellung nehmen PET-Untersuchungen von Rezeptorsystemen, etwa der Dopamin-D$_2$ oder nikotinerger Rezeptoren, bzw. Untersuchungen mit markierten Antikörpern als Radiotracer ein. Unter Einsatz des Radiotracer „Pittsburgh Compound B" (PIB) wurde eine erhöhte Amyloidbelastung vor allem in den Assoziationskortizes bei LKB nachgewiesen, die mit Progression der kognitiven Defizite zunahm. Allerdings kann sich eine erhöhte Amyloidbelastung auch bei Gesunden darstellen, darunter Probanden, deren Leistungsfähigkeit im Verlauf stabil blieb. Größere Längsschnittstudien mit dem PIB-PET stehen noch aus; zudem dürfte der Einsatz des Verfahrens durch die damit verbundenen Kosten beschränkt werden.

In Querschnittsstudien zeigte die funktionelle Magnetresonanztomografie (fMRT) bei der LKB eine Hyperaktivierung in mesiotemporalen Strukturen, die mit Zunahme der kognitiven Defizite wahrscheinlich in eine Hypoaktivierung übergeht (Dickerson u. Sperling 2008). Dieser Befund wurde als Ausdruck initialer Kompensationsmechanismen interpretiert, die mit Progression der Symptomatik dekompensieren. Indirekt lassen diese Befunde erwarten, dass die bei Gesunden beschriebene Ökonomisierung der Hirnaktivierung (Hempel et al. 2004) unter Training bei Patienten mit LKB gestört ist (Abb. 4.13). Hierunter wird ein Rückgang der unter einer neuropsychologischen Leistung auftretenden Hirnaktivierung unter Training verstanden, durch die die gleiche oder eine höhere Leistung dann einen geringeren Energieaufwand beansprucht. Studien mit der perfusionsgewichteten MRT und der MR-Spektroskopie ergaben ebenfalls Veränderungen bei der LKB, ohne dass sich diese Verfahren in der Klinik etablieren konnten.

Bereits in den 1970er Jahren wurden erste Untersuchungen der regionalen Hirndurchblutung bei demenziellen Erkrankungen von der Arbeitsgruppe um Ingvar vorgelegt (Ingvar u. Gustafson 1970; Hagberg u. Ingvar 1976). Diesen Pionierarbeiten stand ein Aufnahmesystem mit acht bzw. 32 Detektoren zur Verfügung, als Tracer wurde [133]Xenon intraarteriell injiziert. Trotz der schwierigen Untersuchungsbedingungen und anderer methodischer Unzulänglichkeiten konnte die Arbeitsgruppe bereits in ihren zitierten Pionierarbeiten mit einer signifikanten Reduzierung der regionalen Hirndurchblutung im temporoparietalen Kortex das bis heute für die Alzheimer-Demenz als typisch anerkannte Befundmuster identifizieren. Diese Veränderungen konnten mit der PET und dem Tracer Fluordesoxyglukose als ungleich genauerer Untersuchungsmethode in zahlreichen Studien bei manifester Alzheimer-Demenz bestätigt werden: Gegenüber gesunden Probanden zeigen Patienten mit Alzheimer-Demenz einen deutlich reduzierten Glukoseumsatz im temporoparietalen Bereich, der auf axialen Schichten vielfach unübersehbar ist (Farkas et al. 1982; Benson 1982). Dieses Ergebnis wurde in zahlreichen Folgestudien, darunter auch große, multizentrische Erhebungen, bestätigt. Demnach besteht bei der Alzheimer-Demenz ein verändertes zerebrales Aktivitätsmuster mit ausgeprägter Reduktion des Glukoseumsatzes im temporoparietalen Bereich sowie – vor allem in den späteren Stadien der Erkrankung – auch im frontalen Kortex. Dagegen bleiben primäre Rindenareale, etwa der senso-motorische und der okzipitale Kortex, die Basalganglien und das Zerebellum, auch bei schwer betroffenen Patienten weitgehend verschont (Übersicht in: Herholz et al. 2002). Diese Befunde machen nicht nur eine Abgrenzung der manifesten Alzheimer-Demenz vom physiologischen Altern mit Sensitivitäts- und Spezifitätswerten von bis zu 90 % möglich, sondern erleichtern auch die Differenzialdiagnose anderer Demenzformen (Rinne u. Någren 2010).

Tab. 4.4 Funktionelle bildgebende Verfahren bei LKB.

Methode	Parameter	Studienlage	Befunde
Funktionelle MRT (Dickerson u. Sperling 2008; Hempel et al. 2004)	Regionale Hirndurchblutung unter Aktivierung	Kleinere Studien	Querschnittstudien: Hyperaktivierung in „frühen" Stadien der leichten kognitiven Beeinträchtigung, möglicherweise als Ausdruck kompensatorischer Mechanismen. Mit Zunahme der kognitiven Defizite dann Hypoaktivierung. Im Längsschnitt unter Training Ökonomisierung der Hirnaktivierung
Magnetresonanzspektroskopie (MRS) (Jessen et al. 2006)	Zerebrale Metaboliten (insbes. NAA)	Erhebung im Rahmen des Kompetenznetzes Demenzen	Mit Konversion zur Demenz: Abnahme des NAA
Diffusionsgewichtete MRT (Luckhaus et al. 2008)	Zerebrale Perfusion in Ruhe und unter Aktivierung	Kleinere Studien	Reduzierte Perfusion bei leichter kognitiver Beeinträchtigung
Single photon emission tomography (SPECT) (Staffen et al. 2006; Shimizu et al. 2006)	Zerebrale Perfusion in Ruhe	Kleinere Studien	Bei geringerer Auflösung vgl. Ergebnisse wie im PET mit Fluordesoxyglukose
PET mit Fluordesoxyglukose (Schröder et al. 2001; Herholz et al. 2002)	Regionaler Glukoseumsatz	Zahlreiche, auch große, Studien	Verringerter Glukoseumsatz parietotemporal und im posterioren Zingulum
PET mit Pittsburgh Compound B (Rinne u. Någren 2010)	Amyloidbelastung	Kleinere Studien	Erhöhte Amyloidbelastung in den Assoziationskortizes bereits bei leichter kognitiver Beeinträchtigung

Patienten mit LKB nehmen wie schon bei den strukturellen Veränderungen eine Mittelstellung zwischen physiologischem Altern und Alzheimer-Demenz ein. Studien mit der PET und Fluordesoxyglukose als Tracer ergaben einen Hypometabolismus (Abb. 4.14) in parietalen und temporalen Kortizes sowie im posterioren Zingulum

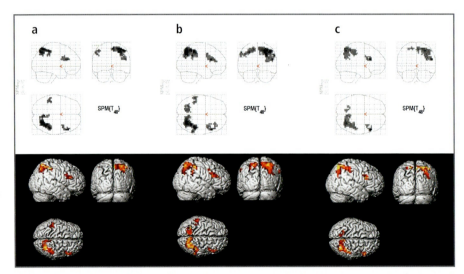

Abb. 4.13 Trainingseffekte und Veränderungen der zerebralen Aktivierung in der funktionellen Magnetresonanztomografie (fMRT) vor (**a**) sowie nach zwei (**b**) bzw. vier (**c**) Wochen Training unter Bearbeitung einer Arbeitsgedächtnisaufgabe (n-back). Mit verbesserter Testleistung erhöht sich zunächst nach zwei Wochen Training die Hirnaktivierung, um nach vier Wochen auf ihren Ausgangswert zurückzugehen (aus: Schröder et al. 2007).

(Hunt et al. 2006; Nestor et al. 2003). Dabei konnten vergleichbare Befunde mit der SPECT gesichert werden (Staffen et al. 2006). Wiederum in Analogie zu den strukturellen Veränderungen haben die Auffälligkeiten auch prognostischen Wert. Das Konversionsrisiko der Patienten mit LKB erhöht sich in dem Maße, in dem die funktionellen Auffälligkeiten den Verhältnissen bei manifester Alzheimer-Demenz gleichkommen.

Während der PET mit Fluordesoxyglukose als Tracer in der Abklärung der LKB und der Alzheimer-Demenz insbesondere bei diagnostisch schwierigen Verläufen ein

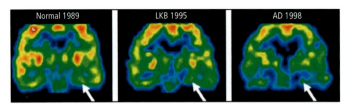

Abb. 4.14 Typische PET mit Fluordesoxyglukose als Tracer eines zunächst gesunden Älteren im Verlauf. Bei der Erstuntersuchung 1989 keine kognitive Beeinträchtigung (links), 1995 LKB (Mitte), 1998 Alzheimer-Demenz (rechts). Im Verlauf zeigte das PET eine deutliche Reduktion des Glukoseumsatzes im entorhinalen Kortex und anterioren Hippokampus (aus: The Lancet, 368, Blennow K, de Leon MJ, Zetterberg H, Alzheimer's disease, 387–403, © 2006, mit Genehmigung von Elsevier).

fester Platz zukommt, konnten sich andere funktionelle bildgebende Verfahren in der Klinik bisher nicht etablieren. Die Gründe hierfür sind zunächst in den hohen Anforderungen an die Mitarbeit der Patienten, wie sie gerade in funktionellen MRT Untersuchungen gefordert wird, sowie den hohen Kosten bzw. der Verfügbarkeit spezieller nuklearmedizinischer Tracer zu suchen. Doch selbst wenn diesen Einschränkungen in Zukunft wirksam begegnet werden sollte, blieben zwei grundsätzliche Fragen bestehen: die Plastizität zerebraler Aktivierungsmuster bzw. der geringe Umfang der zusätzlich entstehenden diagnostischen Information. Zerebrale Aktivierungsmuster wie sie unter gegebenen neuropsychologischen Aufgaben mit funktionellen Verfahren abgebildet werden stellen kein statisches Phänomen dar, sondern verändern sich in Abhängigkeit von Lebensalter, Bildungsgrad und – nicht zuletzt – dem Trainingszustand. Training führt zu einer Ökonomisierung mit einer Reduktion der für die geforderte neuropsychologische Leistung quasi notwendigen Hirnaktivierung; ein Phänomen, dass bisher kaum in wissenschaftlichen Studien, geschweige denn der klinischen Praxis berücksichtigt wurde. In erster Linie bezieht sich diese Einschränkung auf die funktionelle MRT, ist im Kern aber auch für andere Verfahren gültig. Grundsätzlicher Art ist die Frage nach dem Umfang der zu erwartenden zusätzlichen Information. Die vorausgehenden diagnostischen Schritte von der klinischen Exploration bis hin zur Liquordiagnostik können jeder für sich eine hohe Sensitivität und Spezifität in der Früherkennung der Alzheimer-Demenz beanspruchen und haben in Längsschnittstudien ihren prognostischen Wert bewiesen. Zusätzliche Untersuchungsverfahren wie die PET werden deshalb Güte und Aussagekraft der klinischen Diagnostik nur geringfügig erhöhen. Andererseits ist eine Strahlenbelastung bei der PET unvermeidbar und wie die funktionelle MRT verursacht das Verfahren relativ hohe Kosten. Der Wert funktioneller bildgebender Verfahren liegt deshalb vorwiegend in der Abklärung diagnostisch schwieriger Verläufe.

4.3.3 Liquordiagnostik: Neurochemische Marker

Die Liquordiagnostik galt im Rahmen der Abklärung von LKB und Alzheimer-Demenz bis weit in die Mitte 1990er Jahre hinein als verzichtbar; ihre Indikation vor allem auf den Ausschluss entzündlicher Prozesse beschränkt. Die Situation änderte sich, nachdem die wesentlichen Bestandteile (vgl. Kap. 2) der neuritischen Plaques sowie der Alzheimerschen Fibrillen – das *Amyloid-beta-* (Aβ-) und das Tauprotein (τ-Protein) – in Liquorproben nachgewiesen und relativ einfache ELISA zu ihrer Bestimmung allgemein verfügbar wurden. Seit den ersten Studien (Übersicht in Ida et al. 1996; Schönknecht et al. 2000; Wiltfang et al. 2002) gestaltete sich die Befundlage recht einheitlich; neben einer reduzierten Konzentration der „langen" Form des Aβ-Proteins waren regelmäßig erhöhte Spiegel für das τ-Protein sowohl in der Gesamtfraktion als auch in verschiedenen phosphorylierten Unterformen bei Patienten mit

Alzheimer-Demenz nachweisbar. Die Reduktion der Aβ-Spiegel erscheint nach der Amyloidkaskadenhypothese zunächst kontraintuitiv, kann aber durch eine verstärkte Bindung des Proteins an die amyloiden Plaques erklärt werden. Erhöhte Spiegel des τ-Proteins verweisen auf die fortschreitenden Neuronenverluste; stark erhöhte, d. h. im Bereich von weit über 1000pg/ml liegende τ-Spiegel werden bei Erkrankungen mit einem fulminanten Neuronenuntergang, etwa nach ischämischen Insulten oder bei der Creutzfeld-Jakob-Krankheit, beobachtet. Allerdings ist hier der Anteil der hyperphosphorylierten Unterformen des τ-Proteins geringer (Bürger et al. 2006). In der Routinediagnostik sollte deshalb eine phosphorylierte Unterform des τ-Proteins mitbestimmt werden, die charakteristisch bei der Alzheimer-Demenz erhöht ist. Hierzu bietet sich die am Threonin 181 phosphorylierte an, da für sie ein ELISA allgemein erhältlich ist. Untersuchungen in Serumproben lieferten dagegen wechselnde Ergebnisse, sodass dieser Weg – trotz aller offenkundigen Vorteile, die ihn gegenüber der an eine Lumbalpunktion gebundenen Liquordiagnostik auszeichnen – bisher nicht Eingang in die Diagnostik finden konnte.

> **!** Erhöhte τ-Proteinspiegel sind schon bei Patienten mit LKB und beginnender Alzheimer-Demenz im Vergleich zu gesunden Probanden, aber auch depressiv Erkrankten, regelmäßig im Liquor cerebrospinalis nachweisbar (Abb. 4.15). Entsprechende Veränderungen sind für verschiedene phosphorylierte Formen des τ-Proteins bekannt, auch hier nimmt die LKB eine Mittelstellung zwischen gesunden Probanden und Patienten mit manifester Alzheimer-Demenz ein.

Einflüsse einer möglichen medikamentösen Therapie, insbesondere mit Psychopharmaka, wurden bisher nicht bestätigt (Schönknecht et al. 2003a, 2003b). τ-Proteinspiegel steigen mit dem Lebensalter, dieser Effekt ist jedoch für die klinische Diagnostik nur von untergeordneter Bedeutung. Ihre Bestimmung ist wie die des Aβ-Proteins mit ausreichend hoher Präzision möglich; allerdings wird Letzteres eher durch die Handhabung und Lagerung der Liquorproben beeinflusst. Schon aus praktischen Erwägungen sollten die Lumbalpunktionen am Morgen erfolgen, die gewonnene Liquorprobe sollte zügig aliquotiert und auf -80 °C gekühlt werden. Angesichts nicht grundsätzlich auszuschließender Laborfehler sollte ein Aliquot als Zweitprobe asserviert werden.

In zahlreichen Studien (Tab. 4.5), die u. a. von großen, internationalen Konsortien durchgeführt wurden, waren erhöhte τ-Spiegel bei Patienten mit LKB mit einem gesteigerten Risiko, eine Alzheimer-Demenz zu entwickeln, assoziiert. Zusätzlich wurden, ähnlich den Verhältnissen bei manifester Alzheimer-Demenz, reduzierte Spiegel des „langen" β-Amyloids 1–42 beschrieben. Stellvertretend sei hier die Erhebung eines europäisch-US-amerikanischen Konsortiums um Mattson et al. (2009) zitiert, das den prognostischen Wert der Liquordiagnostik bei 750 Patienten mit LKB, deren Verlauf über mehrere Jahre bekannt war, untersuchte. Patienten, die im Katamnesezeitraum eine Alzheimer-Demenz entwickelten, zeigten schon bei Studienbeginn erhöhte Konzentrationen des τ-Proteins und seiner phosphorylierten Form bei

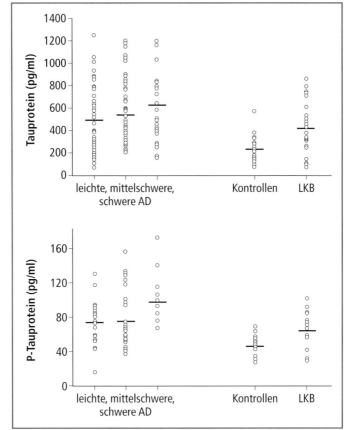

Abb. 4.15
Konzentrationen Gesamt- und Phospho-τ-(Threonin 181-)Protein-Spiegel (pg/ml) im Liquor cerebrospinalis bei Patienten mit leichter, mittelschwerer und schwerer Alzheimer-Demenz, LKB und Kontrollprobanden (mod. nach Schönknecht 2003a und b).

gleichzeitig reduzierten Spiegeln des „langen" β-Amyloids 1–42 gegenüber Patienten mit stabiler LKB und gesunden Kontrollen. Diese Befundkonstellation erreichte sogar im Vergleich zu einer kleineren Gruppe von Betroffenen, bei denen andere Demenzformen (28 vaskuläre Demenz, 14 Demenz mit Lewy-Körperchen, 7 frontotemporale Demenz, 10 andere Demenzen) entstanden, Signifikanzniveau.

Die Zusammenhänge zwischen den Veränderungen der Aβ- und τ-Proteinspiegel und den atrophischen Hirnveränderungen wurden in mehreren Studien bestätigt. Demnach korreliert die Reduktion der Spiegel des langen Aβ-Proteins mit der hippokampalen und temporalen Atrophie, die Steigerung des τ-Proteins dagegen auch mit über die Temporallappen hinausreichenden Veränderungen (Pantel u. Schröder 2006; Thomann et al. 2009a, 2009b).

In der Reihenfolge ihrer Entstehung wurden die Veränderungen von Aβ- und τ-Protein bisher lediglich von der Arbeitsgruppe um Blennow untersucht (Übersicht in: Blennow et al. 2010). In einer bevölkerungsbasierten Studie wies die Arbeitsgruppe eine Reduktion des „langen" Aβ-Proteins bei gesunden Älteren nach; die

Tab. 4.5   τ-Konzentrationen und Verlauf der LKB.

Studie	Untersuchungsgruppen Katamnesedauer	Marker	Ergebnisse
Schönknecht et al. 2007	80 Pat. mit LKB davon 24 Pat. mit Konversion 56 Pat. mit stabiler LKB 54 Pat. mit Major Depression 24 Gesunde über mehr als 12 Monate	Gesamt-τ Phospho-τ (Thyreonin 181)	Gesamt-τ u. Phospho-τ bei LKB gegenüber Major Depression u. Gesunden sig. erhöht. Größtes Konversionsrisiko bei LKB-Pat. mit stark erhöhten τ-Spiegeln
Ewers et al. 2007	88 Pat. mit LKB davon 45 Pat. mit Konversion 43 Pat. mit stabiler LKB 54 Gesunde über 12–36 Monate	Phospho-τ (Thyreonin 231)	Stark erhöhte Phospho-τ-Werte kündigen Konversion LKB zu AD an; Pat. mit stabiler LKB zeigen lediglich leicht erhöhte Spiegel
Mattson et al. 2009	750 Pat. mit LKB davon 330 Pat. mit Konversion 420 Pat. mit stabiler LKB 529 AD 304 Gesunde über mehr als 48 Monate	Amyloid β-42 Phospho-τ (Thyreonin 181) Gesamt-τ	Erhöhtes Phospho-τ und Gesamt-τ bei reduzierten β-Amyloid 1–42 bei LKB und AD gegenüber Gesunden. Diese Veränderungen waren für die Konversion LKB zu manifester AD prädiktiv.
Shaw et al. 2008	200 Pat. mit LKB davon 37 Pat. mit Konversion 163 Pat. mit stabiler LKB 102 Pat. mit AD 114 Gesunde 12 Monate	Amyloid β-42 Phospho-τ (Thyreonin 181) Gesamt-τ	33 der 37 konvertierten Patienten zeigten schon initial AD-typische Veränderungen der Liquorparameter.

τ-Proteinspiegel waren nicht verändert. Gleichzeitig hatte sich diese Befundkonstellation in einer unabhängigen Längsschnittstudie als Risikofaktor für die LKB erwiesen. Die Arbeitsgruppe diskutierte deshalb Veränderungen des Amyloidstoffwechsels als primären Schritt in der Entwicklung von LKB und Alzheimer-Demenz.

Diese Befunde machen eine Bestimmung von β-Amyloid und τ-Protein – Letzteres sowohl in Form seiner Gesamtfraktion als auch Konzentration der phosphorylierten Form – im Rahmen der Routinediagnostik sinnvoll. Dies gilt umso mehr für Zweifelsfälle oder die Abklärung der LKB, in denen der Nachweis erhöhter Spiegel auch für Therapieentscheidungen wichtig sein kann. Zumal sich die hierzu notwendige Lumbalpunktion weitgehend nebenwirkungsarm durchführen lässt, sollte die Untersuchung allen Patienten angeboten werden.

➤ Exkurs: Biomarker und Konversionsrisiko zur manifesten Alzheimer-Demenz

Nach den diskutierten Befunden eignen sich neurochemische Parameter und die mit bildgebenden Verfahren dargestellten Veränderungen als Biomarker für die klinische Diagnostik der LKB bzw. die Frühdiagnostik der Alzheimer-Demenz. Allgemein werden Biomarker als objektiv zu bestimmende neurobiologische Parameter definiert, die physiologische oder pathologisch-biologische Prozesse bzw. pharmakologische Reaktionen etwa auf ein Therapeutikum reflektieren. Biomarker können verschiedene Funktionen erfüllen, die im Folgenden aufgeführt werden (Pantel u. Hampel, in Druck):

- **Diagnostische Funktion:** Diagnostische Biomarker wie das β-Amyloid oder das τ-Protein können die klinische Diagnose oder Differenzialdiagnose, etwa zwischen LKB und Spätdepression erleichtern. Von geeigneten diagnostischen Biomarkern wird eine Sensitivität von mindestens 85 % und eine Spezifität von mindestens 75 % erwartet (Hampel u. Pantel 2008). Da es sich bei der LKB jedoch nicht um eine Krankheitsentität im engeren Sinne, sondern vielmehr zunächst um ein Risikosyndrom handelt, erscheint hierfür die Bezeichnung diagnostischer Biomarker nicht ganz passend. In diesem Zusammenhang rücken neben den prognostischen auch die möglichen Screeningfunktionen von Biomarkern in den Vordergrund.
- **Screeningfunktion:** Screeningmarker sollen frühe – im optimalen Fall noch asymptomatische – Krankheitsstadien erkennen helfen, sodass sich sekundärpräventive Maßnahmen einleiten lassen. Zielgruppe optimaler Screeningmarker wäre die Allgemeinbevölkerung. Diese Forderung kann mit den verfügbaren Screeningmarkern für die Alzheimer-Demenz nicht eingelöst werden, die aus methodischen Gründen – vor allem wegen der erforderlichen Lumbalpunktion – nur bei gegebener klinischer Indikation bestimmt werden können. In diesem Sinne lassen sich β-Amyloid und τ-Protein auch als Screening Marker auffassen, die eine präklinische Diagnose der Alzheimer-Demenz möglich machen.
- **Prognostische Funktion:** Prognostische Biomarker können den Verlauf einer Erkrankung unabhängig von einem möglichen Behandlungsverfahren voraussagen. Sie erfüllen damit eine ähnliche Funktion wie Screeningmarker, fokussieren jedoch auf den Verlaufsaspekt.
- **Prädiktive Funktion:** Prädiktive oder Stratifikationsmarker werden dazu eingesetzt, das Ansprechen eines Patienten auf eine spezifische Therapie voraus-

zusagen. Durch derartige Marker können einzelne Patienten als *Responder* im Vergleich zu wahrscheinlichen *Non-Respondern* klassifiziert werden. Für die LKB sind bisher keine geeigneten Marker, die diese Funktion erfüllen könnten, bekannt. Für die Alzheimer-Demenz wurden bisher insbesondere pharmakogenetische Parameter als Prädiktionsmarker untersucht (z. B. der Apo-E-Polymorphismus in Hinsicht auf das Ansprechen auf eine Behandlung mit Cholinergika). Sie werden in der Routine bisher jedoch nicht eingesetzt.

- **Monitoring Funktion:** Ein Monitoring-Marker soll den biologischen Krankheitsprozess im Verlauf wiedergeben und damit die Wirksamkeit eines Medikamentes im Behandlungsverlauf objektivieren. Monitoring-Marker, die mit wichtigen Verlaufsparametern einer Erkrankung eng assoziiert sind und diesen gewissermaßen zugrunde liegen, werden auch als
- **Surrogatmarker** bezeichnet. Bei der LKB kommt der Hippokampusatrophie in der Bildgebung ein entsprechender Wert zu, die deshalb bereits heute in klinischen Prüfungen als Surrogatmarker bestimmt wird.

Demnach können bei der LKB sowohl neurochemische Parameter als auch die mit bildgebenden Verfahren dargestellten zerebralen Veränderungen als Biomarker für Screening, Prognostik und Monitoringzwecke eingesetzt werden. Die neurochemischen Marker erzielten dabei in den bisher vorliegenden Studien Sensitivitäts- und Spezifitätswerte bis zu 90 % in Hinsicht auf das Kriterium „Konversion zur Demenz" (Hampel u. Pantel 2008). Zugunsten eines breiten Einsatzes in der Allgemeinbevölkerung werden Verfahren zur Bestimmung geeigneter Screeningmarker in Plasma- oder Serumproben untersucht, die jedoch noch nicht in Reichweite sind. Von den mit bildgebenden Verfahren gesicherten zerebralen Veränderungen hat die mesiotemporale Atrophie bei der LKB die größte prognostische Bedeutung im Hinblick auf das Konversionsrisiko zur manifesten Demenz. In Kombination mit neuropsychologischen Defiziten erreichen die Befunde den neurochemischen Markern durchaus ebenbürtige Sensitivitäts- und Spezifitätswerte (Pantel u. Schröder 2006).

Nahe liegend ist die Möglichkeit, anhand der neurobiologischen Marker und zusätzlichen klinischen Indikatoren, wie hohes Alter, Progredienz der kognitiven Defizite, genetische Merkmale und vaskuläre Erkrankungen oder Risikofaktoren ein „Hochrisikosyndrom" zu definieren, wie es unlängst als „MCI-plus" bezeichnet wurde (Förstl et al. 2009). Eine weitergehende Differenzierung mit Unterscheidung zwischen einer „präklinischen" und einer „prodromalen Alzheimer-Demenz" wurde von einer Expertengruppe vorgeschlagen (Dubois et al. 2007; Blennow et al. 2010). Während im „präklinischen" Stadium neurobiologische Auffälligkeiten isoliert bestünden, seien bei der „prodromalen Alzheimer-Demenz" kognitive Defizite im Sinne der LKB neben neurobiologischen Befunden, die typischerweise bei der Alzheimer-Demenz bestehen, nachweisbar (Blennow et al. 2010). Diese Differenzierung erscheint ohne Weiteres plausibel wird jedoch durch die gegenwärtig verfügbaren prospektiven Studien nur teilweise gestützt. Unabhängig davon können neurobiologische Marker im

Einzelfall wichtige Hinweise für Frühdiagnose, prognostische Einschätzung und ggf. Therapieindikation liefern (vgl. Kap. 5.3).

4.4 Zusammenfassung

Nach den diskutierten Befunden kann die LKB bereits klinisch diagnostiziert werden. Dies ist umso bemerkenswerter, als dass die LKB noch bis vor wenigen Jahren lediglich den Rang eines wissenschaftlichen Konstruktes einnahm, dass in der Praxis nur wenig Aufmerksamkeit erfuhr. Tatsächlich berücksichtigt die mit vertretbarem Aufwand mögliche Abgrenzung einer LKS als „symptomatische" Form der LKB oder einer durch eine depressive Störung verursachte Beeinträchtigung gleich zwei klinisch besonders wichtige Differenzialdiagnosen. In Abbildung 4.16 ist das diagnostische Vorgehen in Form eines Handlungsalgorithmus zusammengefasst:

Den Ausgangspunkt der Diagnostik bildet neben der Exploration mit klinischer Untersuchung insbesondere die Kontrolle wichtiger Laborparameter, wie sie in der Demenzabklärung schon lange etabliert sind. Auch die ausführliche neuropsycholo-

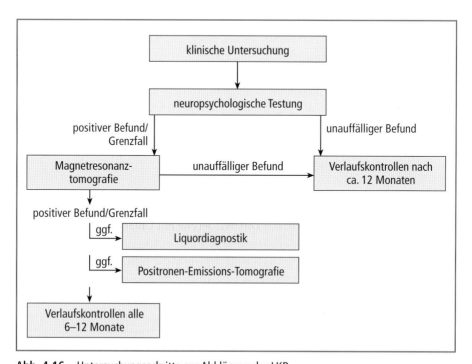

Abb. 4.16 Untersuchungsschritte zur Abklärung der LKB.

gische Testung ist in der Regel unverzichtbar. Durch die dann vorliegenden Befunde wird vielfach eine Indikation für die MRT des Gehirnschädels gegeben sein. Dies gilt gerade für Grenzfälle, etwa wenn angesichts einer hohen kognitiven Reserve die Möglichkeit falsch-negativer Testbefunde besteht. Weitergehende Maßnahmen, in erster Linie eine Liquordiagnostik sind bei fortbestehenden Unsicherheiten oder auf Wunsch der Patienten indiziert. Der Einwand, dass an dieser Stelle bei bis dahin negativen Befunden eine beginnende demenzielle Erkrankung im Sinne der LKB unwahrscheinlich sei, sich weitere Maßnahmen deshalb verböten, erscheint wenig begründet, da die Liquordiagnostik – vorbehaltlich weiterer klinischer Studien – von den verfügbaren Mitteln den entscheidenden pathogenetischen Prozessen am nächsten kommt. In jedem Fall sind Betroffene gerade über diesen Schritt genau aufzuklären. Bei unauffälliger Befundlage ist eine Verlaufskontrolle mit Ablauf eines Jahres sinnvoll.

Klinische Exploration und neuropsychologische Testung, strukturelle MRT und Liquordiagnostik haben nicht nur eine hohe Sensitivität und Spezifität in der Früherkennung der Alzheimer-Demenz, sondern auch in Längsschnittstudien ihren prognostischen Wert erwiesen. Ausgehend von den explorierten Befunden sind in der klinischen Praxis diese Maßnahmen nacheinander indiziert, wobei eine zumindest orientierende Testung in jedem Fall notwendig sein dürfte. Die einzelnen diagnostischen Schritte gehen stufenweise auseinander hervor und berücksichtigen die gegenwärtig fassbaren Ebenen der Alzheimer-Demenz. Dabei ist die strukturelle Bildgebung schon zum Ausschluss sekundärer Demenzursachen einschließlich möglicher Kontraindikationen gegenüber der für Liquorgewinnung und -diagnostik notwendigen Lumbalpunktion unverzichtbar. Nach aller klinischer Erfahrung dürfte bei der Mehrzahl der Betroffenen die Indikation zur MRT zu stellen sein. Die Liquordiagnostik liefert oft entscheidende Befunde; ihre Durchführung wird deshalb von vielen Betroffenen ausdrücklich gewünscht. Weitere diagnostische Maßnahmen, insbesondere eine PET, können entscheidende Hinweise bei schwierigen Befundlagen liefern.

Die Notwendigkeit einer derartigen Abklärung der LKB wurde häufig mit dem Hinweis auf die vermeintlich fehlenden therapeutischen Konsequenzen in Abrede gestellt. Dem ist entgegenzuhalten, dass schon die Differenzialdiagnose einer leichten kognitiven Störung das skizzierte Vorgehen ohne Weiteres indiziert sein lässt. Zudem sind schon heute eine Reihe sekundärpräventiver Maßnahmen bekannt, deren Einsatz wie die adäquate Behandlung psychopathologischer Begleitsymptome eine exakte und frühzeitige Diagnosestellung erfordert (vgl. Kap. 5 und 6). Mit der Entwicklung neuer, differenzierter therapeutischer Strategien dürfte die Früherkennung und Abklärung der LKB noch wichtiger werden. Nicht zuletzt erleben die Betroffenen eine derartige Diagnostik als Versuch, ihren Einbußen, Nöten und Beschwerden wenigstens auf dieser Ebene adäquat zu begegnen.

5 Therapeutische Ansätze

Bei der LKB handelt es sich um ein Risikosyndrom, dessen Verlauf von zahlreichen Faktoren neurobiologischer, psychischer und sozialer Art moduliert wird, die zum jetzigen Zeitpunkt nur eingeschränkt einer Therapie zugänglich sind. Hinzu kommen die diagnostischen Unsicherheiten, wie sie mit dem Status der LKB an der Nahtstelle zwischen physiologischem Altern und Alzheimer-Demenz notwendig verbunden sind. Nach Abschluss der Diagnostik sind die folgenden drei klinischen Szenarien möglich:

1. Sofern die Diagnostik eine LKS auf Grundlage einer hirneigenen oder -beteiligenden Erkrankung bringt, werden prognostische Aussagen möglich, aber gleichzeitig auch evidenzbasierte Therapien (seien diese nun ursächlich oder rein symptomatisch orientiert) abrufbar. Danach wird sich das therapeutische Vorgehen ausrichten.

2. In dem für die Patienten günstigsten Fall kann im Zuge des diagnostischen Prozesses eine definierte Hirnerkrankung einschließlich einer Alzheimer-Demenz mit relativ großer Sicherheit ausgeschlossen werden. Eine weiterführende Therapie ist in solchen Fällen unter Umständen nicht erforderlich.

3. Ein drittes Szenario ist wahrscheinlich in der Praxis am häufigsten: Nach Abschluss aller diagnostischen Maßnahmen ergibt sich die Diagnose einer LKB. Neben Vorstellungen zur Verlaufskontrolle werden die Betroffenen gerade dann auf präventive und andere therapeutische Möglichkeiten drängen, wobei natürlich mögliche Nebenwirkungen in besonderem Maße abzuwägen sind.

5.1 Der therapeutische Auftrag

Neben der Verbesserung bzw. Wiederherstellung der kognitiven Fähigkeiten steht die Verminderung bzw. Aufhebung des Leidensdrucks. Letzterer kann mittelbar im Gefolge der kognitiven Defizite entstehen oder aber auf die unklare Prognose zurückgehen.

Im ersten der oben dargestellten drei Szenarien ist der therapeutische Auftrag eindeutig, aber auch im zweiten Fall – dem relativ sicheren Ausschluss einer Alzheimer-Demenz – suchen viele Patienten verständlicherweise nach Wegen, ihre subjektiv als beeinträchtigt empfundene kognitive Leistungsfähigkeit zu verbessern. Die therapeutische Tätigkeit wird sich dann primär darauf konzentrieren, die Patienten hinsichtlich der Möglichkeiten einer Primärprävention (vgl. Kap. 5.2) zu beraten bzw. sie auch auf außerhalb therapeutischer Settings bestehende Trainingsangebote zu verweisen.

Die größte Unsicherheit bezüglich des weiteren therapeutischen Vorgehens besteht sicherlich bei Patienten, die dem dritten der dargestellten Szenarien zuzuordnen sind. Aus Sicht des Patienten sind zu diesem Zeitpunkt zwar eine Reihe von diagnostischen Maßnahmen durchgeführt worden, seine beiden Grundanliegen (Verbesserung der kognitiven Leistungsfähigkeit und Reduzierung des subjektiven Leidensdrucks) stehen jedoch nach wie vor im Raum. Bei weiterhin unklarem Krankheitswert bzw. unklarer Prognose wird der Patient im diagnostischen und häufig auch therapeutischen „Niemandsland" belassen. Gewiss kann in manchen dieser Fälle ein abwartendes – das heißt letztlich therapeutisch passives – Vorgehen sinnvoll und richtig sein. Es wird jedoch auch viele Fälle geben, in denen dies aus ethischen (s. u.) sowie individuellen Erwägungen nicht durchführbar bzw. sinnvoll erscheint. Letztlich wird die Frage danach, ob überhaupt therapeutische Maßnahmen eingeleitet werden sollen und wenn ja, mit welcher Intensität, erst nach einem klärenden Gespräch mit dem Patienten zu beantworten sein. Hierbei sollten die bestehenden Handlungsoptionen offen zur Sprache kommen. Die in diesem Kapitel diskutierten Befunde können auch dazu dienen, die Patienten möglichst realistisch und evidenzbasiert über die bestehenden therapeutischen Möglichkeiten aufzuklären.

5.2 Therapeutische Ziele

In diesem Kontext stellt sich ganz unmittelbar auch die Frage nach den adäquaten Zielen einer therapeutischen Intervention. Diese Frage ist unmittelbar mit der Definition sinnvoller, möglichst patientenrelevanter Endpunkte klinischer Therapiestudien verknüpft. Der Erfolg der Therapie kann grundsätzlich an einer Verbesserung der subjektiv empfundenen, jedoch insbesondere an der objektiv messbaren kognitiven Leistungsfähigkeit gemessen werden.

 Ein wichtiges Therapieziel (und damit auch der primäre Endpunkt vieler Therapiestudien) besteht darin, das Fortschreiten der kognitiven Defizite zu verhindern und damit letztlich den Übergang der LKB in eine klinisch manifeste Demenz zu verzögern.

Dieses Therapieziel beinhaltet somit eine präventive, im engeren Sinne sekundär präventive Absicht. Bei der Wahl dieses klinischen Endpunktes für Therapiestudien besteht sehr häufig das methodische Problem, das Eintreten des unverwünschten Ereignisses (also das Auftreten der Demenz) mit Hilfe möglichst valider Kriterien zu bestimmen. Die entsprechende Einschätzung kann jedoch auch im klinischen Alltag mit erheblichen Schwierigkeiten verbunden sein. Festzuhalten ist jedoch, dass bezüglich des Endpunktes „klinisches Fortschreiten" bzw. „Konversion zur Demenz" bereits die Stabilisierung des kognitiven Zustandes (und damit unter Umständen auch ein Fortbestehen der leichtgradigen kognitiven Defizite) als Therapieerfolg zu werten ist.

 Aus Sicht des Patienten sind all diejenigen therapeutischen Interventionen sinnvoll und angemessen, die seine Lebensqualität verbessern und eine adäquate Hilfestellung hinsichtlich seiner Alltagsbewältigung bieten.

Lebensqualitätsverbesserung kann dabei sowohl aus einer Reduktion des nicht selten bereits seit längerer Zeit bestehenden Leidensdrucks resultieren, aber auch aus einer Überbrückung bzw. Beseitigung alltagsrelevanter Funktionsdefizite. Diese nehmen bei der LKB zwar noch nicht das Ausmaß demenzassoziierter Funktionseinschränkungen ein, können gleichwohl jedoch in Form deutlich spürbarer Beeinträchtigungen insbesondere komplexer instrumenteller Aktivitäten des täglichen Lebens bestehen.

Die Bewertung therapeutischer Interventionen kann sowohl hinsichtlich ihrer Wirksamkeit auf die dargestellten Einzelaspekte vorgenommen werden als auch hinsichtlich der Beeinflussung mehrerer der genannten Ebenen. Einige der unten vorgestellten Therapieprogramme für ältere Menschen mit LKB beziehen vor diesem Hintergrund gezielt unterschiedliche Interventionen gleichzeitig mit ein (sogenannte multimodale Interventionen). Dies erscheint auch unter der theoretischen Annahme sinnvoll, dass zwischen den genannten Ebenen der Intervention vielfältige Interaktionen bestehen, die auch therapeutisch genutzt werden können. So kann z. B. eine Verringerung des subjektiven Leidensdrucks depressiven Entwicklungen vorbeugen, die ihrerseits wiederum ungünstig auf die kognitiven Funktionseinbußen zurückwirken könnten.

Die bereits heute verfügbaren therapeutischen Maßnahmen können grundsätzlich den folgenden fünf Bereichen zugeordnet werden:
- Patientenführung und psychotherapeutische Begleitung
- Neuropsychologische Rehabilitations- und Trainingsmaßnahmen
- Körperliches Training und sportliche Aktivität
- Medikamentöse Therapie
- Begleitende Behandlung der Komorbidität

Im Folgenden soll der Wissensstand über die Wirksamkeit dieser Interventionen bei Patienten mit LKB dargestellt und hinsichtlich seiner Relevanz für eine adäquate therapeutische Begleitung der Patienten gewichtet werden.

5.3   Aktuelle therapeutische Maßnahmen

5.3.1   Patientenführung und psychotherapeutische Begleitung

Epidemiologischen Untersuchungen zufolge ist die Prävalenz der LKB hoch und betrifft in repräsentativen Bevölkerungsstichproben in Abhängigkeit vom Lebensalter zwischen 20 bis über 30 % der älteren Bevölkerung (vgl. Kap. 1.2). Nicht jeder ältere Mensch, der in epidemiologischen Untersuchungen die diagnostischen Kriterien für die LKB erfüllt, verspürt einen subjektiv relevanten Leidensdruck. Von denjenigen Personen mit subjektiv relevantem Leidensdruck wiederum stellt sich nur ein Teil aufgrund der erlebten Beeinträchtigungen in der haus- oder fachärztlichen Sprechstunde vor. Systematische Untersuchungen über das Verhältnis des Gesamtanteils der Betroffenen zu denjenigen, die diagnostische Hilfe in Anspruch nehmen, liegen bisher nicht vor. Es ist jedoch wahrscheinlich, dass es sich bei denjenigen Personen, die sich aufgrund einer LKB in der ärztlichen Sprechstunde vorstellen, um eine selektierte Gruppe handelt, die durch einen vergleichsweise hohen Leidensdruck bzw. eine relativ ausgeprägte Selbstwahrnehmung der kognitiven Defizite charakterisiert ist. Diejenigen älteren Menschen, die ihre kognitiven Defizite entweder verleugnen oder aber gar nicht als problematisch empfinden, finden deutlich seltener ihren Weg in die Diagnostik (z. B. eine Gedächtnisambulanz), als diejenigen, die sich häufig schon seit Monaten, manchmal Jahren sorgenvoll mit ihrem Gedächtnisstörungen und deren möglichen Konsequenzen befassen. Gleichzeitig handelt es sich um eine Gruppe von Patienten, bei denen das Reflexionsvermögen bzw. die Introspektionsfähigkeit noch kaum beeinträchtigt sind und die häufig auch einen offenen und transparenten Umgang mit den Ergebnissen der Diagnostik und deren möglichen Konsequenzen wünschen. Diesem Bedürfnis muss auf ärztlicher bzw. therapeutischer Seite ein entsprechendes Angebot gegenüberstehen.

 Unter gar keinen Umständen sollte der Patient nach Abschluss der Diagnostik und Mitteilung der entsprechenden Ergebnisse sich selbst überlassen werden. Eine wertende Einschätzung des (individuellen) Risikos nach Abschluss der Diagnostik und das Angebot regelmäßiger Kontrolluntersuchung (im Abstand von ca. sechs Monaten) ist das Mindeste, was dem Patienten angeboten werden sollte.

Hierbei ist zu berücksichtigen, dass die bloße Mitteilung diagnostischer Ergebnisse, die möglicherweise noch die Einschätzung eines erhöhten Demenzrisikos beinhaltet, ungünstige Verläufe bis hin zu depressiven Reaktionsbildungen nach sich ziehen kann. Gerade in denjenigen Fällen, in denen die Diagnostik eine beginnende (präklinische) Demenzerkrankung nicht ausschließen kann bzw. diese sogar bestätigt, wird dem Patienten sein initialer Leidensdruck ja nicht genommen. Denn dieser Leidensdruck kann im Einzelnen durch die folgenden Aspekte bedingt sein:

- Antizipation des Fortschreitens der kognitiven Defizite mit der damit einhergehenden Bedrohung für das Selbst
- Scham und Angst vor Stigmatisierung durch die weiterhin drohende Demenzdiagnose
- Ungewissheit der Prognose („Damoklesschwert")
- Bei der LKB vorhandene, zum Teil bereits alltagsrelevante funktionelle Beeinträchtigungen

Die ausführliche Diagnostik impliziert somit eine Sorgfaltspflicht des Arztes, die neben einer möglichst sachlichen Aufklärung über die Relevanz der Befunde und die anstehenden präventiven und therapeutischen Maßnahmen auch (möglichst empathisch) die dargestellte Innenperspektive der Betroffenen adressieren sollte. Bei der Aufklärung über die Ergebnisse der Diagnostik ist neben dem Recht der Betroffenen auf Wissen auch zu berücksichtigen, dass allein das bessere Verständnis der erlebten Symptome bzw. Defizite erste Möglichkeiten der frühen Intervention und Sekundärprävention eröffnet. Der Betroffene kann sich frühzeitig und bewusst mit den möglichen Ursachen seiner Beeinträchtigung auseinandersetzen. Dies ist nicht zuletzt auch im Hinblick darauf von Bedeutung, für den Fall einer tatsächlich eintretenden Demenzerkrankung rechtzeitig Vorkehrungen zu treffen (einschließlich testamentarischer oder sonstiger Vorverfügungen).

Die Psychotherapie- und Rehabilitationsforschung hat sich in den vergangenen Jahren vermehrt den genannten Aspekten der subjektiven Krankheitsverarbeitung und ihren psychosozialen Auswirkungen in der Frühphase der Demenz zugewendet. Wie bereits erwähnt, lässt die in der Regel noch gut erhaltene Introspektionsfähigkeit in dieser Phase der Erkrankung eine bewusste und therapeutisch geführte Auseinandersetzung mit den möglichen Krankheitsfolgen zu und kann hier ggf. zur Prävention depressiver Entwicklungen bei dem Betroffenen (aber auch den Angehörigen) sowie zur Erschließung und Optimierung noch vorhandener Ressourcen verhelfen. Beispielhaft sei in diesem Zusammenhang das Projekt *Subjektive Krankheitsverarbeitung und Bewältigung der Demenz im Frühstadium (SUWADEM)* (Stechel et al. 2006) genannt. Andere Autoren wiederum wandten sich dem „sozialen Frühstadium der Alzheimer-Krankheit" und Aspekten der Krankheitsbewältigung im Familiensystem der Betroffenen zu (Langehennig u. Obermann 2006). Während die genannten Projekte sich insbesondere mit den psychosozialen Folgen der frühen, gleichwohl klinisch bereits manifesten Demenzerkrankung befassen, wurden die psychologische Innenperspektive von Patienten mit LKB nach Abschluss der Diagnostik und die sich hieraus ergebenden Komplikationen für eine psychotherapeutische Begleitung nicht systematisch untersucht. Da für die LKB – im Gegensatz zur bereits manifesten Demenz – bisher jedoch noch keine evidenzbasierten medikamentösen Interventionsmöglichkeiten existieren, gewinnen gerade hier psychosoziale Interventionen in der Rehabilitation und therapeutischen Begleitung eine besondere Bedeutung.

Da das Nachlassen von kognitiven Funktionen auch häufig mit Gefühlen wie Scham oder Ärger verbunden ist und dies möglicherweise zu einem sozialen Rückzug führt oder für die betroffenen Personen einen Stressor darstellt, kann es notwendig und hilfreich sein, diese Gefühle und die dazugehörigen dysfunktionalen Gedanken in Gruppen oder im Einzelsetting zu bearbeiten und funktionalere Kognitionen zu entwickeln. Es wird angenommen, dass hierdurch auch die sehr häufig bereits im Stadium der LKB vorhandenen depressiven Symptome vermindert bzw. der Ausbildung depressiver Syndrome vorgebeugt werden kann. Depressive Symptome können nicht nur per se die bestehenden kognitiven Defizite verstärken, sie können auch zu einem sozialen Rückzug führen bzw. diesen fördern. Dies wiederum kann einen funktionalen Umgang mit bemerkten Gedächtniseinbußen erschweren. In Abbildung 5.1 ist der oben beschriebene Zusammenhang anhand des psychologischen Defizitmodells der frühen Demenz (Pantel 2009) grafisch dargestellt.

> **!** Der psychotherapeutische Umgang mit dem Patienten sollte weniger die häufig ohnehin als schamhaft erlebten Defizite in den Mittelpunkt rücken, sondern möglichst ressourcenorientiert sein. Bereits vorhandene bzw. bewährte Copingstrategien sollten aufgegriffen und ggf. verstärkt und darüber hinaus – im optimalen Fall – neue Copingstrategien erarbeitet und erprobt werden.

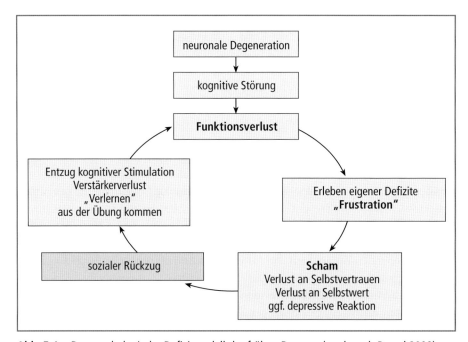

Abb. 5.1   Das psychologische Defizitmodell der frühen Demenz (mod. nach Pantel 2009).

In Anlehnung an Stechel et al. (2006) kann dabei zwischen praktischem und emotionalem Coping unterschieden werden. Während das *praktische Coping* eher einen funktionalen Umgang bzw. eine Überbrückung der kognitiven Defizite im Auge hat (z. B. Verwendung externer Gedächtnishilfen), zielt das *emotionale Coping* auf zentrale Aspekte der Krankheitsverarbeitung.

Entsprechend können die fokussierten Themen im Rahmen der psychotherapeutischen Begleitung der Patienten vielfältig sein. Ohne Anspruch auf Vollständigkeit sind im Folgenden mögliche Themen aufgeführt:

- Bearbeitung der subjektiven Wahrnehmung und Bewertung des eigenen Alterungsprozesses und altersbedingter Verluste
- Auseinandersetzung mit der bedrohenden Demenzdiagnose und den damit einhergehenden Affekten von Angst und Resignation
- Scham über die erlebten Defizite und damit einhergehende Beeinträchtigung des Selbstwertgefühls
- Auswirkungen von Stress und Möglichkeiten von Stressbewältigung
- Erleben von Selbstwirksamkeit im Gegensatz zu passivem Ausgeliefertsein und drohender Entmündigung

Bisherige Studien zu psychologischen Interventionen bei der LKB (und der leichten Demenz) wurden vorwiegend zur Wirksamkeit des kognitiven Trainings durchgeführt (s. u.). Systematische Untersuchungen zur Wirkung psychotherapeutischer Interventionen, die gezielt das praktische und emotionale Coping bei der LKB unterstützen, liegen bisher nur vereinzelt vor. Joosten-Weyn Banningh et al. (2008a) untersuchten mittels eines geleiteten Interviews, wie Betroffene mit der Diagnose LKB den kognitiven Abbau subjektiv erleben und damit umgehen. Es zeigte sich, dass sie Schwierigkeiten und Stress induzierende Befürchtungen bzgl. sozialer, psychologischer und alltagsbezogener Funktionsfähigkeiten haben, die die Entwicklung von Depressionen und sozialer Isolation begünstigen können. Vor diesem Hintergrund entwickelten und evaluierten die Autoren ein kognitiv-verhaltenstherapeutisches Gruppenprogramm für Personen mit LKB und ihre Angehörigen. Das Hauptziel dieser Intervention bestand in einer Stärkung der Fähigkeit der Teilnehmer, mit den kognitiven Defiziten auf eine funktionalere Weise umzugehen (adaptives Verhalten). Die Intervention wurde über einen Zeitraum von zehn Wochen in Gruppensitzungen von wöchentlich jeweils zwei Stunden durchgeführt. In einem Präpostvergleich der 22 Teilnehmer zeigten sich nach Abschluss der Intervention eine signifikant erhöhte Akzeptanz für die eigenen kognitiven Defizite sowie Hinweise für eine größere Zufriedenheit in der Partnerbeziehung. Bei den teilnehmenden Angehörigen (zumeist die Lebenspartner) konnte ein signifikant größeres Bewusstsein und Verständnis für die Gedächtnis- und Verhaltensbeeinträchtigungen des Partners festgestellt werden. Diese gewiss noch sehr vorläufigen Ergebnisse weisen darauf hin, dass kognitiv-verhaltenstherapeutische Interventionen bei Patienten mit LKB die Krankheitsbewältigung verbessern können, auch wenn in der zitierten Pilotstudie keine signifikanten Effekte auf die Zielvariablen Belastungserleben und Stimmung gezeigt werden konnten. Entsprechend ist der Forschungsbedarf in diesem Bereich noch sehr hoch.

Auch in Deutschland gibt es Gruppen und Einzeltherapieangebote für Patienten mit LKB bzw. beginnender Demenz, die die oben genannten Aspekte explizit mit einbeziehen. Diese Angebote bestehen bisher allerdings nur vereinzelt und werden zumeist nur an spezialisierten Zentren vorgehalten (z. B. Gedächtnisambulanzen der Universitätsklinika Frankfurt, Heidelberg oder der TU München). Im Folgenden soll kurz das in Frankfurt/Main entwickelte Gruppentherapieprogramm „Psychoedukation zur Alltags- und Krankheitsbewältigung – ein Training für Personen mit LKB (PAKT)"– vorgestellt werden:

Psychoedukation zur Alltags- und Krankheitsbewältigung – ein Training für Personen mit LKB (PAKT)

Das PAKT-Gruppenprogramm wurde speziell für die Bedürfnisse von Personen mit LKB entwickelt. Alle Teilnehmer des Programms haben zuvor eine strukturierte Diagnostik in der Gedächtnisambulanz der Universitätsklinik Frankfurt/Main durchlaufen. In dem Programm werden die Betroffenen über die möglichen Ursachen ihrer Symptome aufgeklärt, es wird vermittelt, wie aktive Sekundärprävention betrieben werden kann, der Aufbau und das Aufrechthalten von sozialen Kontakten wird gefördert und ungünstige, insbesondere depressionsfördernde Attributionsstile werden aufgedeckt bzw. bearbeitet. Weiterhin werden kompensatorische Merkstrategien und Möglichkeiten zum alltagsnahen Einsatz externer Gedächtnishilfen vermittelt. So soll auch die Eigeninitiative der Teilnehmer und begleitend das Gefühl der Selbstwirksamkeit gefördert werden. Ganz bewusst werden in dem Programm auch die noch vorhandenen Ressourcen der Teilnehmer betont und zu ihrer Nutzung ermutigt. Das PAKT-Programm wird in einer geschlossenen Gruppe von maximal zwölf Personen unter der Leitung einer Psychologin angeboten. Das Programm umfasst zwölf Sitzungen und zwei Nachtreffen mit einer jeweiligen Dauer von anderthalb Stunden. Die zwölf Sitzungen erstrecken sich über einen Zeitraum von drei bis vier Monaten, die Nachtreffen finden drei bzw. sechs Monate nach der letzten Gruppensitzung statt. Die inhaltlichen Schwerpunkte der Gruppe können wie folgt dargestellt werden:

- **Psychoedukation:** Die Teilnehmer erhalten Informationen über Ursachen und mögliche Verlaufsformen kognitiver Beeinträchtigungen im Alter einschließlich der Vermittlung von Modellen der Gedächtnisfunktion. Weiterhin werden Informationen über Möglichkeiten der Sekundärprävention (z. B. lebensstilbezogene Faktoren, Ernährung, körperlich-geistige Aktivität) gestellt. Darüber hinaus werden Informationen über rechtliche Implikationen der kognitiven Störungen (z. B. in Hinsicht auf die Fahrtüchtigkeit oder Erteilung von Vollmachten etc.) sowie Hilfs- und Unterstützungsmöglichkeiten vermittelt.
- **Alltagspraktische Hilfestellungen**: Die zu vermittelnden alltagspraktischen Hilfestellungen beziehen sich auf die individuellen Bedürfnisse und Probleme der Gruppenteilnehmer. Es handelt sich nicht um ein „Gehirnjogging" in der Gruppe,

sondern vielmehr um die Identifizierung und Erschließung vorhandener Ressourcen der Teilnehmer mit möglichst alltagsnaher Umsetzung. Darüber hinaus werden allgemeine Hinweise zur praktischen Bewältigung und Kompensation der kognitiven Defizite gegeben (z.B. Einsatz externer Gedächtnishilfen).

- **Krankheitsbewältigung:** Bei der Leitung der Gruppe herrscht allgemein eine psychotherapeutische Orientierung vor. Ängste vor der drohenden Progression der Erkrankung und ihren möglichen Konsequenzen werden gezielt thematisiert und damit enttabuisiert. Störungsbedingte Konflikte (die z.B. nicht selten im Rahmen der Partnerschaft und des familiären Umfelds auftreten) werden bearbeitet. Die Teilnehmer werden mit Grundlagen des Stressmanagements vertraut gemacht.
- **Aktivierung von Selbsthilfepotenzial:** Die Teilnehmer der Gruppe sollen zum gegenseitigen Austausch – auch außerhalb des engeren Gruppenprogramms – angeregt werden. Allgemein steht die Förderung der Autonomie und Selbstwirksamkeit der Teilnehmer im Vordergrund. Die Gruppe eröffnet auch die Möglichkeit, nach Abschluss des strukturierten Gruppenprogramms diese in Form einer Selbsthilfegruppe oder auch informell durch Pflege der sozialen Kontakte weiterzuführen.

Unsere praktischen Erfahrungen mit der Durchführung des PAKT-Programms erweisen sich bisher als sehr vielversprechend. Eine erste, vorläufige Erfassung der Wirksamkeit weist auf eine Verbesserung der Lebenszufriedenheit und eine Erhöhung der Alltagsaktivitäten bei den Teilnehmern hin. Keine Veränderungen ließen sich im Bezug auf die dysfunktionalen Einstellungen feststellen. Viele Teilnehmer berichteten jedoch, sich am Ende der Gruppe deutlich entlastet gefühlt zu haben. Wir vermuten, dass der entlastende Effekt des Gruppenprogramms vor allem auf eine erhöhte Selbstwirksamkeit und auf die soziale Unterstützung innerhalb der Gruppe zurückzuführen ist. Dies wird auch durch den Selbstbericht der Teilnehmer bestätigt. Zur Überprüfung der Wirksamkeit des PAKT-Programms in Hinsicht auf die Variablen Lebenszufriedenheit, depressive Symptome, Alltagsaktivitäten, Selbsteinschätzung und dysfunktionale Einstellungen wurde eine kontrollierte Interventionsstudie geplant, deren Ergebnisse zurzeit noch ausstehen.

Kognitiv-verhaltenstherapeutische ressourcenorientierte Therapie früher Demenzen im Alltag (KORDIAL)

Auch das von Kurz et al. (2008) konzipierte Programm nutzt verhaltenstherapeutische Techniken, um die soziale Teilhabe und Lebensqualität der kognitiv beeinträchtigten Teilnehmer zu fördern. Im Gegensatz zum PAKT-Programm handelt es sich jedoch um ein einzeltherapeutisches Setting, das sich primär an Patienten richtet, bei denen eine (beginnende) Alzheimer-Demenz bereits klinisch gesichert ist. Diese Patienten haben das Stadium der LKB also bereits überschritten. Ähnlich wie bei PAKT wird auch bei

> KORDIAL ein ressourcenorientiertes Vorgehen zur Prävention depressiver Entwicklungen, zur Förderung des positiven Emotionalerlebens und zur Entwicklung eines der Erkrankung angemessenen Selbstkonzepts in den Mittelpunkt gestellt. Weitere Interventionen betreffen Biografiearbeit sowie die Erarbeitung einer aktivitätsfördernden Tages- und Wochenstruktur. Die Wirksamkeit von KORDIAL wurde unlängst im Rahmen einer multizentrischen Studie an 400 Patienten überprüft.

Die inhaltlichen Konzeptionen von PAKT und KORDIAL beruhen bisher weitgehend auf theoretischen Grundannahmen, klinischen Beobachtungen und Erfahrungen mit Patienten im Einzel- oder Gruppensetting sowie einzelnen empirischen Untersuchungen. Auch wenn es daher bisher nur wenig Evidenz aus größeren systematischen wissenschaftlichen Untersuchungen gibt, weisen die bisherigen Erfahrungen nachdrücklich darauf hin, dass es für das Wohlergehen und auch den Krankheitsverlauf von Patienten mit LKB von großer Bedeutung ist, die Betroffenen nicht nur mit einer „Frühdiagnose" mit unklarer Prognose aus der Sprechstunde zu entlassen, sondern ihnen parallel zur und im Anschluss an die diagnostische Klärung betreuende und unterstützende Angebote zu machen.

! Bis zum Vorliegen wissenschaftlich robuster Wirksamkeitsnachweise der vorgeschlagenen Interventionen sollten alle in der Betreuung von Patienten mit LKB involvierten therapeutischen Berufsgruppen ermutigt werden, die subjektive Perspektive der Betroffenen in Hinsicht auf adäquate beratende, stützende und selbstwerterhaltende Interventionen ganz gezielt mit einzubeziehen.

Dies gilt in besonderem Maße, wenn es in der Auseinandersetzung mit den kognitiven Defiziten bei den Betroffenen bereits zu klinisch relevanten Anpassungsstörungen oder depressiven Symptombildungen gekommen ist.

5.3.2 Neuropsychologische Trainings- und Rehabilitationsprogramme

In der Vergangenheit konnte gezeigt werden, dass gesunde ältere Menschen von kognitiven Trainingsprogrammen profitieren können, auch wenn die Fragen nach der Nachhaltigkeit der Effekte sowie nach dem Alltagstransfer der jeweils antrainierten Funktionsverbesserungen noch nicht abschließend geklärt sind (s. Kap. 6.2.1). In einer der bisher größten diesbezüglich randomisierten und kontrollierten Interventionsstudien – der ACTIVE-Studie (Ball et al. 2002) – wurde insbesondere die Hypothese überprüft, ob die Teilnahme an einem (vierarmigen) Programm zum Training kognitiver Fähigkeiten neben einer Verbesserung der jeweils spezifischen kognitiven

Funktionen auch einen Langzeiteffekt auf jene Alltagsaktivitäten hat, die zu einer längeren Unabhängigkeit in der Selbstversorgung beitragen. Zielgruppe des Programms waren jedoch nicht primär Personen mit einer LKB, sondern vielmehr freiwillige Personen aus der älteren Bevölkerung. Teilnehmer mit nachweisbarer kognitiver Beeinträchtigung wurden von der Analyse ausgeschlossen. Eine ausführlichere Darstellung und Diskussion der Ergebnisse der ACTIVE-Studie findet sich im Kapitel 6.2.1.

Ob die durchaus beeindruckenden Interventionseffekte dieses und ähnlicher Trainingsprogramme auch für Patienten mit LKB zu erwarten sind, ist unklar. In den letzten Jahren wurde zwar eine Reihe von Trainingsstudien bei Probanden mit LKB durchgeführt, bei sehr heterogenen Designs und kleinen Fallzahlen der publizierten Studien, fällt eine abschließende Beurteilung jedoch schwer. Eine Übersicht gibt die Tabelle 5.1. Auf ausgewählte Einzelergebnisse soll im Folgenden kurz eingegangen werden.

Ausgewählte Trainingsstudien

Olazarán et al. (2004) untersuchten den *Einfluss einer kognitiv-motorischen Intervention* auf Patienten mit LKB und leichtgradiger Alzheimer-Demenz. Die Intervention beinhaltete kognitives Training und Realitätsorientierung sowie soziale und psychomotorische Aktivitäten. Zusätzlich bekamen die Patienten eine medikamentöse Therapie mit Acetylcholinesterase-Hemmern. Trainierte Patienten konnten ihre Übungsgewinne über sechs Monate (kognitive Endpunkte) bzw. zwölf Monate (affektiv-emotionale Endpunkte) aufrechterhalten oder sogar verbessern. Insgesamt führte das Interventionsprogramm zu einer positiveren Stimmung und zu kognitiven Gewinnen.

Talassi et al. (2007) untersuchten die Wirksamkeit eines *computergestützten Trainingsprogramms spezifischer kognitiver Leistungen* im Vergleich mit einem unspezifischen computergestützten Trainingsprogramm. Das spezifisch kognitive Trainingsprogramm verbesserte den kognitiven und affektiven Status der Patienten. Von Interesse ist darüber hinaus, dass kognitive Interventionen am wirkungsvollsten in Kombination mit Interventionen zu sein scheinen, die psychosoziale Faktoren mitberücksichtigen und die die Selbstregulierungsfähigkeit fördern (z. B. West u. Yassuda 2004).

Londos et al. (2008) untersuchten 15 Patienten mit LKB, die an einem *Gruppentrainingsprogramm für Gedächtnisstrategien* teilnahmen. Das Programm beinhaltete neben dem Training kompensatorischer Gedächtnisstrategien auch Psychoedukation über Gehirn und Gedächtnis und Faktoren, die das Gedächtnis beeinflussen können. Die Ergebnisse zeigten einige Verbesserungen im Bereich Kognition und eine Verbesserung der Zufriedenheit und Lebensqualität.

Eine mögliche *Intervention zur Verbesserung des episodischen Gedächtnisses* stellten Belleville et al. (2006) vor. Sie führten eine kognitive Interventionsstudie bei Personen mit LKB durch, die signifikante Verbesserung des episodischen Gedächtnisses bewirkte. Ein wichtiger Punkt war neben dem kognitiven Training eine Verbesserung des Selbstwirksamkeitserlebens der Versuchsteilnehmer. Dies hatte positive Auswir-

Tab. 5.1 Klinische Studien zur Wirksamkeit kognitiver Trainings- und Rehabilitationsprogramme bei der LKB.

Autoren/Titel	Methode	Randomisiert/ Kontrollgruppe	Anzahl (n)	Ergebnisse
Rapp et al. (2002) Memory enhancement training for older adults with MCI: a preliminary study	Überprüfung der Wirksamkeit einer verhaltens- und kognitiven Behandlung. Ziel: Verbesserung der Gedächtnisleistung u. Einstellung der Patienten zu ihrem Gedächtnis. Interventionsgruppe: 6 wöchentl. Sitzungen à 2 Std. Kontrollgruppe: keine Intervention, Infomaterial am Ende der Studie.	Ja/Ja	19 LKB 9 IG 10 KG	Bessere Bewertung der eigenen Gedächtnisleistung nach Beendigung der Intervention u. nach 6 Monaten. Keine Unterschiede in der Gedächtnisleistung nach Test, aber nach 6 Monaten tendenziell besserer Abruf von Wortlisten.
Günther et al. (2003) Longterm improvements in cognitive performance through computer-assisted cognitive training: a pilot study in a residential home for older people	Computergestütztes kognitives Training für Personen mit altersassoziierten Gedächtnisdefiziten. 14 Wochen Training: Informationsverarbeitungsgeschwindigkeit, Lernen; Interferenzneigung.	Nein/Nein	19	Unmittelbar nach dem Training signifikante Verbesserung von Arbeitsgedächtnis, Informationsverarbeitungsgeschwindigkeit, Lernen und Interferenzneigung. Anhaltende Trainingseffekte auf das episodische und das Arbeitsgedächtnis über 5 Monate.
Cipriani et al. (2006) Outcomes of a computer-based cognitive rehabilitation program on Alzheimer's disease patients compared with those on patients affected by mild cognitive impairment	Computergestütztes kognitives Training für Patienten mit AD, LKB und MSA mit der modifizierten Software für neuropsychologisches Training (NPT). Stimulation verschiedener kognitiver Funktionen durch Übungen. 2 Trainingsprogramme pro Patient, dazwischen Pause von 4–8 Wochen. Einzeltrainingsprogramm 13–45 Min. an 4 Tagen pro Woche über 1 Monat.	Nein/Nein	10 AD 10 LKB 3 MSA	Vergleich Baseline und 3 Monate nach Intervention. AD und LKB verbesserten sich im NPT. AD: Verbesserung in Gedächtnis, Wahrnehmung, Aufmerksamkeit. LKB: zusätzlich Verbesserung im Arbeitsgedächtnis, aber nicht in der Wahrnehmung. MSA: keine signifikanten Verbesserungen.

Tab. 5.1 (Fortsetzung)

Autoren/Titel	Methode	Randomisiert/ Kontrollgruppe	Anzahl (n)	Ergebnisse
Rozzini et al. (2006) Efficacy of cognitive rehabilitation in patients with mild cognitive impairment treated with cholinesterase inhibitors	Randomisierte Längsschnittstudie zu neuropsychologischen Leistungen bei Patienten mit LKB. Prätest-/Posttest-Vergleich. Interventionen: NPT, drei Blöcke à 20 1-stünd. Sitzungen 5-mal pro Woche, 1 Monat lang; 2 Monate Pause zw. den Blöcken und ChEI-Gabe oder nur ChEI-Gabe.	Ja/Ja	59 LKB 15 TNP/ ChEI 22 nur ChEI, 22 keine Behandl.	Langzeitwirkung von NPT und ChEI-Gabe: Verbesserung von unterschiedlichen kognitiven Bereichen (episod. Gedächtnis, abstraktes Denken) und Verhaltensbereichen (weniger depressive Symptomatik, Anspannung, Apathie). Nur ChEI-Gabe: weniger depressive Symptomatik. Gruppe ohne Intervention: keine Veränderung.
Belleville et al. (2006) Improvement of Episodic Memory in Persons with Mild Cognitive Impairment and Healthy Older Adults: Evidence from a Cognitive Intervention Program	Kontrollierte Studie zur Überprüfung der Wirksamkeit von kognitivem Training bei Personen mit LKB. Prätest-/Posttest-Vergleich. Intervention: Merkstrategien für das episodische Gedächtnis. 8 Sitzungen pro Woche à 120 Min.	Nein/Nein	21 IG (20 LKB, 9 Ges.) 16 KG (8 LKB, 8 Ges.)	Interventionsgruppe: Verbesserung der episodischen Gedächtnisleistungen, des Wohlbefindens und der subjektiven Gedächtnisleistung. Keine Verbesserungen bei der Wartekontrollgruppe.

Tab. 5.1 (Fortsetzung)

Autoren/Titel	Methode	Randomisiert/ Kontrollgruppe	Anzahl (n)	Ergebnisse
Nagy et al. (2007) Cognitive sequence learning in Parkinson's disease and amnestic mild cognitive impairment: Dissociation between sequential and non-sequential learning of associations	Vergleich von kognitivem Sequenzlernen bei Patienten mit Parkinson und aLKB: Verkettungsaufgabe, Trainingsphase mit schrittweisem Lernen von S-R-Assoziationen und Feedback, Testphase benötigt Kontextinformation der S-R-Assoziationen (Position innerhalb der Sequenz).	Nein/Nein	20 KG (Ges.) 14 aMCI 16 Parkins. aMCI	Parkinsonpatienten mit Dysfunktionen der Basalganglien mit Problemen i. d. Trainingsphase: schlechteres Lernen von Assoziationen aber Aufrechterhalten des sequenziellen Charakters Patienten mit Dysfunktion des medialen Temporallappens mit Problemen i. d. Testphase: non-sequenzielles Lernen von Assoziationen nicht beeinträchtigt, aber Probleme in Verbindung mit Kontextinformation.
Bennett et al. (2006) Memory Evaluation in Mild Cognitive Impairment using Recall and Recognition Tests	Untersuchung von Wiederabruf und Wiedererkennen bei LKB. Messung: USC-Repeatable Episodic Memory Test.	Nein/Ja	21 LKB 30 KG	LKB-Patienten: schlechtere Leistungen im freien Abruf, bei Ja-/Nein-Wiedererkennen. bei Forced-choice-Wiedererkennung. Gute Unterscheidung von Ja-/Nein-Wiedererkennen bei LKB- und Kontrollgruppe. Kombination aus Tests (freier Abruf und Wiedererkennen) könnte hilfreich sein, Beeinträchtigungen im episodischen Gedächtnis zu bestimmen, da diese bei LKB und AD auftreten.

Tab. 5.1 (Fortsetzung)

Autoren/Titel	Methode	Randomisiert/ Kontrollgruppe	Anzahl (n)	Ergebnisse
Talassi et al. (2007) Effectiveness of a cognitive rehabilitation program in mild dementia and MCI: A case control studiy	Computergestütztes kognitives Trainingsprogramm.	Nein/Ja	37 LKB 29 MD	Verbesserung des kognitiven und affektiven Status der LKB- u. MD-Patienten. Trainingsprogramm ohne punktuelle Stimulation von kognitiven Funktionen zeigte keine signifikanten Effekte.
Wadley et al. (2007) Changes in everyday function in individuals with psychometrically defined mild cognitive impairment in the advanced cognitive training for independent and vital elderly study	3-jährige Längsschnittstudie zur Untersuchung der Veränderungsverläufe (instrumenteller) Alltagsfunktionen bei Gesunden und Patienten mit aMCI, nicht-amnestischer MCI und Multidomain-MCI. Verwendung von Selbstauskunftsdaten der ACTIVE-Studie.	Ja/Ja	344 LKB 2110 Ges.	Teilnehmer mit LKB zeigten über den Studienverlauf einen schnelleren Abfall bei instrumentellen Aktivitäten des täglichen Lebens als gesunde Probanden. Allerdings wurden die Diagnosen retrospektiv gestellt.
Wenisch et al. (2007) Cognitive stimulation intervention for elders with mild cognitive impairment compared with normal aged subjects: preliminary results	Untersuchung kognitiver Stimulationsprogramme für Patienten mit LKB. Prätest-/Posttest-Vergleich.	Nein/Ja	12 LKB 12 Ges.	Stärkerer Interventionseffekt bzgl. der Verbesserung des assoziativen Gedächtnisses für LKB-Patienten als für Gesunde. → LKB-Patienten können durch die Intervention Defizite im assoziativen Gedächtnis kompensieren.

Tab. 5.1 (Fortsetzung)

Autoren/Titel	Methode	Randomisiert/ Kontrollgruppe	Anzahl (n)	Ergebnisse
Londos et al. (2008) Effects of a goal-oriented rehabilitation program in mild cognitive impairment: a pilot study	Untersuchung, ob mit Rehabilitationsprogramm für TBI auch LKB-Patienten kompensatorische Gedächtnisstrategien entwickeln können. 8 Wochen an 2,5 Tagen pro Woche, Prätest-/Posttest-Vergleich. 6-Monate-Follow-up-Vergleich.	Nein/Nein	15 LKB	Signifikante Verbesserung nach 6 Monaten in Kognition, gesteigerte Zufriedenheit und Leistung bei alltäglichen Tätigkeiten, höhere Lebensqualität. Vergleich mit Kontrollgruppe erwünscht.
Tsai et al. (2008) Evaluation of effect of cognitive intervention programs for the community-dwelling elderly with subjective memory complaints	Vergleich der Effizienz von kognitivem Training (CT) und kognitiver Stimulation (CS) bei Patienten mit subjektiven Gedächtnisbeschwerden (SMC). CT: 10 x 2-stündige Sitzung 2 x pro Woche. CS: 8 x 1,5-stündige Sitzung 1x pro Woche. Prätest-/Posttest-Vergleich. 6-Monate-Follow-up.	Nein/Nein	25 SMC 11 CS 14 CT	Trainingseffekte in beiden Interventionen, auch nach 6 Monaten: Verbesserung der allgemeinen kognitiven Leistung. CT: Verbesserung im verbalen Gedächtnistest. CS: Verbesserung der exekutiven Funktionen.

Tab. 5.1   (Fortsetzung)

Autoren/Titel	Methode	Randomisiert/ Kontrollgruppe	Anzahl (n)	Ergebnisse
Kurz et al. (2008) Cognitive rehabilitation in patients with mild cognitive impairment	4-wöchiges tagesklinisches kognitives Gruppen-Rehabilitationsprogramm. Intervention: Aktivitätenplanung, Selbstsicherheitstraining, Entspannungstechniken, Stressmanagement, Nutzung von externen Merkhilfen, Gedächtnistraining, motorische Übungen.	Nein/Ja	18 LKB 10 MD 12 LKB/ KG	LKB-Patienten: nach 4 Wochen signifikante Verbesserungen im verbalen und nonverbalen episod. Gedächtnis, Steigerung der Aktivitäten des tägl. Lebens und Verbesserung der Stimmung. MD-Patienten: keine signifikanten Verbesserungen. Wartekontrollgruppe: ein signifikanter Retest-Effekt im verbalen Gedächtnis, aber keine Verbesserung in Aktivitäten des tägl. Lebens oder der Stimmung. Insgesamt profitierten LKB-Patienten von einem kognitiven Multikomponenten-Rehabilitiationsprogramm.
Greenaway et al. (2008) A behavioral rehabilitation intervention for amnestic mild cognitive impairment	6-wöchiges Trainingsprogramm im Umgang mit dem Memory Support System/MSS (kalendarisches Organisationssystem für LKB-Patienten). Prätest-/Posttest-Vergleich, Follow-up.	Nein/Nein	20 LKB	Signifikante Verbesserung im Umgang mit dem MSS nach dem Training. 95 % Übereinstimmung mit MSS im Posttest, 89 % im Follow-up. Mittlere Effektstärke für Verbesserungen in gedächtnisrelevanten Tätigkeiten des täglichen Lebens, Verbesserung der Stimmung und des Selbstbewusstseins.

Tab. 5.1 (Fortsetzung)

Autoren/Titel	Methode	Randomisiert/ Kontrollgruppe	Anzahl (n)	Ergebnisse
Troyer et al. (2008) Changing everyday memory behaviour in amnestic mild cognitive impairment: a randomized controlled trial	Gruppenbasiertes Gedächtnistraining und Psychoedukation über Lebensstil zur Verbesserung des alltäglichen Umgangs mit dem Gedächtnis.	Ja/Ja	54 aMCI	Interventionsgruppe: Verbesserung des Wissens und des Einsatzes von Gedächtnisstrategien auch noch 3 Monate nach Intervention im Vergleich zur Wartekontrollgruppe. LKB-Patienten können das Wissen über Gedächtnisstrategien erwerben, behalten und im Alltag umsetzen. Dadurch evtl. längere funktionale Unabhängigkeit. Keine Gruppenunterschiede in objektiven Gedächtnisleistungstests.
Hampstead et al. (2008) Explicit memory training leads to improved memory for face-name pairs in patients with mild cognitive impairment: results of a pilot investigation	Training der Gesicht-Name-Assoziation mit LKB-Patienten anhand spezifischer Memory-Strategien (phonological cue). Prätest-/Posttest-Vergleich.	Nein/Nein	8 LKB	Signifikante Verbesserung der Wiedererkennung für trainierte Stimuli, mindestens 1 Monat stabil. Weniger signifikante Verbesserung für neue Stimuli. Möglicherweise Generalisierung der Trainingseffekte. Replikation mit Kontrollgruppe wünschenswert.

Tab. 5.1 (Fortsetzung)

Autoren/Titel	Methode	Randomisiert/ Kontrollgruppe	Anzahl (n)	Ergebnisse
Joosten-Weyn Banningh et al. (2008b) A cognitive behavioral group therapy for patients diagnosed with mild cognitive impairment and their significant others: feasibility and preliminary results	10-wöchige kognitive Verhaltensgruppentherapie (4 Gruppen à 2 Std.) für LKB-Patienten und nächste Angehörige. Ziel: Stärkung d. Anpassungsverhaltens, z. B. durch Strategien zur Verbesserung d. Gedächtnisses, therapeutisches Angebot, Entspannungstechniken etc. Prätest-/Posttest-Vergleich.	Nein/Nein	22 LKB	Keine Veränderungen bzgl. der Stimmungslage oder Depressivität. LKB-Patienten: signifikant höherer Grad an Akzeptanz und positiver Trend bzgl. der ehelichen Zufriedenheit. Besseres Verständnis von Angehörigen für Gedächtnis- und Verhaltensprobleme der LKB-Patienten. Effektivität des Programms soll an 70 Paaren in kontrolliertem Design weiter überprüft werden.

AD = Alzheimer-Demenz; ChEI = Cholinesterase-Inhibitoren; LKB = leichte kognitive Beeinträchtigung; aMCI = amnestisches Mild Cognitive Impairment; MD = Milde Demenz; MSA = Multisystematrophie; SMC = Subjective Memory Complaints; TBI = Traumatic Brain Injury; IG = Interventionsgruppe; KG = Kontrollgruppe; ges. = gesund; NPT = neuropsychologisches Training

kungen auf subjektiv wahrgenommene Gedächtnisdefizite und auf das subjektive Wohlbefinden der Teilnehmer.

Die in den bisherigen Studien eingesetzten Interventionen lassen sich im Wesentlichen den folgenden Gruppen zuordnen:

- Die Teilnehmer werden gezielt in der Anwendung von Gedächtnisstrategien und externen Gedächtnishilfen geschult (z. B. Belleville et al. 2006; Hampstead et al. 2008; Greenaway et al. 2008)
- Einsatz von computergestützten kognitiven Trainingsprogrammen (z. B. Günther et al. 2003; Cipriani et al. 2006; Talassi et al. 2007; Wenisch et al. 2007)
- Trainingsprogramme mit unterschiedlichen Kombinationen multimodaler Interventionen einschließlich Psychoedukation, Entspannungstraining, kognitive Stimulation, kognitives Training, motorisches Training sowie kognitiv-verhaltenstherapeutische Elemente (Rapp et al. 2002; Olazaràn et al. 2004; Yan u. Dick 2006; Londos et al. 2008; Kurz et al. 2008; Troyer et al. 2008)

Ähnlich heterogen wie die eingesetzten Interventionen waren auch die untersuchten Endpunkte, zu denen neben spezifischen oder globalen kognitiven Leistungsparametern auch die Alltagsfunktion, die Stimmung sowie die Lebensqualität der Teilnehmer zählten. Keine der bisher vorgelegten Studien untersucht explizit, ob die durchgeführte Trainingsmaßnahme hinsichtlich der Konversionsrate zur Demenz (Sekundärprävention) Wirksamkeit entfaltet. Angesichts der geringen Fallzahlen und der in der Regel nur relativ kurzen Katamnesezeiträume wäre diese Frage aufgrund der bisher vorliegenden Daten vermutlich auch nicht zuverlässig zu beantworten. In vielen Studien werden lediglich Präpostvergleiche mitgeteilt, ohne dass eine adäquate Kontrollbedingung mitgeführt wird (Günther et al. 2003; Hampstead et al. 2008; Londos et al. 2008; Greenaway et al. 2008). Andere Studien verwenden entweder ein Wartekontrollgruppen-Design (z. B. Kurz et al. 2008; Troyer et al. 2008) oder schließen Kontrollgruppen unterschiedlicher Provenienz ein (kognitiv gesunde ältere Personen, Patienten mit leichter Alzheimer-Demenz oder Patienten mit multiplen Systematrophien). Die Mehrzahl der vorgelegten Studien berichten positive Effekte auf die erhobenen Parameter, einschließlich spezifischer Gedächtnis- und Kognitionsverbesserungen, Verbesserungen der Alltagsfunktion, der Stimmung sowie der motorischen Kontrolle. Andere Studien weisen zwar keinen optimierbaren Effekt auf die untersuchten Funktionsparameter auf oder geben lediglich eine Stabilisierung der kognitiven Funktionen an, beobachten jedoch Veränderungen auf subjektiv relevante Variablen (so etwa die subjektive Einschätzung der eigenen Gedächtnisleistung oder das Wissen über bzw. der Einsatz von Gedächtnisstrategien).

Zusammenfassung der Studienergebnisse

Zusammenfassend legen die Ergebnisse der bisher vorgelegten Pilotstudien nahe, dass nicht nur kognitiv unauffällige ältere Personen, sondern auch Patienten mit LKB von neuropsychologischen und kognitiven Trainings- und Rehabilitationsmaßnahmen profitieren können. Allerdings verfügen die meisten der vorgelegten Studien nur über eine relativ geringe statistische Aussagekraft und das Poolen der Daten bzw. die Durchführung aussagefähiger Meta-Analysen ist aufgrund der Heterogenität der eingesetzten Interventionen nur schwer durchführbar. Es verbleibt daher eine Reihe von offenen Fragen bezüglich der Wirksamkeit der Interventionen. Hierzu zählen:

● Generalisierung der spezifischen Trainingseffekte eines kognitiven Trainings auf andere kognitive Domänen
● Transfer der Übungsgewinne auf die letztlich relevante Alltagskompetenz der Patienten
● Stabilität der Übungsgewinne bzw. der Nachhaltigkeit der Interventionseffekte
● Sekundärpräventive Wirksamkeit der Interventionen, d.h. deren Potenzial eine Verzögerung oder Verhinderung einer Konversion von der LKB zur Demenz zu bewirken
● Interaktion der kognitiven Interventionseffekte mit Aspekten der Selbstwahrnehmung der Teilnehmer sowie auch mit affektiven und emotionalen Variablen (Stimmung, Depressivität)

Auf Grundlage der bisherigen Erfahrungen und Studienergebnisse kann der Einsatz derartiger Trainingsprogramme – insbesondere im Gruppensetting – für Patienten mit LKB zwar durchaus empfohlen werden, zumal ein geringes Schadenspotenzial dieser Interventionen angenommen werden kann. Gleichzeitig besteht aber gewiss weiterhin Bedarf an großen, gut kontrollierten, randomisierten Studien, um die bisher nur begrenzt nachgewiesene Evidenz über die Effektivität und Effizienz der Interventionen zu erweitern.

5.3.3 Körperliches Training und sportliche Aktivität

Der Befund, dass sportliches Training und körperliche Aktivität einen positiven Effekt auf kognitive Funktionen bei gesunden älteren Personen entfalten können, ist inzwischen vielfach repliziert (s. Kap. 6.2.1). Entsprechend sollte regelmäßige körperliche Aktivität bzw. körperliches Training auch als festes Element und Empfehlung zur Primärprävention der Demenz im Alter gelten. Inwieweit körperliche Aktivität und Sport auch sekundär präventiv wirksam sind, d.h. auch bei Patienten mit LKB positive Wirkung auf die Kognition entfalten, ist bisher relativ wenig untersucht. In einer randomisierten kontrollierten Studie an 29 Patienten mit LKB, 28 Patienten mit Alzheimer-Demenz und 31 gesunden Kontrollpersonen konnten Yan und Dick (2006) nachweisen, dass die kognitiv beeinträchtigten Probanden hinsichtlich der motorischen Kontrolle deutlich von einem fünf Sitzungen umfassenden Trainingsprogramm profitieren konnten. Offen blieb jedoch, inwieweit das motorische Training auch Auswirkungen auf die kognitive Funktionsfähigkcit ausübte. Diese Fragestellung wurde ausführlicher von Lautenschläger et al. (2008) untersucht: In einem randomisierten Studiendesign erhielt die Hälfte der Probanden zusätzlich zu einem Schulungsprogramm sowie der üblichen Betreuung ein 24-wöchiges körperliches Aktivierungstraining. Die Autoren konnten zeigen, dass das körperliche Training noch 18 Monate nach Abschluss der Intervention zu einer signifikanten Verbesserung kognitiver Fähigkeiten bei den Studienteilnehmern geführt hatte. Einschränkend muss allerdings beachtet werden, dass es sich bei den Teilnehmern der Studie nicht um Patienten mit LKB im engeren Sinne handelt, sondern dass die Angabe von subjektiven Gedächtnisstörungen als Einschlusskriterium ausreichend war, sodass die Ergebnisse möglicherweise nicht auf Patienten mit LKB entsprechend der im Kapitel 1 dargestellten operationalisierten Diagnosekriterien übertragen werden können.

> **!** Unter Berücksichtigung der inzwischen vorliegenden Befunde über eine primärpräventive Wirkung körperlichen Trainings ist ein positiver Effekt auch bei bereits manifester LKB wahrscheinlich.

Diese Hypothese sollte in randomisierten prospektiven Interventionsstudien in Zukunft weiter untersucht werden.

Auch eine von van Uffelen et al. (2008) durchgeführte randomisierte kontrollierte Studie an 152 70- bis 80-jährigen Personen mit LKB erbrachte nur inkonsistente Befunde: Verglichen wurde ein zweiwöchentliches Gruppenprogramm mit moderat-intensiver körperliche Aktivität („Walking") mit einem niedrig-intensiven „Placebo-Aktivitätsprogramm" sowie mit der täglichen Gabe eines Multivitaminpräparates (B_6, B_{12}, Folsäure). Nach einem Jahr ließen sich keine signifikanten Unterschiede der kognitiven Funktionsfähigkeit zwischen den Untersuchungsgruppen erfassen. Allerdings ergaben Subgruppenanalysen, dass z. B. Männer, die an mindestens 75 % der Trainingseinheiten teilgenommen hatten, eine verbesserte Gedächtnisfunktion aufwiesen. Ähnliche Effekte zeigten sich für Frauen im Bereich der Aufmerksamkeitsleistung.

5.3.4 Medikamentöse Therapie

Unter der Annahme, dass sich ein großer Teil der Patienten mit LKB in einem Prädemenzstadium der Alzheimer-Krankheit befinden, lag es nahe, medikamentöse Behandlungsstrategien der Alzheimer-Demenz hinsichtlich ihrer Wirksamkeit auch bei der LKB zu untersuchen. Entsprechend liegen Ergebnisse von überwiegend randomisierten kontrollierten Studien mit einer Vielzahl von Substanzen vor, deren Wirksamkeit zur Behandlung der Alzheimer-Krankheit bereits belegt wurde bzw. vermutet wird. Zu diesen Substanzen zählen Acetylcholinesterase-Hemmer, Ginkgo biloba, nicht-steroidale Antiphlogistika (insbesondere Rofecoxib), Statine, Antioxidantien, Insulin sowie Thrombozytenaggregationshemmer. Darüber hinaus liegen einige Studien zur Behandlung mit Antidepressiva vor. Keine Ergebnisse wurden bisher für die Behandlung mit dem Antidementivum Memantine vorgelegt. Die wichtigsten Ergebnisse werden im Folgenden diskutiert.

Acetylcholinesterase-Hemmer

Ergebnisse aus randomisierten klinischen Studien liegen für die drei Acetylcholinesterase-Hemmer Donepezil, Rivastigmin und Galantamin vor. Eine systematische Übersicht findet sich bei Jelic et al. (2006) sowie Rascetti et al. (2007). Die erste große Studie zur Behandlung der LKB mit Donepezil (in Kombination mit Vitamin E) wurde 2004 von Petersen et al. vorgelegt. Der primäre Endpunkt der *Memory Impairment-Studie* (MIS) lag zwischen dem Beginn der Behandlung mit 10 mg Donepezil oder 1000 IU, Vitamin E und der Konversion in die klinisch manifeste Demenz. 55 % der im Durchschnitt 72-jährigen Studienteilnehmer waren Träger mindestens eines Apolipoprotein-E4-Allels. Von den 539 Teilnehmern (70 %), die nach drei Jahren die Studie abgeschlossen hatten, entwickelten 214 eine Demenz, entsprechend einer jährlichen Konversionsrate von 16 %. So schnitten die mit Donepezil behandelten Patienten nur leichtgradig besser ab und dies galt auch nur für die erste Phase (18 Monate) des prospektiven Beobachtungszeitraumes. Im Lauf der zweiten Phase glichen sich die Gruppen wieder an und es ließen sich zwischen allen drei Bedingungen (Donepezil versus Vitamin E versus Placebo) keine signifikanten Unterschiede mehr feststellen. Im Laufe der aktiven drei Behandlungsjahre gab es 23 Todesfälle, darunter befanden sich zehn in der Donepezilgruppe, sieben in der Placebogruppe und sechs in der Vitamin-E-Gruppe. Der Apolipoprotein-E-Status übte insofern einen modifizierenden Effekt auf die Progressionsrate aus, als dass 76 % der zur Demenz konvertierten Patienten Träger des Apolipoproteins-E4-Allels waren. Innerhalb der Apo-E4-Gruppe ließ sich ein signifikanter positiver Therapieeffekt des Donepezils noch 24 Monate nach Therapiebeginn beobachten, nach Abschluss hatte sich dieser Effekt allerdings deutlich abgeschwächt.

Während in der MIS-Studie von Petersen et al. (2004) die sekundärpräventive Wirkung von Donepezil im Mittelpunkt des Interesses stand, lenkt die Untersuchung von Salloway et al. (2004) das Interesse eher auf die unmittelbaren symptomatischen Effekte. In dieser 24-wöchigen randomisierten placebokontrollierten Doppelblind-Studie wurde bei 269 Patienten die kognitive Funktionsfähigkeit mit Hilfe des ADAS-cog (Alzheimer's Disease Assessment Scale-cognitive subscale) sowie diversen deklarativen Gedächtnisaufgaben untersucht. Darüber hinaus wurde eine Fremd- und Selbsteinschätzung des Funktionsstatus vorgenommen. Dabei zeigte sich in der Verum-Gruppe sowohl eine Verbesserung des ADAS-cog-Scores als auch des deklarativen Gedächtnisses, die auch mit einer Verbesserung bei der Selbsteinschätzung der Studienteilnehmer einherging. Die Fremdeinschätzung (erhoben mit dem Instrument CGIC-LKB) verbesserte sich in beiden Gruppen in vergleichbarer Weise. Interessanterweise war die Rate der Nebenwirkungen in der Donepezil-Gruppe mit 88 % (Placebo 73 %) deutlich höher als bei Studien an Alzheimer-Patienten bisher beobachtet wurde.

Die Ergebnisse der sogenannten InDDEx-Studie mit Rivastigmin wurden von Feldman et al. (2007) berichtet. Ähnlich wie in der oben zitierten Petersen-Studie wurde auch in der InDDEx-Studie die Zeit bis zur Konversion in die klinisch manifeste Demenz als primärer Endpunkt definiert. Als weitere Zielvariable diente die mit einer umfangreichen Testbatterie erfasste kognitive Leistungsfähigkeit bzw. ihre Änderung unter Behandlung. In die randomisierte placebokontrollierte Doppelblind-Studie wurden 1018 Teilnehmer eingeschlossen, von denen die Hälfte mit 3 bis 12 mg Rivastigmin pro Tag behandelt wurde. 17,3 % der Patienten in der Rivastigmin-Gruppe und 21,4 % der Patienten in der Placebo-Gruppe konvertierten innerhalb von vier Jahren zur Demenz. Sowohl hinsichtlich der Konversionsrate als auch der kognitiven Leistungsparameter ließen sich zwischen Verum- und Placebo-Gruppe keine signifikanten Unterschiede feststellen. Die Zahl der schwerwiegenden Nebenwirkungen war mit 27,9 % in der Rivastigmin-Gruppe und 30,5% in der Placebo-Gruppe insgesamt relativ hoch, wobei sich die meisten Nebenwirkungen auf die pharmakologischen Eigenschaften der Substanz (Übelkeit, Erbrechen, Durchfall, Schwindel) beziehen ließen. Auf der Grundlage dieser Daten lässt sich eine Behandlung von LKB-Patienten mit Rivastigmin nicht empfehlen, auch wenn die Interpretation der Ergebnisse durch die relativ niedrige Konversionsrate in der untersuchten Stichprobe erschwert wird.

Ähnlich enttäuschend waren die Ergebnisse zweier großer Studien mit Galantamin (GAL-INT-11, GAL-INT-18), deren Ergebnisse zusammengefasst von Winblad et al. (2008) berichtet wurden. Insgesamt wurden 2048 Personen mit LKB in der Behandlungsgruppe mit Galantamin (16 bis 24 mg/Tag) bzw. der Placebo-Gruppe zugewiesen. Über einen Zeitraum von 24 Monaten wurden die Konversionsrate zur Demenz sowie die kognitive Leistungsfähigkeit auf diversen Skalen erhoben. Nach Abschluss der Untersuchung zeigten sich die Konversionsraten unter beiden Bedingungen nicht unterschiedlich (Studie I: 22,9 % versus 22,6 %; Studie II: 25,4 % versus 31,2 %). Einzelne kognitive Leistungsvariablen (Digit Symbol Substitution-Test) waren unter Galantamin in Studie I nach zwölf Monaten und in Studie II nach 24 Monaten verbessert. Unerwünschte Ereignisse traten mit 19 % in jeder Gruppe gleich häufig auf, allerdings war die Sterblichkeit der Studienteilnehmer unter Galantamin-Behandlung gegenüber der Placebo-Gruppe signifikant erhöht (1,4 % versus 0,3 %). Darüber hinaus wurde über eine signifikant niedrigere Atrophierate des mittels MRT gemessenen Hippokampusvolumens berichtet. Diese Daten wurden vom Hersteller des Medikaments jedoch bisher nicht publiziert. Insbesondere der Befund einer erhöhten Mortalität in der Galantamin-Gruppe hat in der Folgezeit – trotz kontroverser Interpretation dieser Befunde – zu einer Diskussion der Nutzen-Risiko-Relation einer

Behandlung von LKB-Patienten mit Acetylcholinesterase-Hemmern geführt. Auch wenn die Ergebnisse von GAL-INT-11 und GAL-INT-18 nach der Interpretation von Winblad et al. (2008) kein erhöhtes Sterblichkeitsrisiko unter einer Behandlung mit Galantamin belegen, machen die Befunde doch auf die besondere Sorgfaltspflicht des Arztes bei der „Off Label"-Behandlung von LKB-Patienten mit Medikamenten aufmerksam, die letztlich nur für die Therapie von bereits manifest erkrankten Demenzpatienten zugelassen sind.

Therapie mit Ginkgo biloba

Ginkgo biloba (EGb761 – ein Extrakt aus der gleichnamigen Pflanze) ist ein nicht verschreibungspflichtiges Arzneimittel, das bereits seit vielen Jahren zur Verbesserung kognitiver Fähigkeiten bei älteren Menschen eingesetzt wird. Ihm wird ein antioxidatives Potenzial zugeschrieben, einzelne In-vitro-Daten deuten darüber hinaus auf einen Antiaggregationseffekt bei der Bildung amyloider Plaques hin (Luo et al. 2002). Die Ergebnisse der bisher größten und methodisch hochwertigsten Studie zur Primär- und Sekundärprävention der Demenz mittels Ginkgo biloba wurden 2008 von DeKosky et al. publiziert. Die *Ginkgo Evaluation of Memory-Studie (GEM Study)* wurde in den Jahren 2000 bis 2008 als randomisierte placebokontrollierte doppelblinde Multicenterstudie in den Vereinigten Staaten durchgeführt. Eingeschlossen werden konnten 3069 im Durchschnitt 75 Jahre alte Personen, von denen 2587 kognitiv unauffällig waren und 482 unter einer LKB litten. Die LKB wurde nach den erweiterten Petersen-Kriterien (Windblad et al. 2004) diagnostiziert. Nach Abschluss der Beobachtungsdauer (median 6,1 Jahre), nahmen noch 60,3 % der Teilnehmer die Medikation regelmäßig ein. Die Demenzrate betrug 3,3 pro 100 Personenjahre bei den Teilnehmern, die Ginkgo biloba erhielten und 2,9 pro 100 Personenjahre in der Placebo-Gruppe. Damit konnte kein signifikanter Effekt von Ginkgo biloba auf die Inzidenz der Demenz im Beobachtungszeitraum belegt werden. Auch bei gesonderter Betrachtung der Teilnehmer mit LKB ergab sich ein gleichlautendes Ergebnis. Die Autoren schlussfolgern, dass die Gabe von 2-mal 120 mg Ginkgo biloba pro Tag weder bei kognitiv unauffälligen älteren Personen noch bei Patienten mit LKB das Demenzrisiko reduziert.

Therapie mit Entzündungshemmern (NSAID)

Verschiedene groß angelegte epidemiologische Studien haben eine negative Assoziation zwischen der Einnahme von nicht-steroidalen Antiphlogistika und der Entwicklung einer Alzheimer-Demenz nachgewiesen (Etminan et al. 2003). Entsprechend nahe liegend ist somit die Untersuchung der sekundärpräventiven Wirkung dieser Substanzen bei Personen mit LKB. Bisher wurde nur eine große Multicenterstudie zur

Wirksamkeit des COX-II-Hemmers Rofecoxib (25 mg/Tag bei LKB bis zur Inzidenz der Demenz) abgeschlossen. Eingeschlossen wurden insgesamt 1457 Personen mit LKB, von denen jeweils die Hälfte Rofecoxib bzw. ein Placebo über einen Zeitraum von bis zu vier Jahren erhielten (Thal et al. 2005 und Aisen et al. 2008). Da die Konversionsrate zur Demenz sich im Laufe der Studie deutlich niedriger herausstellte als erwartet (6,4 % in der Rofecoxib-Gruppe versus 4,5 % in der Placebo-Gruppe; erwartete Rate: 10 bis 15 % pro Jahr), wurde die Studie vorzeitig abgebrochen. Zu diesem Zeitpunkt gab es zwischen den beiden Untersuchungsgruppen keine signifikanten Unterschiede bezüglich der Konversionsrate wie auch hinsichtlich der kognitiven Parameter. Unter Berücksichtigung dieser Befunde kann die Gabe von NSAID zur Sekundärprävention der Demenz bei LKB zum gegenwärtigen Zeitpunkt noch nicht empfohlen werden.

Therapie mit Statinen

Epidemiologische Untersuchungen sowie experimentelle In-vitro und In-vivo-Studien weisen auf einen Zusammenhang zwischen dem Cholesterinmetabolismus und der Entwicklung der Alzheimer-Demenz hin. Vermutet wird ein Einfluss des Cholesterins auf die Bildung und Akkumulation des $A\beta$ (Simons et al. 1998; Galbete et al. 2000). Im Gegensatz zum Cholesterin in der Stoffwechselperipherie wird das neuronale Cholesterin nicht durch die Nahrungsaufnahme bzw. diätetische Faktoren beeinflusst. Der Choleringehalt des menschlichen Gehirns wird ganz wesentlich durch In-situ-Synthese aufrecht erhalten und kann aus diesem Grunde durch den Einsatz von Statinen gut modifiziert werden. Insbesondere die lipophilen Statine (Lovastatin, Simvastatin) können in höheren Dosen die Bluthirnschranke überbrücken und damit einen Einfluss auf den zerebralen Cholesterinstoffwechsel ausüben. In einer 26-wöchigen randomisierten kontrollierten Doppelblindstudie an 44 normocholesterinämischen Patienten mit einer Alzheimer-Demenz konnte unter einer Behandlung mit 80 mg Simvastatin eine signifikante Reduktion des CSF-$A\beta$-40-Spiegels erreicht werden, der mit einer Reduktion des „neuronalen" 24 S-Hydroxycholesterin sowie einer langsameren Progression der klinischen Symptome assoziiert war (Simons et al. 2002).

Zwei große bevölkerungsbasierte Kohortenstudien an kognitiv unauffälligen über 60-jährigen Personen erbrachten bisher widersprüchliche Ergebnisse hinsichtlich einer primärpräventiven Wirkung von Statinen in Bezug auf die Alzheimer-Demenz (Bernick et al. 2005; Li et al. 2004). Auch zwei Interventionsstudien zur Primärprävention kognitiver Defizite mit Statinen kamen zu unterschiedlichen Ergebnissen (zur Primärprävention mit Statinen vgl. auch Kap. 6.2): Dementsprechend reduzierten Statine das kardiovaskuläre und zerebrovaskuläre Risiko in der Primärprävention, führten hier jedoch nicht notwendigerweise zu einem Vorteil im Bereich der kognitiven Funktionsfähigkeit (Shepherd et al. 2002; Collins et al. 2004). Diese scheinbar kontraintuitiven Ergebnisse sind möglicherweise auf methodische Limitationen der Studien, insbesondere auf die relativ kurzen Studiendauern und die nur eingeschränkte bzw. unvollständige Erfassung kognitiver Funktionsfähigkeit zurückzuführen. Möglicherweise spielt auch die Dosis der eingesetzten Statine eine Rolle, die erst oberhalb einer gewissen Dosis die Bluthirnschranke überwinden und damit Einfluss auf den neuronalen Metabolismus nehmen können.

Kontrollierte Studien, die die sekundärpräventive Wirkung von Statinen bei LKB untersuchen, liegen bisher nicht vor. Eine entsprechende Multicenteruntersuchung zum Einsatz von 60 mg Simvastatin pro Tag wird zurzeit an zahlreichen Zentren in Deutschland durchgeführt.

Thrombozytenaggregationshemmer (Triflusal)

Die Wirkung des Thrombozytenaggregationshemmers Triflusal auf kognitive Parameter (primärer Endpunkt) sowie Konversion zur Demenz (sekundärer Endpunkt) wurde bei Patienten mit einer amnestischen Form der LKB untersucht. Nach dem Einschluss von 250 Teilnehmern wurde die Studie jedoch vorzeitig aufgrund der sehr schleppenden Rekrutierungsrate abgebrochen (Gómez-Isla et al. 2008). Die eingeschlossenen Teilnehmer wurden durchschnittlich 13 Monate nachuntersucht. Die Analyse der vorliegenden Daten zeigte eine signifikante Reduktion der Konversionsrate zur Demenz, obwohl das primäre Ziel der Studien nicht erreicht wurde. Diese Ergebnisse ermutigen, das sekundärpräventive Potenzial von Thrombozytenaggregationshemmern weiter zu untersuchen. Da Triflusal neben der thrombozytenaggregationshemmenden Wirkung jedoch auch eine antiinflammatorische Wirkung besitzt, ist die potenzielle sekundärpräventive Wirkung möglicherweise auch hierauf zu beziehen. Weitere Studien zu Thrombozytenaggregationshemmern bei LKB (z. B. Einsatz von ASS) wurden bisher nicht durchgeführt.

Piracetam

Piracetam ist ein zyklisches Derivat der Gamma-Aminobuttersäure (GABA) und wird bereits seit vielen Jahren zur Behandlung von Hirnleistungsstörungen eingesetzt. Laut Cochrane Library besteht aufgrund der bisher vorliegenden Daten keine ausreichende Evidenz dafür, dass Piracetam bei Demenzpatienten eine klinisch relevante Verbesserung der kognitiven Leistungsfähigkeit bewirkt. Die Wirksamkeit von Piracetam bei LKB wurde bisher in einer zwölfmonatigen multizentrischen Studie untersucht (Jelic et al. 2006). Die aktive Behandlung in dieser dreiarmigen Studie bestand in der Gabe von entweder 4800 mg bzw. 9600 mg Piracetam pro Tag. Während die Studie die relativ gute Verträglichkeit von Piracetam bestätigte, konnte sie hinsichtlich der primären und sekundären (kognitiven) Zielvariablen keine signifikanten Unterschiede zwischen aktiver Behandlung und Placebo belegen. Nach diesen Befunden kann Piracetam derzeit nicht für die Behandlung der LKB empfohlen werden.

Sonstige Substanzen

Neben den bereits erwähnten Pharmaka wurden und werden eine Reihe weiterer Substanzen hinsichtlich ihrer Wirksamkeit bzw. ihres Nutzens bei der LKB untersucht. Hierzu zählen intranasales Insulin (Reger et al. 2008), Melatonin (Furio et al. 2007), chinesische Pflanzenextrakte (Li et al. 2008) und andere Antioxidantien, diverse Nahrungsergänzungsstoffe (einschließlich Vitamine und Omega-3-Fettsäuren), Ampakine, Testosteron, Nikotinpflaster, Metformin und Levodopa (eine aktuelle Übersicht der laufenden registrierten Studien findet sich unter: www.clinicaltrails. gov). Es handelt sich hierbei jedoch meist um Studien mit nur kleiner Fallzahl und kurzer Beobachtungsdauer bzw. um Studien, die noch nicht abgeschlossen sind. Auf Grundlage dieser Daten kann eine Empfehlung für den Einsatz dieser Substanzen in der Behandlung der LKB nicht abgegeben werden. Eine ausführlichere Darstellung der Evidenz für eine primär- und sekundärpräventive Wirksamkeit von Vitaminpräparaten und anderen Nahrungsergänzungsmitteln findet sich in Kapitel 6.2.2.

Zusammenfassung

Fasst man die Ergebnisse der zitierten Studien zusammen, so ergibt sich insgesamt ein eher ernüchterndes Bild. Obwohl bereits eine Reihe von zum Teil beachtlich großen randomisierten kontrollierten Studien zur medikamentösen Behandlung der LKB vorgelegt wurde, konnte bisher keine dieser Studien die definierten primären Endpunkte erreichen. Weitere Studien wurden teils aus methodischen Gründen, teils aus Sicherheitserwägungen vorzeitig abgebrochen. Unter Anlegung strenger Evidenzkriterien steht der Arzt damit hinsichtlich der medikamentösen Behandlung der LKB praktisch mit leeren Händen da. Hierbei sollte jedoch berücksichtigt werden, dass der fehlende Nachweis einer Wirkung dieser Substanzen nicht notwendigerweise mit dem Beweis ihrer Wirkungslosigkeit gleichzusetzen ist. Vielmehr spielen methodische Gründe bei der Planung und Durchführung der Studien eine große Rolle beim Zustandekommen der insgesamt enttäuschenden Ergebnisse.

Bei der Durchführung zukünftiger Studien sollten u.a. folgende methodische Aspekte berücksichtigt werden (siehe Visser et al. 2005; Jelic et al. 2006; Rockwood et al. 2007):

- **Selektion der geeigneten Studienpopulation:** Wenn die Einschlusskriterien der Studie allein auf klinischen und neuropsychologischen Merkmalen beruhen, so umfasst die Studienpopulation notwendigerweise einen großen Anteil von Personen, die sich nicht in einem Prädemenzstadium z. B. der Alzheimer-Krankheit befinden. Die Studienpopulationen sind deshalb insgesamt sehr heterogen. Dieses Problem könnte durch den zusätzlichen Einsatz neurobiologischer Marker – wie sie sich mit MRT und Liquordiagnostik nachweisen lassen – teilweise abgemildert werden, wodurch die Zahl der tatsächlichen Prädemenzfälle in den untersuchten Stichproben erhöht werden könnte („Enrichmenteffekt"). Auch die gesonderte Analyse von klinisch oder neuropsychologisch definierten Subgruppen ist in diesem Zusammenhang von Bedeutung, jedoch in methodischer Hinsicht nicht unproblematisch.

- **Definition der geeigneten bzw. auch klinisch relevanten Outcome-Parameter:** In den bisherigen Studien wurden vorwiegend Änderungen symptombezogener Skalen (kognitiver Parameter) sowie die Inzidenz der Demenz (Konversion) als primäre Endpunkte herangezogen. Allein die reliable Erfassung des Ereignisses „Konversion zur Demenz" stellt jedoch schon eine methodische Herausforderung dar. Bei der Untersuchung von krankheitsmodifizierenden Substanzen, die letztlich auch die Progression der Erkrankung beeinflussen sollen, wäre auch die Anwendung von Slope-Analysen zum Nachweis einer Wirksamkeit zu diskutieren. Slope-Analysen sind mathematische Verfahren, mit denen sich die Dynamik eines Zielparameters im Zeitverlauf prospektiv erhobener Daten quantifizieren lässt (z. B. „Steilheit" des Verlaufs).

- **Studiendauer:** Die unter naturalistischen Bedingungen zu erwartende Konversionsrate zur Demenz variiert abhängig vom Alter der eingeschlossenen Probanden, von den verwendeten Einschlusskriterien sowie von der prospektiven Studiendauer. Wägt man zwischen Aspekten der Praktikabilität, den Kosten sowie der Relevanz der zu erwartenden Ergebnisse ab, ergibt sich eine optimale Studiendauer, die vor Beginn der Studie sorgfältig abgeschätzt werden sollte. Hierbei ist zu berücksichtigen, dass mit zunehmender Länge der Studie die Drop-out-Rate steigt, wodurch die Interpretation der Studienergebnisse massiv eingeschränkt werden kann.

- **Nachweis krankheitsmodifizierender versus symptomatischer Effekte:** Bisherige Studien beurteilen die Wirksamkeit der eingesetzten Substanzen allein aufgrund klinischer oder neuropsychologischer Veränderungen. Durch den Einsatz geeigneter Biomarker (z. B. bildgebende Verfahren, neurochemische Analysen) könnte es in Zukunft gelingen, neben diesen eher „weichen" Zielvariablen auch objektivierende Messverfahren zur Beurteilung eines Therapieerfolges einzusetzen. Diese sollten sinnvollerweise jedoch mit patientenrelevanten Punkten assoziiert sein (Surrogatmarker).

5.3.5 Behandlung der Komorbidität

Patienten mit LKB sind durch eine hohe Komorbidität charakterisiert. Hierzu zählen insbesondere Erkrankungen, die als zerebrovaskuläre Risikofaktoren gelten (z. B. arterielle Hypertonie) sowie neuropsychiatrische Syndrome (z. B. Depression). Diese Komorbidität kann sowohl den aktuellen Funktionsstatus bzw. die kognitive Funktionsfähigkeit ungünstig beeinflussen, als unter Umständen auch die Progression zur Demenz beschleunigen. Bisher gibt es nur wenige kontrollierte Studien, die systematisch untersuchen, inwiefern eine Behandlung von Komorbidität den Verlauf der LKB positiv beeinflusst. Zwar liegen eine Reihe von epidemiologischen Studien, aber auch von prospektiven Interventionsstudien vor, die den Einfluss von vaskulären Risikofaktoren auf die Entstehung oder das Fortschreiten kognitiver Beeinträchtigung untersuchen, diese beziehen sich jedoch nicht explizit auf Studienpopulationen mit LKB bzw. trennen beim Einschluss der Teilnehmer nicht ausreichend scharf zwischen kognitiv unauffälligen Personen und denjenigen, bei denen bereits eine LKB vorliegt. Der Fokus der bisherigen Studien liegt vorwiegend auf der Primärprävention, wobei die Ergebnisse vermutlich auch auf die Sekundärprävention übertragen werden können.

Behandlung vaskulärer Risikofaktoren

In der *Systolic Hypertension in EURope Trial (SYST-EUR)* (Forette et al. 1998) wurden insgesamt 2418 Personen randomisiert einer Behandlung mit dem Calciumantagonisten Nitrendipine mit der möglichen Addition von Enalapril (ACE-Hemmer) und Hydrochlorothiazid (Diuretikum) bzw. Placebo zugewiesen. In der aktiven Behandlungsgruppe konnte die Inzidenz der Demenz über den Verlauf von zwei Jahren um 50 % reduziert werden.

Ähnlich konnte in der *Perindopril Protection Against Recurrent Steurke-Studie (PROGRESS)* anhand von 6015 zerebrovaskulären Risikopatienten (Schlaganfall oder TIA in der Vorgeschichte) die Überlegenheit einer Behandlung mit ACE-Hemmern (Perindopril + Indapamide) gegenüber Placebo nachgewiesen werden: Nach Abschluss der 3,9-jährigen Verlaufsbeobachtung war das Demenzrisiko sowie das Risiko eines weiteren kognitiven Abbaus in der aktiven Behandlungsgruppe signifikant reduziert (Tzourio et al. 2003).

In einer weiteren großen randomisierten kontrollierten Studie wurde eine antihypertensive Therapie bei Personen mit leichten kognitiven Defiziten (breit definiert durch einen MMSE-Score zwischen 20–28) durchgeführt. 81 Personen mit arterieller Hypertonie wurden für 24 Wochen randomisiert einer Behandlung mit dem ACE-Hemmer Captopril bzw. dem Diuretikum Bendrofluazid zugewiesen. Zwischen den beiden Behandlungsoptionen gab es keine statistisch signifikanten Unterschiede, allerdings waren Patienten, die unter der Behandlung eine deutliche Reduktion ihres diastolischen Blutdrucks zeigten, auch durch eine signifikante Verbesserung der kognitiven Leistungsfähigkeit charakterisiert (Starr et al. 1996). Auch in weiteren Interventionsstudien wurde der Effekt einer antihypertensiven Therapie auf Kognitionsparameter dargestellt (z. B. HOPE/Bosch et al. 2002; SCOPE/Saxby et al. 2008).

Welche Mechanismen den positiven Effekten antihypertensiver Therapie auf die Kognition zugrunde liegen, ist noch ungeklärt. Denkbar ist eine Reduktion mikroangiopathischer Schädigung, die sich in einigen Studien auch durch eine niedrigere Inzidenz von Schäden der weißen Substanz bzw. Marklager-Hyperintensitäten im MRT zeigt. Wie bereits oben erwähnt, gibt es bisher keine systematische Untersuchung zum Einfluss von Antikoagulanzien bzw. breit eingesetzten Thrombozytenaggregationshemmern (z. B. ASS) auf die Inzidenz der Demenz bei LKB. Zusammenfassend besteht also eine konsistente Datenlage und damit eine relativ robuste Evidenz für die schützenden Effekte einer antihypertensiven Therapie, die wahrscheinlich u. a. auch über eine Sekundärprävention von Schlaganfällen bzw. zerebrovaskulärer Betätigungen vermittelt wird. Dagegen kann der unterstellte – aber noch nicht sicher belegte – sekundärpräventive Effekt einer lipidsenkenden Therapie mit Statinen weniger oder zumindest nicht ausschließlich auf die gefäßschützende Wirkung dieser Substanzen zurückgeführt werden.

Behandlung depressiver Symptome

Neben vaskulären Risikofaktoren bzw. Begleiterkrankungen sind auch neuropsychiatrische Symptome bei Patienten mit LKB häufig (s. Kap. 3.3). Am häufigsten sind hier Depressionen aber auch Apathie, Irritabilität und Angststörungen zu nennen. Die Ausprägung der Symptome ist sehr variabel und reicht von einzelnen depressiven Symptomen bis hin zu depressiven Vollbildern. Pathogenetisch wird die depressive Symptomatik auf die beginnenden hirnatrophischen Veränderungen bezogen (die schließlich auch für die Emotionsregulation wichtige Strukturen zum Teil primär betreffen und Läsionen im Bereich der weißen Substanz bewirken); daneben sind Aspekte der Krankheitsverarbeitung bedeutsam.

 Eine antidepressive Einstellung wird deshalb langläufig bei der LKB und auch beginnenden Alzheimer-Demenz empfohlen und orientiert sich an den Richtlinien der Fachgesellschaften zur Durchführung medikamentöser antidepressiver Therapie.

Über die klinische Remission depressiver Symptome hinaus wird eine Verbesserung auch des Verlaufs der LKB unter antidepressiver Therapie diskutiert. Folgende Mechanismen werden hierfür vorgeschlagen:

● Eine antidepressive Therapie könnte das Risiko einer Konversion der LKB zur manifesten Demenz senken, sollen doch Depressionen im Alter per se mit einem erhöhten Demenzrisiko verbunden sein (Übersicht bei: Thomas u. O'Brien 2008; Pantel u. Schröder 2006).

- Eine antidepressive Behandlung könnte auch unmittelbar bei der Stabilisation dieser kognitiven Defizite helfen, die – wie z. B. Einschränkungen tempoabhängiger Leistungen und exekutiver Funktionen – typischerweise bei Depressionen beobachtet werden. Nicht zuletzt deshalb sollte bei der Auswahl des Antidepressivums auf eine geringe anticholinerge Wirkkomponente geachtet werden.

Bisher liegen nur wenige Studien vor, die die Wirkungen einer antidepressiven Therapie auch bei der LKB gezielt untersuchen (Adler et al. 2004; Bhalla et al. 2006; Lee et al. 2007; Mowla et al. 2007). Weiterführend lassen sich die genannten Hypothesen anhand anderer Untersuchungen diskutieren, die auf das Demenzrisiko bzw. kognitive Defizite bei depressiven Störungen im Alter abstellen (Tab. 5.2): Ownby et al. (2006) konnten in ihrer Meta-Analyse zwar ein erhöhtes Demenzrisiko im Verlauf depressiver Erkrankungen grundsätzlich bestätigen, doch war dieser Effekt in der Mehrzahl der Studien nur gering ausgeprägt. Auch die prognostische Bedeutung der Spätdepression im engeren Sinne mit einem Erkrankungsbeginn jenseits des 60. Lebensjahres ist noch nicht abschließend gesichert (Pantel u. Schröder 2006). Die Wirksamkeit einer antidepressiven Therapie auf die depressive Symptomatik bei LKB und beginnender Demenz ist durchaus belegt. Dagegen werden therapeutische Effekte auf die kognitiven Defizite eher kontrovers diskutiert von einigen Autoren sogar abgelehnt (Thomas u. O'Brien 2008). Diese zum Teil divergierenden Ergebnisse sind am ehesten als Ausdruck der Heterogenität depressiver Erkrankungen im Alter zu verstehen, bei denen unterschiedliche Momente (sowohl neurobiologisch als auch psychosozial) pathogenetisch wirksam sind. In einer kürzlich vorgelegten Studie von Mowla et al. (2007) wird nahe gelegt, dass die Behandlung mit einem SSRI, möglicherweise auch unabhängig von der antidepressiven Wirkung, die Kognition bei LKB verbessern kann. In einem randomisierten placebokontrollierten Design wurden 58 Patienten mit LKB entweder einer aktiven Behandlung mit Fluoxetin oder einer Placebo-Behandlung zugewiesen. Nach Abschluss der achtwöchigen Studie beobachteten die Autoren eine signifikant bessere kognitive Funktionsfähigkeit in der Fluoxetin-Gruppe, insbesondere im unmittelbaren und verzögerten Abruf der *Wechsler Memory Scale*. Aufgrund der relativ kleinen Fallzahl sind die Ergebnisse dieser Untersuchung jedoch als vorläufig zu bewerten.

Neben Depressionen werden bei LKB auch gehäuft subsyndromale affektive Symptome und unspezifische vermutlich stressbedingte Störungen der Befindlichkeit beobachtet (vgl. Kap. 3):

- Gereiztheit
- Stimmungsschwankungen
- Anhedonie und reduzierte Neugier
- Initiativenverlust
- Misstrauen und Ängstlichkeit
- Unspezifische körperliche Beschwerden

Tab. 5.2 Kohortenstudien zum Zusammenhang von Stress und Depressionen mit kognitiver Beeinträchtigung.

Risikofaktoren	Autor	Abhängige Variable	Ergebnisse
Stress	Wilson et al. (2003)	Neigung zum psychologischen Distress	Die Neigung, Distress zu empfinden, stellt einen Risikofaktor für Demenz dar.
	Wilson et al. (2007)	Ausmaß an psychologischem Distress	Personen, die chronischem psychologischem Distress ausgesetzt sind, haben ein erhöhtes Risiko, an LKB zu erkranken.
Depressionen und andere psychische Begleitsymptome	Vicini Chilovi et al. (2009)	Rolle von Depressionen und Apathie bei LKB	Depressionen und Apathie scheinen die Konversion von LKB zu Demenz zu beeinflussen.
	Feldman et al. (2004)	Verhaltensauffälligkeiten und neuropsychiatrische Symptome bei LKB-Patienten	Depressionen, Ängstlichkeit, Apathie und Aggressionen treten bei Patienten mit LKB vermehrt auf und scheinen ein Risikofaktor für AD zu sein.
	Forsell et al. (2003)	Prävalenz psychiatrischer Symptome bei LKB-Patienten	Patienten mit LKB sind vermehrt misstrauisch und weisen Ängstlichkeitssymptome auf, ein Zusammenhang zwischen Depressionen und LKB wurde nicht gefunden.
	Gabryelewicz et al. (2004)	Prävalenz von depressiven Syndromen und Symptomen bei LKB-Patienten (Befragungen)	Majore und minore Depressionen kommen bei LKB-Patienten häufig vor.

Tab. 5.2   (Fortsetzung)

Risiko-faktoren	Autor	Abhänglge Variable	Ergebnisse
Depressionen und andere psychische Begleit-symptome	Lyketsos et al. (2002)	Prävalenz neuropsy-chiatrischer Symptome bei Patienten mit Demenz und LKB	Apathie, Depressionen und Unruhe sind sehr verbreitete Sympto-me bei Patienten mit Demenz und LKB.
	Modrego u. Ferrández (2004)	Untersuchung, ob De-pressionen bei Patienten mit LKB einen Risikofaktor für AD darstellen	Depressionen führen bei Patienten mit LKB zu einem doppelt erhöhten Risiko, an AD zu erkran-ken.
	Morawetz et al. (2001)	Psychosoziale Aspekte von LKB (Fragebögen und Skalen)	LKB geht mit Verände-rungen in verschiedenen psychischen und sozialen Aspekten einher, moti-vationales Verhalten, Lebenszufriedenheit und das Erleben sozia-ler Unterstützung sind geringer.
	Panza et al. (2008)	Einfluss von Depressionen auf LKB	Kein Zusammenhang zwischen Depressionen und LKB.
	Paterniti et al. (2002)	Kognitive Funktions-fähigkeit und depressive Symptome (Tests und Interviews)	Depressive Symptome stehen in Zusammen-hang mit kognitivem Nachlassen.
	Reischies u. Neu (2000)	Komorbidität von Depressionen und LKB (Tests und Interviews)	Komorbidität von Depressionen und LKB besteht, aber eine Ver-besserung der affektiven Symptome führt nicht dazu, dass die kognitiven Fähigkeiten sich wieder vollständig regenerieren.
	Yaffe et al. (1999)	Zusammenhang zwi-schen depressiven Symptomen und dem Nachlassen kognitiver Fähigkeiten	Depressive Symptome führen zu geringeren kognitiven Leistungen.

Bei Überdauern dieser Symptome können neben einer reduzierten allgemeinen Lebenszufriedenheit auch negative Rückwirkungen auf die sozialen Beziehungen die Folge sein. Familienmitglieder und Bekannte reagieren möglicherweise mit Ungeduld oder Unverständnis, schließlich sogar mit Rückzug auf vermeintlich unangemessene Affekte, und der Patient wird mit einem Entzug der für ihn so wichtigen sozialen Unterstützung konfrontiert (Morawetz et al. 2001; Lyketsos et al. 2002; Forsell et al. 2003). Stressreduktion ist daher Teil einer Reihe von Rehabilitationsprogrammen für Patienten mit LKB und beginnender Demenz (Joosten-Weyn Banningh et al. 2008b; Kurz et al. 2008).

! Entspannungstraining und weitere therapeutische Interventionen zur Stressreduktion (z.B. kognitiv behaviorale Ansätze) werden daher für die Behandlung von Patienten mit LKB empfohlen.

Die Indikation sollte dabei weniger von dem Vorliegen der kognitiven Beeinträchtigung *per se* abhängig gemacht werden, als vielmehr durch eine jeweils individuelle Einschätzung des gegebenen Anspannungsniveaus sowie der Stressvulnerabilität geleitet sein.

5.4 Krankheitsmodifizierende Therapieansätze

Bisher konnten noch für keine der zurzeit in klinischer Prüfung befindlichen oder bereits zugelassenen Substanzen zur Behandlung der Alzheimer-Demenz krankheitsmodifizierende Eigenschaften nachgewiesen werden. Als krankheitsmodifizierend im engeren Sinne könnte eine Substanz nur dann bewertet werden, wenn sie das Potenzial besitzt, in die pathogenetische Kaskade derart einzugreifen, dass der drohende Nervenzellverlust abgebremst bzw. substanziell verhindert wird. Zurzeit werden insbesondere sogenannte Antiamyloid-Strategien hinsichtlich ihres Potenzials zur Krankheitsmodifizierung bei der Alzheimer-Demenz untersucht. Die Mehrzahl dieser Ansätze basiert auf dem in Kapitel 2 beschriebenen Amyloid-Kaskaden-Modell zur Pathogenese der Krankheit. In klinischen Studien kommen hier insbesondere aktive und passive Immunisierungsstudien, Gammasekretase-Hemmer sowie Aβ-Fibrillierungshemmer zum Einsatz (Übersicht in Hampel et al. 2009). Die aktuell durchgeführten Studien beziehen vorwiegend Patienten mit bereits manifester Demenz ein (Tab 5.3). Die Mehrzahl der aufgeführten Immunisierungsstudien zielt dabei auf die Endpunkte Verträglichkeit und Sicherheit ab, nachdem entsprechende Untersuchungen bei Patienten mit Alzheimer-Demenz zum Teil schwere Nebenwirkungen ergaben. Multicenterstudien (insbesondere der Phase III), die die sekundärpräventive Wirksamkeit dieser Substanzen auch bei der LKB überprüfen, werden

Tab. 5.3 Multizentrische Studien zu krankheitsmodifizierenden Therapiestrategien bei der Alzheimer-Demenz (mod. nach Hampel et al. 2009).

Therapie	Studie	Primäre Endpunkte	Apparative Untersuchungsmethoden	Weitere Endpunkte
γ-secretase-Inhibitoren bzw. Modulatoren	LY-450139 (Eli Lilly, Phase III)	Sicherheit und Verträglichkeit	Neurochemische Marker, bildgebende Verfahren	Veränderungen neurochemischer Marker in Liquor- und Blutproben einschl. Spiegel der Prüfsubstanz; neuropsychologische Veränderungen
	MK-0249 (Merck, Phase II)	Computerisierte Testbatterie	Keine	
	MPC-7869, Flurizan™ (Myriad, Phase III)	Kognitive Leistungen und Aktivitäten des täglichen Lebens	Keine	Globales Funktionsniveau Studie wurde 2009 abgebrochen (mangelnde Wirkung)
	NIC5-15 (Humanetics, Phase II)	Pharmakokinetik und Sicherheit	Pharmakokinetische Analysen; Überprüfung von Sicherheitsaspekten, neurochemische Analysen	Insulinsensitivität und -sekretion; neurochemische Marker
	GSI-953 (begacestat) (Wyeth, Phase I)	Pharmakodynamik	β-amyloid 1–40 und 1–42 im Liquor	
Aktive Immuntherapie	ACC-001 (Élan/Wyeth, Phase III)	Nebenwirkungen und Verträglichkeit		Kognitives und allgemeines Funktionsniveau
	CAD 106 (Novartis/Cytos, Phase I)	Verträglichkeit und Sicherheit; Antikörpertiter	EKG, EEG, MRT; Antikörper (IgM und IgM) gegen Amyloid bzw. das Carrierprotein protein	Immunantwort; Kognitives und allgemeines Funktionsniveau

Tab. 5.3　(Fortsetzung)

Therapie	Studie	Primäre Endpunkte	Apparative Untersuchungs- methoden	Weitere Endpunkte
Aktive Immun- therapie	V950 (Merck, Phase I)	Verträglichkeit und Sicherheit		Immunogenität
	Affitope AD01 (Affiris, Phase I)	Verträglichkeit und Sicherheit		Klinische und immunologische Wirksamkeit
	AN-1792 (AIP-001) (Élan, Phase II)	Wirksamkeit und Sicherheit	Neuropsychologische Testung; neurbiologische Marker	
Passive Immun- therapie	AAB-001 (bapineu- zumab) (Élan/Wyeth, Phase II)	Wirksamkeit und Sicherheit	EKG, MRT	
	Gammagard (IvIG) (Baxter/Cornell, Phase II)		Neuropsychologische Testung, neurochemische Marker einschl. Antikörper- titer; PET	
	LY-2062430 (huM266) (Eli Lilly, Phase II)	Wirksamkeit und Sicherheit		Untersuchung der Pharmakokinetik; Veränderungen neuropsychologischer Defizite und neurochemischer Marker
	GSK933776A (GSK, Phase I)	Wirksamkeit und Sicherheit; Immunogenität	EKG, MRT	Untersuchung der Pharmakokinetik; Veränderungen neurochemischer Marker; Antikörpertiter

Tab. 5.3 (Fortsetzung)

Therapie	Studie	Primäre Endpunkte	Apparative Untersuchungs- methoden	Weitere Endpunkte
Passive Immun- therapie	R1450 (Roche, Phase I)	Wirksamkeit und Sicherheit Pharmakokinetik		Neurochemischer Marker
Selektive Aβ42-Senker	Tarenflurbil, Flurizan™ (MPC-7869) (Myriad, Phase III)	Kognitive Leistungen und Aktivitäten des täglichen Lebens		Globales Funktionsniveau Studie wurde 2009 abgebrochen (mangelnde Wirkung)
Inhibitoren der Aβ42- Aggregation	Tramiprosate, Alzhemed™ (Neurochem, Phase III)	Wirksamkeit und Sicherheit	MRT	Studie wurde 2009 abgebrochen
	PBT-2 (Prana, Phase II)	Wirksamkeit und Sicherheit		Veränderungen neuropsychologischer Defizite und neurochemischer Marker
	AZD103 (Élan/Transition, Phase II)	Wirksamkeit und Sicherheit; kognitive Leistungen		
	Colostrinin™ (O-CLN) (ReGen Therapeutics, Phase II)	Wirksamkeit und Sicherheit	Neuropsychologische Testbatterie	Veränderungen neuropsychologischer Defizite und des globalen Funktionsniveaus

Nach: www.clinicaltrials.gov; www.myriad.com; www.neurochem.com; www.pranabio.com; www.lilly.com; www.cornell.edu; www.pharma.org; www.regentherapeutics.com; www.affiris.com

zum Zeitpunkt der Drucklegung dieses Buches nicht aktiv betrieben. Es ist allerdings zu erwarten, dass entsprechende Studien rasch geplant und begonnen werden, wenn der „Proof of Concept" bei einer der zur Zeit an Patienten mit manifester Demenz geprüften Substanzen gelingt.

5.5 Praktisches Vorgehen in der Therapie

Unter Berücksichtigung des oben erwähnten Kenntnisstandes zu den therapeutischen Möglichkeiten bei der LKB wird bei gesicherter Diagnose folgendes Vorgehen empfohlen:

- Die Aufklärung des Patienten sollte möglichst behutsam erfolgen und berücksichtigen, dass die kognitiven Defizite bei einem Teil der Betroffenen über viele Jahre stabil bleiben können bzw. sogar spontan remittieren können (vgl. Kap. 1). Gleichwohl sollte dem Patienten möglichst transparent vermittelt werden, dass er einem gegenüber der Allgemeinbevölkerung erhöhten Risiko unterliegt, in den Folgejahren eine manifeste Demenz zu entwickeln.
- Darüber hinaus ist der Patient über die in diesem und auch folgenden Kapitel 6 dargestellten Ansatzpunkte der Primär- und Sekundärprävention kognitiver Beeinträchtigung möglichst umfassend zu informieren. Das betrifft insbesondere vom Patienten selbst beeinflussbare lebensstilbezogene Faktoren, etwa im Bereich der Ernährung (z. B. mediterrane Kost), der körperlichen Bewegung, der Gewichtsreduktion sowie der aktiven Freizeit- und Lebensgestaltung. Dem Patienten wird damit eine aktive Rolle im Umgang mit der potenziell drohenden Demenzerkrankung zugewiesen, darüber hinaus wirkt die Berücksichtigung dieser Aspekte positiv auf den Allgemeinzustand und die allgemeine Lebensqualität.
- Insbesondere zerebrovaskuläre Komorbidität sowie weitere Risikofaktoren sind entsprechend den diagnostischen Standards zu identifizieren und adäquat zu behandeln (z. B. Behandlung einer arteriellen Hypertonie). Dies gilt allgemein auch für die Behandlung anderer somatischer Komorbiditäten mit potenziell krankheits- bzw. symptommodifizierendem Charakter.
- Bei depressiver Komorbidität sollte begleitend eine medikamentöse antidepressive Therapie eingeleitet werden. Hierbei sollte bevorzugt eine Substanzklasse mit geringer anticholinerger Eigenschaft gewählt werden.
- Bei beginnenden Einschränkungen alltagspraktischer Fertigkeiten, die trotz in der Regel noch gut ausgeprägter Kompensationsmöglichkeiten bei den meisten Patienten mit LKB bereits vorhanden sind, kann dem Patienten zusätzlich ein Kompetenztraining angeboten werden, das sich an den oben erwähnten Inter-

ventionsebenen orientiert. Kognitive Trainingsprogramme sollten bevorzugt im Gruppensetting stattfinden. Spezielle computerbasierte Übungsprogramme für den häuslichen Gebrauch können empfohlen werden, sofern der Patient dies wünscht und eigene positive Erfahrungen hiermit vorliegen (auch diese werden z. B. im Rahmen des in Kapitel 6.3 besprochenen SimA-Programms vorgehalten). Erfahrungsgemäß fällt es vielen Patienten jedoch schwer, auf sich allein gestellt kontinuierlich und regelmäßig mit solchen Programmen zu üben. Erfolg versprechender ist hier eine Ermutigung zu eher alltagsnah kognitiv stimulierenden Freizeitgestaltungen.

- Wie dargestellt, gibt es bis jetzt keine gesicherte Evidenz für positive Langzeiteffekte verfügbarer pharmakologischer Interventionsmöglichkeiten bei klinisch diagnostizierter LKB. Dies gilt insbesondere im Hinblick auf die entscheidende Frage, ob durch die medikamentöse Intervention die Konversion zur Demenz hinausgezögert oder gar verhindert werden kann. Entsprechend muss der Einsatz der oben genannten Pharmaka und Substanzen außerhalb klinischer Studien zum gegenwärtigen Zeitpunkt als „Off-Label Use" bzw. als individueller Heilversuch betrachtet werden. Hierdurch wird es erforderlich, potenzielle Nutzen und Risiken ganz besonders sorgfältig abzuwägen. Der Patient ist entsprechend aufzuklären.

- Der Einsatz eines zugelassenen Antidementivums (Rivastigmin, Donepezil, Galantamin, Memantine) kann insbesondere dann erwogen werden, wenn neben den klinischen Kriterien einer LKB auch die im Kapitel 4 erwähnten neurobiologischen Marker auf ein hohes Konversionsrisiko zur manifesten Alzheimer-Demenz schließen lassen.

- Um die individuelle Verlaufsdynamik der kognitiven Defizite und damit die Prognose besser beurteilen zu können, werden engmaschige Nachuntersuchungen in etwa sechsmonatigen Abständen empfohlen. Gerade aufgrund der für den Patienten mit erheblichen psychischen Belastungen einhergehenden Unsicherheit bezüglich der Prognose und ihrer Konsequenzen für die weitere Lebensplanung sollten darüber hinaus eine engmaschige Begleitung, psychosoziale Betreuung und Beratung angeboten werden. Die Frequenz der Gespräche ist den individuellen Wünschen und Erfordernissen anzupassen.

6 Präventive Strategien

Auf die Bedeutung und Notwendigkeit einer erfolgreichen Prävention der Demenzen wurde bereits im Kapitel 1 hingewiesen. Dabei setzen alle Maßnahmen zur Primärprävention der Demenz im Alter bei kognitiv Gesunden bzw. unbeeinträchtigten Personen an und bestehen letztlich in der Ausschaltung von bekannten Risikofaktoren bzw. in der Aktivierung schützender Faktoren. Zielgruppe dieser primär präventiven Strategien ist daher die Allgemeinbevölkerung (Abb. 6.1). Dagegen fokussieren sekundärpräventive Maßnahmen der Demenz auf bereits selektierte Risikopopulationen. Die Zielgruppe dieser Interventionen sind also Personen mit leichter kognitiver Beeinträchtigung, die vor einem weiteren Fortschreiten der kognitiven Defizite und letztlich vor der klinischen Konversion zur Demenz geschützt werden sollen. Hierunter sind demnach prinzipiell alle therapeutischen Maßnahmen zu subsumieren, die nicht nur eine vorübergehende, rein symptomatische Stabilisierung oder Verbesserungen der kognitiven Defizite bewirken, sondern darüber hinaus eine Konversion zur Demenz verhindern bzw. eine bedeutende Verzögerung des Übergangs in das klinische Vollbild einer Demenz herbeiführen. In dieser Konzeption ist Sekundärprävention der Demenz immer auch gleichzeitig als Therapie der LKB zu verstehen. Einige der hier dargestellten therapeutischen Interventionen belegen zwar in gewissem Umfang symptomatische Effekte im oben genannten Sinne, bisher gibt es jedoch noch keine Intervention, für die mit ausreichender Evidenz ein sekundärpräventiver Effekt (in Hinsicht auf die Demenz) bei der LKB belegt werden konnte.

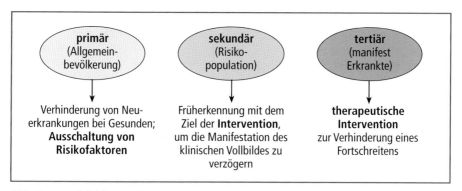

Abb. 6.1 Möglichkeiten der Prävention kognitiver Beeinträchtigung im Alter.

Vor diesem Hintergrund möchte das vorliegende Kapitel einen zusammenfassenden Überblick über den Kenntnisstand zur Primärprävention kognitiver Defizite im höheren Lebensalter geben. Einschränkend sei vorweggenommen, dass die überwiegende Zahl der zu diesem Thema durchgeführten Studien nicht die Entwicklung einer LKB als primären klinischen Endpunkt definierte. Vielmehr sollte die Wirksamkeit im Hinblick auf die Entwicklung einer manifesten Demenz belegt werden. In den meisten Untersuchungen war dies die Alzheimer-Demenz, in einer nicht unerheblichen Zahl insbesondere älterer prospektiver Beobachtungsstudien wurde das Demenzsyndrom klinisch nicht weiter differenziert. Die Wirksamkeit der in diesem Kapitel dargestellten Risikofaktoren ist also hinsichtlich der Entwicklung des Vollbildes der Demenz wesentlich besser dokumentiert, als für die LKB, die ja dem subklinischen Prädemenzstadium zuzuordnen ist. Gleichwohl kann mit einer gewissen Plausibilität angenommen werden, dass diese Faktoren auch für die Primärprävention der LKB genutzt werden können: Denn die Entwicklung des Vollbildes eines demenziellen Syndroms – ausgehend von dem symptomfreien (präklinischen) Frühstadium über das Prädemenzstadium einer leichtgradigen kognitiven Beeinträchtigung, bis hin zum erstmaligen Auftreten erheblicher, d. h. alltagsrelevanter Funktionsbeeinträchtigungen – ist insbesondere im Falle der Alzheimer-Demenz als Kontinuum zu beschreiben. Für diese Verläufe, in denen sich aus der LKB das Vollbild einer Alzheimer-Demenz entwickelt, wird daher erwartet, dass Maßnahmen, die der Primärprävention einer Demenz dienen, in gleichem Maße auch für die Prävention der LKB wirksam sind: Schließlich repräsentiert die LKB hier lediglich ein Intermediärstadium, dass bis zur klinischen Demenzmanifestation durchlaufen wird. In diesen Fällen wären für die Prävention der LKB also tatsächlich die gleichen Strategien wirksam, die schon für die Primärprävention einer Demenz identifiziert werden konnten.

6.1 Voraussetzungen für eine evidenzbasierte Prävention kognitiver Beeinträchtigungen im Alter

Die Feststellung, dass eine gesunde Lebensweise Gesundheit fördern und Krankheiten vorbeugen kann, ist hinlänglich bekannt. Die entscheidende Frage lautet jedoch, wie man eine gesunde Lebensführung definiert und welche Risiko- und Schutzmaßnahmen hier tatsächlich wirksam sein können. Schon für medizinisch vorgebildete Personen ist es oft schwer zu beurteilen, welche Expertenempfehlungen einer wissenschaftlichen Prüfung standhalten und welche – bei Licht betrachtet – eher unnütz oder gar schädlich sind. Dies gilt umso mehr für den Patienten, der als medizinischer Laie im Beratungsgespräch oder der ärztlichen Sprechstunde auf möglichst evidenzbasierte

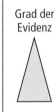

Abb. 6.2 Art und Aussagekraft wissenschaftlicher Studien.

Grad der Evidenz

- experimentelle In-vitro-Studien
- experimentelle In-vivo-Studien (u. a. transgene Tiere)
- retrospektive Studien und Fall-Kontrollstudien
- prospektive Beobachtungsstudien (Kohortenstudien)
- Interventionsstudien

und durch wissenschaftliche Studien abgesicherte Empfehlungen zur Prävention angewiesen ist.

Wissenschaftliche Studien können entlang ihres Aufbaus oder Designs eingeteilt werden. Damit wird nicht nur eine formale Ordnung hergestellt, vielmehr bedingt Letzteres auch die Aussagekraft oder den Evidenzgrad der Studienergebnisse. Experimentelle Untersuchungen haben eine relativ geringe Aussagekraft, da die Übertragbarkeit ihrer Ergebnisse meist durch eine kaum zu übersehende Zahl grundsätzlicher und methodischer Fragen eingeschränkt wird. Retrospektive und sogenannte Fallkontrollstudien beziehen sich auf bereits vorhandenes Datenmaterial aus epidemiologischen oder klinischen Erhebungen; ihre Aussagekraft wird durch methodische Fragen, vor allem hinsichtlich der Definition von Auswahl- und Zielkriterien, relativiert. Anders prospektive Beobachtungsstudien, bei denen diese entscheidenden Kriterien bereits zu Studienbeginn definiert werden. Interventionsstudien haben schließlich für die klinische Medizin die Dignität wissenschaftlicher Experimente, indem hier die hypostasierte Wirkung eines Therapiekonzeptes auf den Krankheitsverlauf überprüft wird (Abb. 6.2).

In-vitro-Studien

Der niedrigste Evidenzgrad kommt dabei gewiss experimentellen In-vitro-Studien zu, die – sei es unter Verwendung von zellbiologischen Modellen oder anhand von Tiermodellen – der Hypothesengenerierung für epidemiologische oder Interventionsstudien dienen können. Umgekehrt kann der Laborversuch auch zur weiteren Aufklärung von neurobiologischen Wirkzusammenhängen herangezogen werden, die sich auf Beobachtungen in epidemiologischen Studien stützen (z. B. *proof of concept studies*). Mit dieser Grundlagenforschung können aber nicht nur die molekularen Grundlagen epidemiologischer und klinischer Beobachtungen weiter erhellt, sondern auch potenzielle Zielmoleküle für pharmakologische Interventionen (*drug targets*) identifiziert werden. Einschränkungen der Aussagekraft hinsichtlich Präventionsempfehlungen ergeben sich hier jedoch u. a. aus der Tatsache, dass es sich bei den experimentellen Modellen in der Regel um hochartifizielle Systeme handelt, die die Komplexität der für Präventionsmaßnahmen bedeutsamen multifaktoriellen Organismus-Umwelt-Interaktionen allenfalls in Teilaspekten abzubilden vermögen. So ist nach wie vor umstritten, ob die gängigen transgenen Tiermodelle für die Alzheimer-Demenz tatsächlich wesentliche Aspekte der humanen Hirnerkrankung abbilden oder lediglich isolierte Teilbereiche der pathogenetischen Zusammenhänge berühren (z. B. Amyloid-Pathologie).

Retrospektive Studien und Fallkontrollstudien

Auch die Ergebnisse retrospektiver Studien und Fallkontrollstudien an definierten bzw. selektierten Bevölkerungsstichproben sind häufig anfällig für methodisch bedingte Verzerrungen bzw. Artefakte sowie für Fehl- und Überinterpretationen. Bedeutsam ist hier die möglichst repräsentative Auswahl der untersuchten Personen, die genaue und vollständige Erhebung aller relevanten Daten zur objektiven Beschreibung der untersuchten Stichprobe, die statistische Kontrolle einer Vielzahl weiterer „versteckter" Risikofaktoren etc. Aufgrund dieser methodischen Unzulänglichkeiten kann es selbst bei Beachtung jeglicher wissenschaftlicher Standards durch die Studienleiter immer wieder auch zu voreiligen oder falschen Schlussfolgerungen kommen. Aufgrund der Brisanz des Themas werden diese oftmals zügig und in ausgesprochen kompakter Form von den Medien, aber auch in medizinischen Periodika weiterverbreitet.

Ein Beispiel für die Entstehung eines bis heute kursierenden, aber letztlich nie replizierten „Vorbeugemythos" beschreibt ein Artikel auf den Internetseiten der Zeitschrift für Umweltmedizin:

> „Seit mehr als 30 Jahren beschäftigen sich Wissenschaftler aus aller Welt mit dem Zusammenhang einer erhöhten Aluminiumbelastung und einer daraus resultierenden möglichen Entwicklung der Alzheimer-Krankheit. In letzter Zeit ist es um die Fragestellung ‚Ist die Alzheimer-Krankheit Folge einer Aluminiumbelastung?' wieder etwas ruhiger geworden, was jedoch nicht heißen soll, dass diese These ganz vom Tisch verschwunden ist (…). Die Annahme, dass Neurotoxine aus der Umwelt Erkrankungen, die der Demenz der Alzheimer-Krankheit ähneln, auslösen könnten, verstärkte sich, als auf der Insel Guam gehäuft Demenzfälle nachgewiesen wurden. Zu dieser Zeit nahm man an, dass diese sogenannte ‚Guam-Guam-Krankheit', die bei einigen Eingeborenen festzustellen war, aufgrund einer erhöhten Aluminiumbelastung entstanden sei. Später stellte man jedoch richtiggehend fest, dass die Ursache für die Demenz eine Aminosäure war, die als starkes Neurotoxin (Nervengift) wirkt und aus einer dort einheimisch vorkommenden Erbsenart stammt. Der vermehrte Verzehr führte zur Entwicklung der Parkinson-Krankheit bei den Eingeborenen. Einige Wissenschaftler glauben, Indizien dafür zu haben, dass Aluminiumsalze zur Entwicklung der Alzheimer-Krankheit beitragen. Diese Salze kommen im Trinkwasser vor, können sich aus Aluminiumdosen und Küchengeräten herauslösen oder Lebensmitteln und Arzneistoffen zugesetzt sein. (…) Ob Demente in stärkerem Maße toxischen

Substanzen ausgesetzt waren oder sind, wurde im allgemeinen noch nicht gezielt untersucht, sondern eher exploratorisch in Fallkontrollstudien überprüft. Bislang stellte man keine bedeutsamen Unterschiede in Bezug auf eine Vielzahl von chemischen und pharmazeutischen Produkten und der Entwicklung der Alzheimer-Krankheit fest." (Urmoneit 2000)

Grundsätzlich bilden Fallkontrollstudien und andere retrospektive Studien wertvolle explorative Instrumente, um potenzielle Risikofaktoren für präventive Interventionen zu identifizieren. Ein ursächlicher Zusammenhang zwischen diesen Variablen und dem kognitiven Status der untersuchten Stichprobe lässt sich damit jedoch nicht beweisen.

Prospektive bevölkerungsbasierte Kohortenstudien

Diese Aussage trifft letztlich auch für prospektive bevölkerungsbasierte Kohortenstudien zu. Gleichwohl ist der Grad der Evidenz für die aus prospektiven Kohortenstudien abgeleiteten Ursache-Wirkungszusammenhänge deutlich höher zu bewerten, als für Fallkontrollstudien. Denn bei prospektiven Kohortenstudien liegen der Beginn der Beobachtung und der Beginn der Studie zeitlich sehr nah beieinander, zudem werden hier Auswahl- und Zielkriterien zu Beginn der Studie definiert. Prospektiv bedeutet schließlich in diesem Zusammenhang, dass die untersuchten Gruppen tatsächlich in die Zukunft verfolgt werden, wodurch eine vorurteilsfreie Messung des Einflusses der untersuchten Faktoren ermöglicht wird.

Prospektive Kohortenstudien

Im Rahmen einer prospektiven bevölkerungsbasierten Kohortenstudie (vgl. ILSE, Kap. 1.2) wird eine Gruppe von möglichst repräsentativ ausgewählten Personen mit und ohne Vorliegen eines vermuteten Risiko- oder Schutzfaktors (z. B. Schulbildung oder tägliche körperliche Aktivität) über einen längeren Zeitraum beobachtet. Am Ende des in der Regel mehrjährigen Beobachtungszeitraums wird ermittelt, ob die Probanden eine bestimmte Krankheit entwickelt haben oder nicht (z. B. Alzheimer-Demenz). Innerhalb der Gruppe der Risikofaktor-Personen kann nun das Krankheitsrisiko über die Berechnung des Verhältnisses der Erkrankten zu den Nicht-Erkrankten ermittelt werden. Der entsprechende Wert wird daraufhin auch für die Gruppe bestimmt, die dem Risikofaktor nicht ausgesetzt war. Als statistisches Maß des Erkrankungsrisikos wird vielfach das sogenannte relative Risiko (*Odds-Ratio*) berechnet. Hierdurch wird eine Aussage darüber möglich, wie stark das Vorhandensein des vermuteten Risikofaktors das Risiko für die Erkrankung dieser Bevölkerung erhöht bzw. im Sinne eines Schutzfaktors sogar senkt.

Die Durchführung prospektiver Kohortenstudien ist sehr aufwendig, erfordert zumeist die Untersuchung einer großen Gruppe von Personen und setzt in der Regel voraus, dass die untersuchte Krankheit in der Bevölkerungsgruppe relativ häufig auftritt. Entscheidend ist auch, dass es gelingt, die Stichprobe möglichst vollständig in den einzelnen Untersuchungswellen nachzuuntersuchen, damit Selektionseffekte vermieden werden. Aus diesem Grund liegen die meisten Studien für die häufigste Form der Demenz, die Alzheimer-Demenz, vor. Auch über die Risiko- und Schutzfaktoren der zweithäufigsten Demenzform – der vaskulären Demenz – gibt es relativ viele Untersuchungen. Entsprechend ist über die Risiko- und Schutzfaktoren dieser beiden Demenzformen heute am meisten bekannt. Die Mehrzahl der in diesem Kapitel diskutierten Aussagen zur Prävention beziehen sich auf die Vorbeugung der Alzheimer-Demenz.

Interventionsstudien

Der Beleg eines kausalen Zusammenhanges zwischen einem vermuteten Risikofaktor und der kognitiven Entwicklung im Alter ist letztlich nur mit Interventionsstudien zu erbringen. In einem quasi-experimentellen kontrollierten Studiendesign können Risiko- bzw. Schutzfaktoren gezielt manipuliert werden, wodurch sich eine relativ hohe Aussagekraft bzgl. des vermuteten Wirkungszusammenhangs ableiten lässt. Handelt es sich bei der Intervention um eine gezielte Maßnahme zur Prävention der LKB oder gar der Demenzprävention, sind in der Regel relativ lange Beobachtungszeiträume erforderlich, um den definierten Endpunkt (d. h. Abnahme der kognitiven Leistungsfähigkeit) bei einer ausreichenden Zahl von Studienteilnehmern zur erreichen, was derartige Studien sehr aufwendig werden lässt. Ferner sind eine Reihe von methodenimmanenten Einschränkungen zu erwähnen, die, wie das hohe Drop-out-Risiko bei langfristigen Erhebungen und Fragen der statistischen Power, bei der Durchführung und Ergebnisinterpretation berücksichtigt werden müssen. Aussagefähige Interventionsstudien zur Primär- und Sekundärprävention kognitiver Beeinträchtigung im Alter sind, abgesehen von der ILSE, daher im deutschsprachigen Raum relativ selten.

6.2   Risiko- und Schutzfaktoren der kognitiven Entwicklung im höheren Lebensalter

Ausgehend von richtungsweisenden epidemiologischen Befunden wurden im Kapitel 2 bereits Lebensalter, Geschlecht, Bildungsstand, kognitive Aktivität, Stress (bzw. *Distress*), psychiatrische Komorbidität (insbesondere Depressionen und schizophrene Psychosen) sowie genetische Faktoren als möglicherweise bedeutsame Risikofaktoren diskutiert. Auch die weiteren in der aktuellen Diskussion für bedeutsam erachteten Risiko- und Schutzfaktoren lassen sich den drei Bereichen

- Veranlagung (hereditäre Faktoren)
- Umwelt
- Psychosoziale Faktoren

zuordnen. Vor dem Hintergrund dieser Matrix wird in Abbildung 6.3 eine Übersicht der bisher in prospektiven Beobachtungsstudien identifizierten Risikofaktoren dargestellt. Es wäre eine zu starke Vereinfachung, die dargestellten Risikofaktoren etwa mit den „Ursachen" der LKB oder der Alzheimer-Demenz gleichzusetzen. Vielmehr handelt es sich tatsächlich um Risikofaktoren, die z. B. auf die Prozessierung von APP und damit auf die Bildung und Akkumulation amyloider Plaques und Neurofibrillenbündel sowie der hieraus folgenden Nervenzellschädigung modifizierend einwirken (vgl. Kap. 2).

Grundsätzlich können Risikofaktoren in beiderlei Richtungen wirken, d. h., das Auftreten einer LKB weniger wahrscheinlich oder aber – wie es die Wortbedeutung eher suggeriert – wahrscheinlicher machen. Im Hinblick auf die Prävention der LKB lassen sich die bekannten Risikofaktoren drei Ebenen zuzuordnen:

- **Indirekt wirksame Risikofaktoren:** Diese wirken nicht unmittelbar auf die Stoffwechselprozesse im Gehirn ein, können jedoch modifizierend auf andere – direkt auf das Gehirn einwirkende Körperfunktionen – Einfluss nehmen. Die indirekt wirksamen Risikofaktoren lassen sich in nicht beeinflussbare indirekt wirksame Risikofaktoren und beeinflussbare indirekt wirksame Risikofaktoren unterteilen. Die Mehrzahl der lebensstilbezogenen Risikofaktoren lässt sich den beeinflussbaren indirekt wirksamen Faktoren zuordnen.

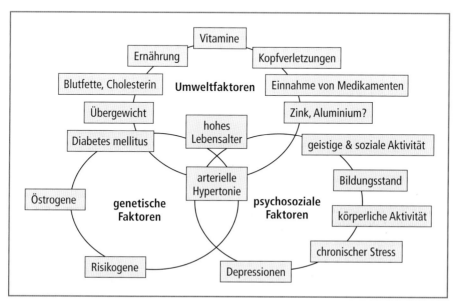

Abb. 6.3   Risikofaktoren der Alzheimer-Demenz laut epidemiologischen Studien.

- **Direkt wirksame Risikofaktoren:** Diese Faktoren können unmittelbar auf Stoffwechsel und Funktion des Gehirns wirken und werden häufig durch indirekt wirksame Risikofaktoren moduliert. Eine Beeinflussbarkeit besteht daher entweder vermittels des Einflusses der indirekten Faktoren oder aber unmittelbar über eine medikamentöse (pharmakologische) Intervention (z. B. Gabe von Statinen zur Modifikation des zerebralen Cholesterinmetabolismus).
- **Zerebrale Veränderungen:** Diese sind letztlich als unmittelbare Ursache der gestörten Hirnfunktion, des Untergangs von Nervenzellen und damit als direkte organische Grundlage der kognitiven Defizite zu betrachten.

Diese drei Ebenen und ihre Zusammenhänge sind in Tabelle 6.1 veranschaulicht.

Die kognitiven Defizite bei den Demenzen und ihren Vorstufen (u. a. die LKB) sind mehr oder weniger direkt auf *Veränderungen im Gehirn* (z. B. Bildung und Ablagerung von amyloiden Plaques, Schädigung der Gefäße, Verringerung der Zahl der Synapsen und Untergang von Nervenzellen) zurückzuführen. Die krankhaften zerebralen Veränderungen lassen sich dabei ursächlich auf die direkt wirksamen Risikofaktoren beziehen.

Zu den Risikofaktoren, die direkt auf das Gehirn einwirken, gehören neben dem Cholesterin, dem arteriellen Blutdruck, Stoffwechselstress in Form von „freien Radi-

Tab. 6.1 Bekannte Risikofaktoren bei der LKB bzw. Alzheimer-Demenz.

Indirekte Faktoren	Direkte Faktoren	Veränderungen im Gehirn
Nicht beeinflussbare Faktoren	• Blutfette (inkl. Cholesterin)	• Amyloide Plaques (Alzheimer)
• Alter	• Glucose-Stoffwechsel (inkl. Insulin)	• Schädigung der kleinen Hirngefäße (vaskuläre Demenz und Mischdemenz)
• Geschlecht	• Blutdruck	
• Genetische Veranlagung	• Körpergewicht	
Beeinflussbare Faktoren	• „Stoffwechselstress" (z. B. freie Radikale)	• Schädigung der großen Hirngefäße (vaskuläre Demenz und Mischdemenz)
• Kognitive Aktivität	• Hormone	
• Soziale Aktivität		• Anzahl der Synapsen (Alzheimer)
• Bildungsstand		• Untergang von Nervenzellen (Alzheimer und vaskuläre Demenzen)
• Körperliche Aktivität		
• Ernährung		
• Genussgifte (Alkohol, Zigaretten)		
• Einnahme von Medikamenten und anderen Substanzen		• Gehirndurchblutung
• Chronische Krankheiten (arterielle Hypertonie, Diabetes, Depression)		• „Plastizität"
• Psychologischer Stress		• „Reservekapazität"

kalen" (dabei handelt es sich um umgewandelte, energetisch hochaktive Sauerstoffmoleküle) auch der Glukosestoffwechsel.

Umgekehrt haben alle Vorgänge, die zur Steigerung der Reservekapazität beitragen (vgl. Kap. 2 u. 4), putativ schützende Effekte. Dagegen kann z. B. ein dauerhaft erhöhter Blutdruck zur zerebralen Mikroangiopathie führen, eine Erhöhung des intraneuronalen Cholesteringehalts begünstigt möglicherweise die Bildung amyloider Plaques und eine erhöhte Konzentration freier Radikale führt zur direkten Schädigung der Nervenzellen und kann damit zur Verringerung der Synapsenanzahl führen.

Die direkt wirksamen Risikofaktoren werden ihrerseits durch die indirekt wirksamen Risikofaktoren modifiziert. Hierzu zählen z. B. ein hohes Alter, die genetische Prädisposition, die Ernährung, aber auch das Ausmaß der geistigen und körperlichen Betätigung. Streng genommen können natürlich insbesondere die genetische Veranlagung, aber auch das Lebensalter nicht ausschließlich zu den indirekt wirksamen Risikofaktoren für eine Demenz gezählt werden, da Gene wie Alter auch unabhängig von pathologischen Prozessen einen indirekten Einfluss auf Hirnfunktion und Hirnentwicklung ausüben.

Viele der beeinflussbaren indirekten Risiko- und Schutzfaktoren können auf mehrere der direkt wirksamen Risikofaktoren gleichzeitig einwirken. So wirkt etwa körperliche Aktivität positiv auf die Konzentration der Blutfette, auf den Glukosestoffwechsel, den Blutdruck und das Körpergewicht. Umgekehrt werden einige der direkt wirksamen Risikofaktoren durch mehrere der indirekt wirksamen Risikofaktoren gleichzeitig modifiziert. Das Körpergewicht kann zum Beispiel parallel durch die Ernährung, das Ausmaß der körperlichen Aktivität, den Konsum von Genussgiften und das Vorliegen chronischer Krankheiten beeinflusst werden. Die klinisch häufig assoziierten Faktoren Übergewicht, arterielle Hypertonie, Diabetes und Bewegungsmangel werden bekanntlich unter dem Begriff des metabolischen Syndroms zusammengefasst.

Anhand des Kriteriums, inwiefern sie durch eigenes Verhalten steuerbar sind oder nicht, lassen sich die indirekt wirksamen Risikofaktoren in nicht beeinflussbare indirekt wirksame Risikofaktoren und beeinflussbare indirekt wirksame Risikofaktoren einteilen.

> **!** Zu den nicht beeinflussbaren Faktoren zählen das Lebensalter, die Geschlechtszugehörigkeit sowie die genetische Veranlagung. Dagegen sind geistige, körperliche und soziale Aktivität, die Ernährung, der Konsum von Genussgiften (Alkohol, Zigaretten), die Einnahme von Medikamenten oder anderen Substanzen, aber auch der Umgang mit chronischen Krankheiten und psychologischem Stress potenziell durch eigenes Verhalten beeinflussbar.

Der Königsweg einer Prävention der LKB besteht somit in einer Ausschaltung bzw. Minimierung gesicherter Risikofaktoren bei gleichzeitiger Förderung entsprechender Schutzfaktoren. Der aktuelle Wissensstand ist im Folgenden zusammengefasst.

6.2.1   Schutzfaktoren

Kognitive Aktivität

Auf die Bedeutung des „Bildungsgrades" als Schutzfaktor wurde bereits in Kapitel 1 ausführlich eingegangen. Dabei ist „Bildung" vermutlich am ehesten als Surrogat bzw. Indikator für die frühere, sozusagen lebenslange kognitive Aktivität zu sehen und wird in Zusammenhang mit der Ausbildung bzw. „Akkumulation" von kognitiver Reserve gebracht (Katzman 1993; Tervo et al. 2004; Solé-Padullés et al. 2009). Auch Fritsch et al. (2005) sehen in einem höheren IQ und größerer kognitiver Aktivität im früheren Lebensalter protektive Faktoren gegen die Entwicklung einer Demenz im Alter. Eine eindeutige Kausalität ist hier jedoch bisher nicht erwiesen. In der *Nonnenstudie* (Snowdon 2000; s. Kap. 2.3) wiesen diejenigen Ordensschwestern, die bereits in ihrer Jugend über eine komplexere sprachliche Ausdrucksweise und damit ein unterstelltes höheres intellektuelles Niveau verfügten, im hohen Alter signifikant weniger neuropathologische Veränderungen im Sinne einer Alzheimer-Krankheit auf. Demnach könnte die Schutzwirkung intellektueller Kompetenz bzw. lebenslanger kognitiver Aktivität auch in einem direkten Effekt auf die Entstehung der Alzheimer-Pathologie beruhen. Dies stünde zwar nicht im Widerspruch zur Theorie der kognitiven Reserve – die ja im Wesentlichen als Kompensationsreserve verstanden wird – verweist jedoch auf die Komplexität der zugrunde liegenden neurobiologischen Mechanismen. Was immer auch die neuronalen Grundlagen der Schutzwirkung einer höheren Bildung sind, als Interventionsansatz für präventive Maßnahmen im Alter sind „Bildung" und „Bildungsgrad" allenfalls sehr bedingt geeignet, da sie in der Regel in weit früherem Lebensalter erworben werden. Schließlich ist der „Bildungsgrad" im höheren Lebensalter nur noch sehr eingeschränkt und für selektierte Bevölkerungsschichten modifizierbar. Dies gilt trotz aller positiven und in hohem Maße wünschenswerten Initiativen und Angebote zur „Bildung im Alter". Veränderbar – und damit als Ansatzpunkt für eine Prävention kognitiver Beeinträchtigungen im Alter von hohem Interesse – ist vielmehr die aktuelle und zukünftige kognitive Aktivität. Dies gilt selbstverständlich auch (aber nicht ausschließlich) für eine erst im Alter aufgenommene Bildungsaktivität, sei dies nun im Rahmen allgemein zugänglicher (z. B. Volkshochschule) oder spezieller Angebote für Senioren. Eine der methodisch anspruchsvollsten Untersuchungen wurde im Rahmen des *Rush Memory and Aging Project* in Chicago durchgeführt (Wilson et al. 2003, 2005 u. 2007b). Bei 700 im Durchschnitt etwa 75- bis 80-jährigen freiwilligen Personen wurde die Häufigkeit und Art der kognitiv stimulierenden Aktivitäten durch Selbstauskunft der Teilnehmer standardisiert erfasst. Ein wichtiger Teil der erfragten Informationen bezog sich dabei auf frühere kognitive Aktivitäten, beginnend mit dem Schulalter. Darüber hinaus wurden aber auch Daten über gegenwärtige geistig stimulierende Aktivitäten prospektiv erhoben. Dabei waren insbesondere diejenigen Aktivitäten von Interesse, bei denen das Suchen oder Verarbeiten von Informationen eine zentrale Rolle spielt, die jedoch nur in geringem Umfang mit körperlicher Aktivität oder sozialem Austausch verbunden waren. Hierzu zählten Aktivitäten wie das Lesen von Büchern und Zeitungen, Brettspiele (Schach oder Dame), der Besuch einer Bibliothek, eines Museums oder einer Kulturveranstaltung. Die Häufigkeit dieser Aktivitäten wurde auf einer Skala von 1 bis 5 abgebildet. Die Stufe 1 war Aktivitäten zuzuordnen, die nur einmal pro Jahr oder seltener durchgeführt werden, während 5 auf eine tägliche oder beinahe tägliche Aktivität hinwies. In dem folgenden prospektiven Teil der Studie wurden die Versuchspersonen über fünf Jahre weiter in jährlichen Abständen untersucht. Dabei wurde jeweils auch erneut nach den gegenwärtigen kognitiven Aktivitäten gefragt und eine standardisierte Überprüfung der kognitiven Leistungsfähigkeit vorgenommen. Nach fünf Jahren – die Probanden waren zu diesem Zeitpunkt 80 bis 85 Jahre alt – wurde die Inzidenz und Prävalenz für die Alzheimer-Demenz in Hinsicht auf die frühere und gegenwärtige kognitive Aktivität ermittelt.

Zum Studienende hatten 90 der 700 untersuchten Personen eine Alzheimer-Krankheit entwickelt. Der Einfluss der geistig anregenden Tätigkeiten war eindeutig: Häufige kognitive Aktivität – sowohl lebenslang als auch in den fünf Jahren des prospektiven Studienteils – war mit einer signifikant niedrigeren Wahrscheinlichkeit verbunden, zu den Alzheimer-Patienten zu gehören. Dabei war die Wahrscheinlichkeit für eine Demenz bei den kognitiv inaktiven Personen 2,6-mal höher als bei den kognitiv aktiven Versuchsteilnehmern (Abb. 6.4). Bemerkenswerterweise war der Zusammenhang zwischen gegenwärtiger kognitiver Aktivität und dem Demenzrisiko unabhängig vom Einfluss der lebenslangen kognitiven Aktivität, dem sozioökonomischen Status und dem Ausmaß der körperlichen Aktivität. Dabei konnten auch diejenigen Versuchsteilnehmer von dem schützenden Effekt der gegenwärtigen kog-

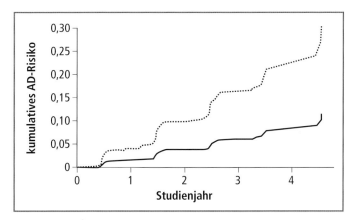

Abb. 6.4   Kumulatives Alzheimer-Risiko im vierjährigen Verlauf einer Studie zum Effekt kognitiver Freizeitgestaltung (mod. nach Wilson et al. 2007). ········ Probanden mit geringem Ausmaß an kognitiver Freizeitaktivität zu Beginn der Studie (10. Perzentil), ——— Probanden mit hoher kognitiver Freizeitaktivität (90. Perzentil).

nitiven Aktivitäten profitieren, die zu Beginn der Untersuchung bei den kognitiven Leistungstests relativ schlecht abgeschnitten hatten. Allerdings wurden die Studienteilnehmer zu Beginn der Erhebung nicht gezielt auf eine LKB untersucht. Damit ist ein wichtiger methodischer Einwand gegeben, dürfte doch etwa ein Drittel der Teilnehmer schon angesichts ihres damaligen Lebensalters durch eine LKB eingeschränkt gewesen sein. Eine schon zu Studienbeginn geringe kognitive Aktivität könnte demnach auch Ausdruck einer LKB gewesen sein. Diese Einschränkung unterstreicht den Wert längerer Beobachtungszeiträume, die, wenn möglich, früh im Altersprozess, d. h. noch vor dem breiten Auftreten kognitiver Einschränkungen beginnen sollten. In der ILSE konnte beispielsweise der präventive Wert kognitiver Aktivität zu Beginn der 7. Lebensdekade im Hinblick auf die Entwicklung einer LKB oder Alzheimer-Demenz zwölf Jahre später bestätigt werden (Sattler et al., in Vorbereitung; vgl. Tab. 6.2).

Für die Beratung älterer Menschen, aber auch für die Planung präventiver Interventionen lassen sich die Kernaussagen der Chicagoer Studie demnach wie folgt zusammenfassen:

- **Personen, die ihr Leben lang kognitiv aktiv waren, genießen auch im Alter einen besseren Schutz vor der Alzheimer-Demenz.** Diese Aussage ist im Zusammenhang mit einer Reihe weiterer Untersuchungen zu interpretieren, die einen Zusammenhang zwischen dem Bildungsstand und der Art der ausgeübten Berufstätigkeit mit dem Demenzrisiko belegen (vgl. Kap. 2.4). Die Ergebnisse des *Rush Memory and Aging Project* legen dabei nahe, dass der Einfluss des Faktors Bildung nicht lediglich als Surrogat des sozioökonomischen Status und damit anderer (versteckter) lebensstilbezogener Faktoren zu betrachten ist.

- **Unabhängig von der lebenslangen kognitiven Aktivität entfaltet auch die gegenwärtige kognitive Aktivität im Alter eine eigenständige Schutzwirkung:** Dieses zweite Hauptergebnis der Chicagoer Studie ist gerade für die älteren Personen, die sich in der Beratung und Betreuung der ärztlichen Sprechstunde oder einer Gedächtnisambulanz befinden, von allergrößter Bedeutung. Denn die Ergebnisse der Studie machen all denjenigen Personen berechtigte Hoffnungen, die erst im Senioren- bzw. Rentenalter aktiv werden können oder wollen. Schließlich hatte die gegenwärtige kognitive Aktivität unabhängig von der lebenslangen kognitiven Aktivität das Demenzrisiko gesenkt. Die zentrale Aussage lautet hier also: Es ist nie zu spät, und es lohnt sich auch noch im höheren Alter, mit einem geistig aktiveren Lebensstil zu beginnen.

Schutzwirkungen entfalten vermutlich insbesondere diejenigen Aktivitäten, bei denen sich Personen interaktiv mit ihrer Umgebung in Beziehung setzen. Dies können zum einen Tätigkeiten sein, die die analytischen Denkfähigkeiten herausfordern. Wirksam sind darüber hinaus vor allem Tätigkeiten, bei denen Menschen neue Informationen erwerben bzw. die Möglichkeit erhalten, alte mit neuen Informationen zu verknüpfen. Aktivitäten wie Bildungsreisen oder dem Lernen einer Fremdsprache, Schach oder

Tab. 6.2   (Prospektive) Kohortenstudien zu kognitiver Aktivität, kognitiver Reserve und Bildung.

Autor	Erhobene Variablen	Ergebnisse
Scarmeas (2001)	Teilnahme an 13 Freizeitaktivitäten wurde erfragt (u. a. nähen, Musik hören, Freunde besuchen, ins Kino gehen, Zeitung lesen).	Hohes Niveau an Freizeitaktivitäten reduziert das Demenzrisiko.
Wang et al. (2002)	Soziale und Freizeitaktivitäten wurden erfragt: ● mentale Aktivitäten (lesen), ● physische Aktivitäten (schwimmen), ● soziale Aktivitäten (Theaterbesuche), ● produktive Aktivitäten (Gartenarbeit), ● Unterhaltungsaktivitäten (fernsehen).	Stimulierende Tätigkeiten, ob mental oder sozial, senken das Risiko für Abnahme der kognitiven Leistungsfähigkeit.
Wilson et al. (2002b)	7 kognitive Aktivitäten (u. a. Zeitung lesen) und 9 physische Aktivitäten (u. a. spazieren gehen) wurden erfragt.	Hohe Frequenz kognitiv stimulierender Tätigkeiten senkt das Risiko für LKB und AD, körperliche Aktivität senkt nicht das Risiko für die Abnahme der kognitiven Fähigkeiten.
Verghese et al. (2003)	Frequenz der Teilnahme an 6 kognitiven und 11 physischen Freizeitaktivitäten wurde erfragt (Bronx Aging Study).	Teilnahme an Freizeitaktivitäten (besonders kognitiv) wirkt sich positiv auf kognitive Leistung aus.
Lindstrom et al. (2005)	4 Aktivitätskategorien wurden erfragt: ● fernsehen, ● soziale Aktivitäten, ● intellektuelle Aktivitäten, ● physische Aktivitäten.	Teilnahme an intellektuell stimulierenden Tätigkeiten reduziert das Risiko für LKB und AD. Intellektuell nicht stimulierende Tätigkeiten sind ein Risikofaktor für LKB und AD.
Sattler et al. (in Vorbereitung)	Erhebung kognitiver Freizeitaktivitäten (ILSE) Anfang der 7. Lebensdekade.	Mit dem Aktivitätsniveau reduzierte sich das Risiko einer LKB und AD 12 Jahre später, unabhängig von sozialer Schicht und Bildungsgrad.
Verghese et al. (2006)	Die Frequenz der Teilnahme an 6 kognitiven und 11 physischen Freizeitaktivitäten wurde erfragt (Bronx Aging Study).	Teilnahme an kognitiven Aktivitäten ist mit einem geringeren Risiko für die Entstehung einer (amnestischen) LKB assoziiert.
Wilson et al. (2007b)	30 Fragen zu gegenwärtigen kognitiv-stimulierenden Aktivitäten sowie in der Vergangenheit (Kindheit, Erwachsenalter, Alter).	Hohes Level kognitiv-stimulierender Tätigkeiten senkt das Risiko für LKB und AD.

Karten spielen, Musizieren, Museen besuchen oder Lesen wird im Hinblick auf die Verzögerung demenzieller Prozesse eine hohe Wirkung zugesprochen (Coyle 2003; Lindstrom et al. 2005; Fratiglioni et al. 2004; Wang et al. 2002; Wilson et al. 2002b; Wilson et
al. 2007b; Sattler et al., in Vorbereitung). Als weniger wirksam gelten Routinehandlun-
gen wie Kreuzworträtsel lösen (Verghese et al. 2003). Viele der kognitiv stimulierenden
Aktivitäten tragen einen sozialen Charakter, d. h., dass sie im gemeinsamen Austausch
mit anderen Menschen oder in der Gruppe durchgeführt werden. Dabei ist es vermutlich nicht die Gemeinschaft mit anderen Menschen per se, die den fördernden
Effekt auf die geistigen Fähigkeiten ausübt, sondern die Vielfalt und Intensität der
Kommunikation im sozialen Kontext. Intellektuelle Betätigung in der Gruppe (z. B.
eine interessante Gruppendiskussion) kann die Motivation für die Aufnahme und Aufrechterhaltung dieser Tätigkeit erheblich fördern, da der soziale Austausch eine
Wirkung als positiver Verstärker entfalten kann. Die individuelle Auswahl der Tätigkeiten ist gewiss auch von den Interessen, Vorerfahrungen und allgemeinen Lebens-
umständen der Person abhängig. Dabei scheint gar nicht so sehr die Art einer bestimmten Tätigkeit von Bedeutung zu sein, sondern eher die Tatsache, dass diese
Aktivität möglichst viele kognitive Teilleistungen anspricht und dass sie mit einer gewissen Regelmäßigkeit durchgeführt wird. In den meisten der vorliegenden Beobachtungsstudien wurde das Auftreten einer manifesten Demenz als primärer Endpunkt
gewählt. Verghese et al. (2006) konnten darüber hinaus zeigen, dass die Teilnahme
an kognitiv stimulierenden Freizeitaktivitäten über einen durchschnittlichen prospektiven Beobachtungszeitraum von 5,6 Jahren bei primär kognitiv unbeeinträchtigten
älteren Erwachsenen auch die Entwicklung einer amnestischen MCI unwahrscheinlich macht (Abb. 6.5).

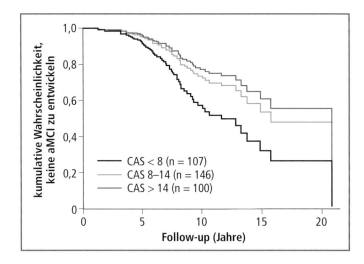

Abb. 6.5 Kumu-
lative Wahrschein-
lichkeit, eine aMCI
zu entwickeln, in
Abhängigkeit vom
kognitiven Aktivi-
täts-Score (CAS)
(mod. nach Verghe-
se et al. 2006).

Gegenüber diesen Befunden ist zu fragen, inwieweit kognitive Freizeitaktivität und Schulbildung Surrogate der sozialen Schicht darstellen, die schließlich die Lebenserwartung sowie zahlreiche Lebensvollzüge beeinflusst. Einerseits wurden der Einfluss dieser Variablen auf die kognitive Aktivität und ihre Effekte auf die Altersentwicklung zumindest in einer großen Zahl der Studien mit geeigneten statistischen Verfahren kontrolliert. Andererseits konnte ein kausaler Zusammenhang zwischen den in prospektiven Kohortenstudien identifizierten Risikofaktoren und dem Erhalt der kognitiven Kompetenz in Alter in kontrollierten Interventionsstudien bestätigt werden. Dabei lassen sich kognitive Interventionsprogramme bei älteren Personen grundsätzlich den folgenden drei Kategorien zuordnen (Papp et al. 2009):

- **Kognitive Stimulation:** Es handelt sich um Interventionen, die auf eine nichtspezifische Förderung und Erhöhung kognitiv stimulierender Aktivitäten zielen. Angestrebt wird also weniger das gezielte Training einer spezifischen kognitiven Teilleistung, sondern eine generelle (häufig multimodale) kognitive Aktivierung. Das Programm „Aktive kognitive Stimulation: Vorbeugung im Alter (AKTIVA)" kann als Beispiel für eine solche Intervention gelten (Tesky u. Pantel 2009).

- **Kognitives Training:** Kognitive Trainingsprogramme beinhalten die Übung selektierter und möglichst spezifischer kognitiver Teilleistungsdomänen (z. B. Gedächtnis oder Psychomotorik). Zur Anwendung kommen zumeist standardisierte und angeleitete Trainingssegmente, die in jüngerer Zeit häufig auch computerbasiert angeboten werden. Ziel ist die Optimierung und Leistungsverbesserung in der jeweils geübten Domäne. Vermutet und angestrebt werden darüber hinaus Generalisierungseffekte, die über die jeweils trainierte Fähigkeit hinausgehen. Die Effektstärken für die bisher in diesem Bereich durchgeführten Interventionsstudien sind am größten für die Verbesserung in den geübten Teilleistungen. Generalisierungseffekte konnten in den bisherigen Untersuchungen nicht überzeugend dargestellt werden. Besonders eindrücklich konnten dies Owen et al. (2010) in einer aktuellen Studie an 11 430 gesunden Probanden im mittleren Erwachsenenalter darstellen. Während sich in ihrer Studie zwar durch regelmäßiges computergestütztes kognitives Training Verbesserungen in allen trainierten kognitiven Teilleistungsbereichen erzielen ließen, konnten keine Hinweise auf Generalisierungseffekte gefunden werden. Allerdings wird die Übertragbarkeit der Ergebnisse durch methodische Details der Studie eingeschränkt, wurde sie doch internetbasiert bei überwiegend jüngeren, d. h. im mittleren Erwachsenalter stehenden Teilnehmern (Alter: 18–60 Jahre) durchgeführt.

- **Kognitive Rehabilitation:** Der Begriff Rehabilitation impliziert die Wiederherstellung einer durch Krankheit oder Behinderung beeinträchtigten Kompetenz mit dem Ziel ein bestehendes Funktionsdefizit (z. B. im Bereich Alltagskompetenz) zu mindern oder zu beheben. Im Kern zielt kognitive Rehabilitation also auf die Kompensation von Fähigkeiten, die krankheitsbedingt bereits eingeschränkt sind (z. B. bei LKB), und erst in zweiter Linie auf die Optimierung von kognitiven Funktionen. Kognitive Rehabilitationsprogramme sind häufig multimodal angelegt. Sie können die Durchführung von gezielten und standardisierten kognitiven Trainingselementen beinhalten.

 Kognitive Stimulation und kognitives Training haben also gerade auch gesunde ältere Personen als Zielgruppe im Auge und können damit als Maßnahmen zur Primärprävention kognitiver Beeinträchtigungen angesetzt werden.

Der theoretische Ansatz besteht hier in einer Vergrößerung der kognitiven Reserve bzw. Kompensationsreserve mit dem Ziel, eine Schutzwirkung vor dem Nachlassen kognitiver Fähigkeiten im Alter zu entfalten. Kognitive Rehabilitation richtet sich dagegen in erster Linie an funktionell bereits beeinträchtigte Bevölkerungs- bzw. Patientengruppen, zu denen auch Personen mit LKB zu rechnen wären (vgl. Kap. 5).

Die ACTIVE-Studie

Die präventive Wirkung kognitiver Interventionen muss in kontrollierten Interventionsstudien belegt werden, die bestimmten methodischen Mindeststandards genügen sollten. Bisher gibt es nur sehr wenige publizierte Interventionsstudien zur Wirksamkeit kognitiver Interventionen bei gesunden Älteren. Eine Übersicht vermittelt Tabelle 6.3. Die bisher umfangreichste und hinsichtlich der methodischen Anforderungen anspruchsvollste Studie – die im Kapitel 5 bereits erwähnte ACTIVE-Studie – soll im Folgenden etwas ausführlicher dargestellt werden.

Bei der vom amerikanischen National Institute of Aging und vom National Institute of Nursing Research gesponserten ACTIVE-Studie (ACTIVE = *Advanced Cognitive Training for Independent and Vital Elderly*) handelt es sich um die bisher größte randomisierte multizentrische und kontrollierte Interventionsstudie zur Wirksamkeit kognitiver Interventionen im Alter mit insgesamt 2832 Versuchsteilnehmern (Ball et al. 2002; Willis et al. 2006). In der Studie wurde insbesondere die Hypothese überprüft, ob die Durchführung eines auf zehn Sitzungen verteilten mehrarmigen Gruppentrainingsprogramms neben einer Verbesserung der jeweils spezifischen kognitiven Funktionen auch einen Langzeiteffekt auf jene Alltagsaktivitäten hat, die zu einer längeren Unabhängigkeit in der Selbstversorgung im Alter beitragen (Mobilität, Haushaltsmanagement, finanzielles Management, Einkaufen, Essenszubereitung). Unmittelbares Ziel des Trainings war also eine Verbesserung der jeweiligen kognitiven Fähigkeit und die Steigerung der Problemlösungsfähigkeit. Langfristig sollten Lebensqualität und Selbstständigkeit im Alltag verbessert werden.

Tab. 6.3   Studien zu kognitiven Interventionsprogrammen.

Autor	Intervention	Ergebnisse
Rasmunsson et al. (1999)	Gruppenbasiertes und selbstgesteuertes Gedächtnistraining (u. a. computergestützt).	Positive Trainingseffekte in der trainierten Domäne. Keine Follow-up-Daten.
Ball et al. (2002) und Willis et al. (2006)	ACTIVE-Studie (Advanced Cognitive Training for Independent and Vital Elderly).	Positive Effekte in den jeweils trainierten Fähigkeiten. Trainingseffekte blieben über einen Zeitraum von 2 Jahren stabil. Am stärksten profitierte die Verarbeitungsgeschwindigkeitsgruppe. Transfereffekt in der Denktrainingsgruppe (reasoning). Kein Effekt auf Lebensqualität und Selbstständigkeit.
Edwards et al. (2002)	Gruppensetting; Training kognitiver Verarbeitungsgeschwindigkeit sowie geteilte und selektive Aufmerksamkeit.	Moderate Trainingseffekte im Bereich kognitiver Verarbeitungsgeschwindigkeit. Keine Transfereffekte.
Fabre et al. (2002)	Kognitives Training und aerobes körperliches Training.	Trainingseffekte in den trainierten Domänen (insbesondere Gedächtnis). Kein Follow-up.
Valenzuela et al. (2003)	Gedächtnistraining mit der Method of loci (MOL) für 5 Wochen bei gesunden Probanden.	Verbesserung der Gedächtnisleistung und günstige neurochemische Veränderungen im Hippokampus (MR-Spektroskopie).
Oswald (1995 u. 2004)	SIMA-Training: ● Gedächtnistraining, ● Kompetenztraining, ● Psychomotorisches Training, ● Kombination dieser Einzeltrainings.	In der kombinierten Gedächtnis- und Psychomotorikgruppe traten die wenigsten Demenzen auf. Das Training beider Komponenten scheint das Demenzrisiko zu senken.
Mahncke et al. (2006)	Computerbasiertes kognitives Trainingsprogramm.	Trainingseffekte in den trainierten Domänen mit gewissen Generalisierungseffekten. Stabilität der Effekte nach 3 Monaten nachweisbar.
Margrett u. Willis (2006)	Angeleitetes selbstgesteuertes kognitives Trainingsprogramm („In-house"-Training) vs. Gruppenprogramm.	Trainingseffekte in den trainierten Domänen in beiden Gruppen. Kein Vorteil des „In-house"-Trainings. Kein Follow-up.
Bugos et al. (2007)	Sensomotorisches Training (Klavierunterricht für Nichtmusiker).	Verbesserung der Interventionsgruppe in Exekutivfunktionen (Trail-Making-Test) und Arbeitsgedächtnis. Kein Follow-up.
Buiza et al. (2008)	Donostia Longitudinal Study: Multimodale kognitive Funktionen.	Trainingseffekte in den trainierten Funktionen; z.T. im 2-Jahresverlauf stabil.

Die ACTIVE-Studie

Zwischen 1999 und 2001 nahmen 2832 gesunde Erwachsene ab 65 Jahren an der ACTIVE-Studie teil. Zunächst fand eine psychometrische Erhebung von Gedächtnisleistung, Denkfähigkeit und kognitiver Verarbeitungsgeschwindigkeit statt. Weiterhin wurden die Aktivitäten des täglichen Lebens, die Selbstständigkeit sowie der Gesundheitszustand standardisiert erhoben. Randomisiert wurden drei Trainingsgruppen und eine Kontrollgruppe gebildet:

- Denktraining: Die Teilnehmer übten Strategien zum Problemlösen, logisches Schlussfolgern und Mustererkennung.
- Gedächtnistraining: Die Teilnehmer erwarben Gedächtnisstrategien und übten sie ein.
- Geschwindigkeitstraining: Die Teilnehmer absolvierten Trainings zur Verbesserung der Verarbeitungsgeschwindigkeit bei der visuellen Wahrnehmung und Aufmerksamkeit sowie zum besseren und schnelleren Erkennen, Identifizieren und Lokalisieren von Objekten.
- Kontrollgruppe, in der keinerlei Intervention durchgeführt wurde.

Die Teilnehmer der Trainingsgruppen nahmen an zehn Sitzungen à 60–75 Minuten innerhalb von sechs Wochen teil. Die Gruppe bestand aus drei bis fünf Teilnehmern und einem geschulten Trainer. Etwa 60 % der Teilnehmer aller Trainingsgruppen erhielten vier „Booster"-Sitzungen elf und 35 Monate nach der Trainingsphase. Hier wurden die bereits gelernten Fähigkeiten aufgefrischt. Unmittelbar nach Abschluss des Trainings wurde erneut die Gedächtnis-, Denk- und Verarbeitungsgeschwindigkeit aller Versuchsteilnehmer untersucht sowie die Selbstständigkeit und Aktivitäten des täglichen Lebens erhoben. Zwei weitere Testungen fanden jeweils nach einem Jahr und zwei Jahre nach dem Training statt. Bei 67 % der Teilnehmer konnte darüber hinaus eine 5-Jahres-Verlaufsuntersuchung durchgeführt werden.

Erwartungsgemäß verbesserte sich unmittelbar nach der Intervention die jeweils trainierte Fähigkeit und die Trainingseffekte blieben über einen Zeitraum von zwei Jahren stabil (Ball et al. 2002). Die Größenordnung der Trainingseffekte war äquivalent zu dem Ausmaß des kognitiven Funktionsverlustes, der bei kognitiv unauffälligen älteren Menschen über einen Zeitraum von sieben bis 14 Jahren erwartet wird. Am stärksten profitierte die Verarbeitungsgeschwindigkeitsgruppe von dem Training. Die Teilnehmer, die zusätzlich vier Auffrischungssitzungen erhalten hatten, zeigten im Vergleich zu den Nicht-Teilnehmern auch im Langzeitverlauf eine Verbesserung der jeweiligen kognitiven Fähigkeit. Mit Ausnahme der Denktrainingsgruppe konnte jedoch kein Transfer des Zugewinns der kognitiven Leistungsfähigkeit auf den Alltag nachgewiesen werden. Durch das Training wurden unmittelbar weder die Lebensqualität noch die Selbstständigkeit im Alter gesteigert. Der einzige Hinweis auf einen möglichen Generalisierungseffekt des Trainings ergab sich aus einer Selbstauskunft der Teilnehmer, insofern, als dass die Teilnehmer der Denktrainingsgruppe im Verlauf von fünf Jahren einen geringeren Funktionsverlust bei den instrumentellen Aktivitäten des täglichen Lebens (IADL) angaben.

Diese Untersuchung bestätigt somit frühere Ergebnisse aus kleineren Pilotstudien:

- In erster Linie verbessert sich die trainierte Teilleistung und wer seine Fertigkeiten ab und zu durch Wiederholung der Übungen auffrischt, kann seine Leistungen auf einem Level halten oder gar verbessern.
- Ein kurzes einmaliges Training ist vermutlich nicht sehr nachhaltig und die Evidenz für Langzeiteffekte sehr gering. Wird nicht mehr trainiert, so lassen die Trainingserfolge rasch nach.
- Ein Transfer der trainierten Fertigkeiten auf andere geistige Leistungen oder auf Alltagskompetenz kann möglicherweise durch das Training alltagsnaher Kompetenzen erreicht werden (die Denktrainingsgruppe übte u. a. Problemlösefähigkeiten).
- Für das Training isolierter Einzelleistungen (z. B. Gedächtnistraining, „Gehirnjogging") ist ein Transfereffekt bisher nicht belegt.
- Ebenso konnte bisher kein Nachweis für eine demenzpräventive Wirkung der untersuchten Interventionsprogramme erbracht werden. Dies gilt auch für die zahlreichen inzwischen kommerziell im Einzelhandel oder im Internet angebotenen Trainingsprogramme, mit denen man sein Gedächtnis gezielt trainieren kann, sei es am Computer oder mithilfe des Notizblocks.
- Es kann daher bisher nicht davon ausgegangen werden, dass z. B. regelmäßige Gedächtnisübungen den Beginn einer Demenz hinauszögern oder sogar verhindern können.

Auch Papp et al. (2009) weisen in ihrer Meta-Analyse darauf hin, dass trotz kurzfristiger signifikanter Veränderungen in Teilleistungen für gesunde ältere Menschen bisher Belege für die langfristige Wirksamkeit kognitiver Trainingsprogramme auf andere relevante Leistungsbereiche fehlen und dass die positiven Effekte der bisher untersuchten Interventionen sich in der Regel vorwiegend für die unmittelbar trainierten Funktionen nachweisen ließen. Die bisher also eher ernüchternde Datenlage wird u. a. auch auf methodische Mängel der überwiegenden Zahl der publizierten Studien zurückgeführt:

- Die zumeist im niedrigen zweistelligen Bereich angesiedelten Gruppengrößen führen zu einer geringen statistischen Nachweiskraft der Studien (Powerproblem).
- Das Fehlen adäquater Kontrollgruppen schränkt die Aussagekraft vieler Studien ein.
- Die Zielvariablen beschränken sich häufig auf die trainierten Fähigkeiten. Es ist jedoch nicht verwunderlich, dass ein gezieltes Gedächtnistraining in einer gesunden Population zu einer kurzfristigen Leistungsbesserung in eben dieser Gedächtnisfunktion führt. Die erwünschten alltagsrelevanten Funktionsverbesserungen können auf diese Weise nicht nachgewiesen werden.

- Stabile Übungseffekte und primärpräventive Wirkungen der Untersuchungen können nur durch Verlaufsuntersuchungen mit ausreichend langen Follow-up-Intervallen nachgewiesen werden. Lediglich drei der zehn von Papp et al. (2009) analysierten Studien schlossen Verlaufsuntersuchungen nach mindestens einem Jahr ein. Für den Nachweis einer präventiven Wirkung sind aber wesentlich längere Verlaufsintervalle und die Untersuchung deutlich größerer Studienpopulationen erforderlich.

Die aufgeführten methodischen Aspekte sollten in zukünftigen Studien Berücksichtigung finden.

Soziale Aktivität und soziale Kontakte

Neben kognitiven und physischen Aktivitäten wird auch sozialen Kontakten eine mögliche Wirksamkeit in der Vorbeugung kognitiver Beeinträchtigung im Alter zugesprochen (vgl. Tab. 6.4). Epidemiologische Studien betonen den protektiven Effekt sozialer Netzwerke (Fratiglioni et al. 2000 u. 2004; Wang et al. 2002). Bassuk et al. (1999) fanden in ihrer Längsschnittstudie über einen Zeitraum von zwölf Jahren heraus, dass das Ausscheiden aus sozialen Kontakten einen Risikofaktor für das Entstehen von

Tab. 6.4   Kohortenstudien zur sozialen Integration.

Autor	Erhobene Variablen	Ergebnisse
Bassuk et al. (1999)	Erfasst wurden soziale Beziehungen, soziale Aktivitäten und emotionale Unterstützung durch das soziale Netzwerk mittels eines Interviews.	Verlust sozialer Beziehungen stellt Risikofaktor für das Absinken kognitiver Leistungen dar.
Fratiglioni et al. (2000)	Soziales Netzwerk wurde erfragt: • Familienstand, • Kinder, • Freunde/Verwandte, • Frequenz der Kontakte, • Zufriedenheit mit den Kontakten.	Umfassendes soziales Netzwerk stellt protektiven Faktor gegen Nachlassen der kognitiven Fähigkeiten und Entwicklung von Demenz dar.
Fratiglioni et al. (2004)	Systematischer Überblick über Studien zu sozialer, mentaler und physischer Aktivität.	Aktiver und sozial-integrierter Lebensstil reduziert Demenzrisiko.
Wilson et al. (2007a)	Einsamkeitslevel wurde mit einer 5-Punkte-Skala erfasst.	Personen, die im Alter sozial isoliert sind, über kein soziales Netzwerk verfügen und nicht an sozialen Aktivitäten teilnehmen, haben erhöhtes Demenzrisiko.

kognitiven Beeinträchtigungen darstellt. Auch Wilson et al. (2007a) wiesen nach, dass Personen, die im Alter sozial isoliert sind und nicht an sozialen Aktivitäten mit anderen teilnehmen, ein erhöhtes Demenzrisiko haben. Offen bleibt bisher die kausale Beziehung zwischen der Intensität bzw. Quantität sozialer Kontakte und Aktivitäten und der kognitiven Leistungsfähigkeit.

> *!* Denkbar ist, dass über soziale Kontakte ein höheres Maß an kognitiver Stimulation vermittelt wird, das letztlich – über den Aufbau von Reservekapazität – eine Schutzwirkung vor kognitiver Beeinträchtigung bietet. Für ältere Menschen können soziale Kontakte und Aktivitäten jedoch schon deshalb bedeutsam sein, weil durch sie Funktionsbeeinträchtigungen aufgrund kognitiver Defizite zumindest vorübergehend kompensiert werden können.

Möglicherweise ist der Rückzug aus sozialen Situationen jedoch auch lediglich als ein Surrogat bzw. „Verhaltensmarker" für eine beginnende organische Hirnerkrankung zu betrachten. Prospektive Interventionsstudien, die den Wirkzusammenhang der angesprochenen Faktoren weiter aufklären könnten, wurden bisher nicht publiziert.

Körperliche Aktivität

Über die gesundheitsfördernden Effekte von angemessener körperlicher Aktivität, insbesondere im Hinblick auf Übergewicht und Herz-Kreislauf-Erkrankungen wird regelmäßig in den Massenmedien berichtet. Diese Zusammenhänge gehören damit praktisch schon zum Allgemeinwissen. Dagegen ist in der Öffentlichkeit viel weniger bekannt, dass körperliche Aktivität auch eine Schutzwirkung gegen kognitive Beeinträchtigung und Demenzerkrankungen im Alter bewirken kann. Dabei wird dieser Zusammenhang bereits seit vielen Jahren intensiv wissenschaftlich untersucht (Tab. 6.5; vgl. auch Tab. 6.6).

Oswald (2004) betont, dass körperliche Aktivitäten nicht nur bedeutsam für die Aufrechterhaltung von Kraft und Ausdauer, sondern auch für die Alltagskompetenz insgesamt sind. Bewegungs- und Gleichgewichtseinschränkungen führen im Alter sehr schnell zu zunehmender Unselbstständigkeit und einem erhöhten Pflegebedarf.

> *!* Bei kognitiv eingeschränkten Patienten ist der Versuch nahe liegend, mit körperlicher Aktivität ihrer Passivität entgegenzuwirken, um gleichzeitig das Wohlbefinden und die Selbstständigkeit zu erhöhen. Körperliche Aktivitäten sollen zudem auch primärpräventive Wirkungen entfalten (Fratiglioni et al. 2004; Laurin et al. 2001).

Tab. 6.5 Kohortenstudien zur physischen Aktivität.

Autor	Erhobene Variablen	Ergebnisse
Larson et al. (2006)	Probanden wurden über ihr Ausmaß an physischer Aktivität befragt.	Regelmäßige körperliche Bewegung steht in Verbindung mit einem verzögerten Beginn einer Demenz.
Laurin et al. (2001)	Level physischer Aktivität wurde erfragt.	Reguläre physische Aktivität spielt eine Rolle als protektiver Faktor für die Entwicklung von LKB und Demenz.
Podewils et al. (2005)	Physische Aktivitäten wurden erfragt.	Die Teilnahme an vielen Aktivitäten reduziert LKB und Demenz und ist ebenso wichtig oder wichtiger als Frequenz, Intensität oder Dauer der physischen Aktivität.
Scarmeas et al. (2009a)	Ausmaß an physischer Aktivität innerhalb einer 2-Wochen-Periode wurde mittels Fragebogen erfasst. Einteilung der Aktivitäten in stark, moderat, leicht. Berechnung eines Aktivitätssummenwertes.	Hohes Maß an regelmäßigen physischen Aktivitäten ist mit geringerem Demenzrisiko assoziiert.
Wang et al. (2002)	Soziale und Freizeitaktivitäten wurden erfragt: ● mentale Aktivitäten (lesen), ● physische Aktivitäten (schwimmen), ● soziale Aktivitäten (Theaterbesuche), ● produktive Aktivitäten (Gartenarbeit), ● Unterhaltungsaktivitäten (fernsehen).	Körperliche Aktivitäten senken nicht das Risiko für die Abnahme der kognitiven Leistungsfähigkeit.
Wilson et al. (2002b)	7 kognitive Aktivitäten (u.a. Zeitung lesen) und 9 physische Aktivitäten (u.a. spazieren gehen) wurden erfragt.	Hohe Frequenz kognitiv stimulierender Tätigkeiten senkt das Risiko für LKB und AD. Körperliche Aktivität senkt nicht das Risiko für die Abnahme der kognitiven Fähigkeiten.
Lytle et al. (2004)	MoVIES Projekt: Art, Frequenz, Dauer physischer Aktivität.	Physische Aktivität senkt das Risiko einer Abnahme der kognitiven Leistungsfähigkeit.
Schröder et al. (2009)	ILSE: Erhebung physischer Aktivitäten mittels Fragebogen. Überprüfung der koordinativen Motorik.	Während die Selbsteinschätzung der körperlichen Aktivität mittels Fragebogen nicht prädiktiv war, sagte die objektive Messung der koordinativen Motorik (Einbeinstand) die Entwicklung einer LKB bzw. AD in einem 12-Jahresverlauf voraus.

Colcombe und Kramer (2003) schließen aus ihrer Meta-Analyse, dass Fitnesstraining sowohl die kognitive Leistung als auch die kognitive Vitalität älterer Personen erhöht. Scarmeas (2001) und Podewils et al. (2005) bestätigen, dass auch Freizeitaktivitäten wie Reisen, Gartenarbeit oder Spazieren gehen das Risiko senken, an einer Demenz zu erkranken. Eine Reduzierung dieser Aktivitäten kann also oftmals als ein Frühindikator für eine zukünftige Demenz gesehen werden.

In die prospektive Kohortenstudie des *Centers for Health Studies in Seattle* (Larson et al. 2006) wurden 1740 kognitiv unbeeinträchtigte ältere Probanden eingeschlossen. Körperliche Aktivität wurde als mindestens 15-minütiges Training (z. B. Gehen, Schwimmen, Radfahren, Hanteltraining oder Dehnübungen) definiert. Neben der kognitiven Leistungsfähigkeit wurde in regelmäßigen Abständen auch die körperliche Leistungsfähigkeit erhoben. Innerhalb von sechs Jahren entwickelten 158 Studienteilnehmer eine Demenz (107 Alzheimer-Krankheit; 33 vaskuläre Demenz; 18 sonstige Demenzen). Eine mindestens dreimal wöchentlich durchgeführte körperliche Betätigung bewirkte eine nach Alter und Geschlecht adjustierte Demenzwahrscheinlichkeit von 0.62, im Vergleich zu körperlich weniger aktiven Versuchsteilnehmern. Unter Berücksichtigung weiterer Kofaktoren wie Rauchen, Bildung und arterielle Hypertonie ermittelten die Autoren eine relative Risikoreduktion um 32 Prozentpunkte. Personen, die zu Studienbeginn bei der Beurteilung der körperliche Fitness schlechter abschnitten als der Durchschnitt, profitierten mehr vom regelmäßigen Training als die leistungsfähigeren. Die Autoren schlussfolgerten, dass körperliche Aktivität die Entwicklung einer Demenz zumindest verzögert, wenngleich auch nicht mit Sicherheit verhindert.

Auch die bisher umfangreichste prospektive Kohortenstudie zum Einfluss körperlicher Aktivität auf die Entwicklung kognitiver Leistungen im Alter kommt zu ähnlichen Ergebnissen (Laurin et al. 2001). In der „Kanadischen Studie für Gesundheit und Altern", an der insgesamt 9008 Senioren im Alter von über 65 Jahren teilnahmen, hatte schon die Gruppe mit mittlerer Bewegungsintensität ein geringeres Risiko für die Entwicklung einer kognitiven Beeinträchtigung oder Demenz. Die Risikoreduktion betrug in einem prospektiven Zeitraum von fünf Jahren etwa 40 % und war am deutlichsten für die Entwicklung einer Alzheimer-Demenz ausgeprägt. In der Studie zeigte sich darüber hinaus insofern ein interessanter „Dosis-Wirkungs-Effekt", als dass die Zugehörigkeit zur Gruppe mit hoher Bewegungsintensität mit einer höheren Risikoreduktion verbunden war. Konkret bedeutete dies, je körperlich aktiver ein Teilnehmer war, desto niedriger war sein Alzheimer-Risiko.

Auch im Rahmen der bevölkerungsbasierten ILSE-Studie konnte ein signifikanter Zusammenhang zwischen körperlicher Aktivität und der Entstehung einer LKB bzw. Alzheimer-Demenz bestätigt werden. Die körperliche Aktivität wurde dabei zum ersten Messzeitpunkt (T1) zum einen entsprechend der in zahlreichen Studien geübten Praxis mit einem Fragebogen, zum anderen aber auch durch eine klinische Untersuchung erfasst. Auf dem Fragebogen wurden die Angaben der Probanden zur Art, Frequenz und Intensität derzeitiger und früherer sportlicher Aktivitäten vermerkt. Im

Rahmen der klinischen Untersuchung wurde die körperliche Fitness mit dem „Einbeinstandtest" beurteilt, einem einfachen und robusten Verfahren zur Überprüfung von Muskelkraft und koordinativer Motorik. Hierzu wurden die Probanden gebeten, 15 Sekunden auf einem Bein zu balancieren. Die Analysen zum Zusammenhang der Daten mit der körperlichen Aktivität zu T1 (Stichprobenalter Anfang 60) und dem späteren Demenzrisiko zu T3 (Stichprobenalter Mitte 70) ergaben, dass die objektiv erhobenen Parameter, nicht aber die subjektiven Angaben der Probanden für die Entstehung einer LKB bzw. Alzheimer-Demenz prädiktiv waren. So verringerte sich das Demenzrisiko für Probanden, die den Einbeinstandtest zu T1 bestanden hatten – auch nach Adjustierung für potenziell konfundierende Variablen wie Geschlecht, Bildung und sozioökonomischer Status – um gut 60 % im Vergleich zu Probanden, die den Einbeinstandtest nicht bestanden hatten. Nach diesem Ergebnis senkt körperliche Fitness das Risiko einer später auftretenden LKB bzw. einer Alzheimer-Demenz. Dieser Befund erreichte nur für das klinisch erhobene Leistungsniveau, nicht jedoch bei Heranziehung subjektiver Angaben Signifikanzniveau. Tatsächlich werden Letztere durch zahlreiche Effekte, vor allem der Tendenz, Antworten entsprechend ihrer sozialen Erwünschtheit zu geben, beeinflusst.

Die Deutsche Hirnliga kam in einem Gutachten zu dem Ergebnis, dass die Mehrzahl der methodisch akzeptablen bzw. guten epidemiologischen Studien ein selteneres Auftreten von Demenzerkrankungen bei Personen mit körperlichen Aktivitäten bestätigt. (Frölich et al. 2007). Diesen Ergebnissen stehen nur einzelne Befunde (z.B. Wilson et al. 2007b) gegenüber, die keine positiven Effekte physischer Aktivitäten auf das Demenzrisiko fanden.

Meta-Analysen über den Zusammenhang zwischen körperlicher Aktivität und kognitiver Leistungsfähigkeit im Alter legen zudem folgende Schlussfolgerungen nahe:

- Das körperliche Training scheint insbesondere auf solche mentalen Funktionen einen positiven Effekt auszuüben, die unter dem Begriff der „exekutiven Funktionen" zusammengefasst werden (Colcombe u. Kramer 2003). Hierbei handelt es sich um kognitive Funktionen, die bei Problemlösungsaufgaben und planerischen Aktivitäten besonders wichtig sind.
- Dagegen werden geschwindigkeitsabhängige Funktionen (z.B. Reaktionszeit und Schnelligkeit der Denkprozesse, d.h. kognitive Geschwindigkeit) weniger gefördert.

Wie die positive Wirkung der körperlichen Aktivität auf das Gehirn vermittelt wird, ist noch nicht genau geklärt. Als indirekt wirksamer Risikofaktor (vgl. Tab. 6.1) wirkt körperliche Aktivität auf eine Vielzahl anderer physiologischer Größen ein, zu denen die Hirndurchblutung, der Glukosestoffwechsel, die Blutdruckregulation, die Blutfette und auch das Körpergewicht zählen. Diese Größen wiederum können unmittelbar auf den Hirnstoffwechsel einwirken und dort zum Schutz oder zur Schädigung von Blutgefäßen, zur Ausbildung neuer synaptischer Verbindungen oder zum Erhalt bzw. zum Untergang von Neuronen beitragen. Möglicherweise besteht jedoch auch ein direkter Zusammenhang zwischen körperlicher Aktivität und der Bildung amyloider Plaques – ähnlich wie dies auch für den Einfluss kognitiver Stimulation vermutet wird. Ähnlich wie zu dem Einfluss stimulierender Umweltbedingungen auf die Amyloid-Bildung wurden auch hierzu Laborexperimente mit Mäusen durchgeführt. Diesen Experimenten zufolge entwickeln transgene Alzheimer-Mäuse, die mehrere Stunden am Tag ein Laufrad benutzen konnten, in geringerem Maße amyloide Plaques im Gehirn, als körperlich passivere Mäuse, die unter Standardbedingungen gehalten werden. Ob *Exercise your Amyloid* (Karsten u. Geschwind 2005) aber tatsächlich der zentrale Wirkmechanismus hinter der neuroprotektiven Wirkung körperlicher Aktivität darstellt, muss bei Menschen erst noch belegt werden.

In einer Studie von Colcombe et al. (2006) konnte aber bereits gezeigt werden, dass körperliche Aktivität einen unmittelbaren Einfluss auf unterschiedliche Gehirnstrukturen ausübt (Abb. 6.6). In ihrer Studie nahmen 59 Probanden im Alter zwischen 60 und 79 Jahren an einem sechsmonatigen körperlichen Training teil. Während die erste Gruppe ein aerobes Training absolvierte, nahm die zweite Gruppe an einem Gymnastikprogramm teil. Die Probanden der aeroben Trainingsgruppe zeigten nach der Intervention im Vergleich zur Gymnastikgruppe eine signifikante Steigerung von MR-Dichtewerten. Am deutlichsten waren die Veränderungen im präfrontalen und temporalen Kortex ausgeprägt – Gehirnregionen, die für Aufmerksamkeits-, Gedächtnis- und Exekutivfunktionen von entscheidender Bedeutung sind.

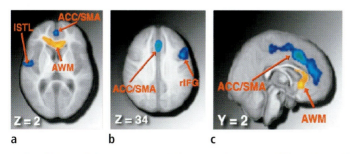

Abb. 6.6   Veränderungen des Gehirns im Zuge von körperlichem Training. Vergleich der Ergebnisse einer anschließenden MRT: Im Vergleich zu Probanden der Gymnastik-Gruppe zeigten Probanden der aeroben Trainingsgruppe signifikante Steigerungen der MR-Dichtewerte in den markierten Bereichen der grauen (blau) und weißen (orange) Hirnsubstanz (aus: Colcombe SJ, Erickson KI, Scalf PE, Kim JS, Prakash R, McAuley E, Elavsky S, Marquez DX, Hu L, Kramer AF. Aerobic exercise training increases brain volume in aging humans. J Gerontol A Biol Sci Med Sci, 2006, 61 (11): 1166–70; mit Genehmigung von Oxford University Press). ACC/SMA = anteriorer zingulärer Kortex/supplementärer Motorkortex; rIFG = Gyrus frontalis inferior rechts; lSTL = Gyrus temporalis superior links; AWM = weiße Substanz; **a** Z = 2: Axialschnitt bei 2 mm; **b** Z = 34: Axialschnitt bei 34 mm; **c** Y = 2: Sagittalschnitt bei 2 mm.

Welche Sportart ist die richtige?

Welche Aktivitäten eignen sich am besten zur Verlangsamung oder gar Vorbeugung von kognitiver Leistungsabnahme im fortschreitenden Alter?

- Es scheinen insbesondere aerobe körperliche Aktivitäten zu sein, die zum Erhalt der kognitiven Kompetenz beitragen, d.h. all diejenigen Aktivitäten, die im mittleren Leistungsbereich einer Person angesiedelt sind. Die körperliche Aktivität sollte weder zu einer Unter- noch zu einer Überforderung führen.

- Es müssen nicht unbedingt sportliche Aktivitäten im engeren Sinne sein, die eine Schutzwirkung entfalten. Gewiss kann Joggen, Fahrrad fahren und Schwimmen zu den nützlichen und empfehlenswerten sportlichen Betätigungen gezählt werden. Auch ein kräftiger Spaziergang, Kegeln, Wandern oder *Nordic Walking* kann die adäquate Wirkung erzielen. Entscheidend ist, dass diese Tätigkeiten regelmäßig und im aeroben Leistungsbereich durchgeführt werden. Am besten eignet sich ein handelsüblicher Pulsfrequenzmesser für sportliche Aktivitäten, um den aeroben Belastungsbereich für individuelle körperliche Aktivitäten festzustellen. Die Trainingseinheiten sollten mindestens 30 Minuten andauern und mehrmals (mindestens dreimal) in der Woche durchgeführt werden, damit die Kognition hiervon profitiert. Von manchen Autoren wird sogar tägliche, mindestens eine halbe Stunde andauernde, moderate körperliche Betätigung empfohlen. Aber auch unterschiedliche Aktivitäten, ggf. über den Tag verteilt, sind wirksam.

- Gruppenaktivitäten, die von vielen Sportvereinen, Krankenkassen oder Begegnungsstätten angeboten werden, eignen sich aufgrund von fachkundiger Leitung besonders gut in dieser Hinsicht und fördern noch zusätzlich den sozialen Kontakt. Körperliche Überforderung sollte unbedingt vermieden werden. Bei Zweifeln bezüglich einer bestimmten Sportart oder der körperlichen Leistungsfähigkeit sollte in jedem Fall vorher eine hausärztliche oder internistische Stellungnahme eingeholt werden. Ungeübte sollten auf jeden Fall langsam beginnen und den Aktivitätsumfang erst allmählich steigern.

- Auch Personen, die bisher körperlich inaktiv waren, können noch von dem positiven Effekt des körperlichen Trainings auf die Kognition profitieren. In der *Seattle-Studie* (Larson et al. 2006) waren es sogar gerade die ursprünglich weniger Aktiven, die in kognitiver Hinsicht am meisten von der regelmäßigen körperlichen Aktivität profitierten.

- Wichtig ist, dass die jeweiligen körperlichen Aktivitäten den persönlichen Neigungen entsprechen, etwa, indem früher ausgeübte Sportarten wiederaufgenommen werden.

Tab. 6.6   Interventionsstudien zur physischen Aktivität.

Autor	Intervention	Ergebnisse
Lautenschlager et al. (2008)	Auswirkungen eines 24-Wochen-Sportprogramms auf die kognitive Leistungsfähigkeit wurde untersucht (auch bei LKB-Patienten).	6-monatiges Sportprogramm führt bei Personen mit subjektiven und objektiven Gedächtniseinbußen zur Erhöhung der geistigen Leistungsfähigkeit.
Oswald (2004)	SimA-Training: • Gedächtnistraining, • Kompetenztraining, • psychomotorisches Training, • Kombination dieser Einzeltrainings.	In der kombinierten Gedächtnis- und Psychomotorikgruppe traten Demenzen am seltensten auf. Training beider Komponenten scheint Demenzrisiko zu senken.
van Uffelen et al. (2008)	Auswirkungen von Intensiv-Walking-Training, Placebo-Walking-Training, Vitamin-E-Präparat und Placebo werden untersucht.	Walking und bzw. oder Vitamin-Präparat verbessern nicht die Kognition innerhalb eines Jahres bei LKB-Patienten. Walking-Training verbessert das Gedächtnis bei Männern und Gedächtnis und Aufmerksamkeit bei Frauen.

Im Vergleich zur großen Vielzahl epidemiologischer Untersuchungen wurden bislang nur sehr wenige Interventionsstudien zur Wirkung eines körperlichen Trainings auf die kognitive Leistungsfähigkeit im Alter vorgelegt (Tab. 6.6). Die Studie von Lautenschlager et al. (2008) kam zu dem Ergebnis, dass regelmäßige körperliche Bewegung auch bei Personen mit subjektiven und objektiven Gedächtniseinbußen zu einer Erhöhung der kognitiven Leistungsfähigkeit führt. Diese Übungsgewinne lassen sich teilweise auch nach 18 Monaten noch nachweisen. Das Walkingprogramm von van Uffelen et al. (2008) konnte bei Patienten mit LKB zwar nicht die Kognitionsleitungen insgesamt erhöhen, hatte bei Männern jedoch positive Auswirkungen auf die Gedächtnisleistungen und verbesserte bei den weiblichen Teilnehmern Gedächtnis und Aufmerksamkeit. Bei der SimA-Studie von Oswald et al. (2004) handelt es sich um ein multimodales Trainingsprogramm, auf das im weiteren Verlauf dieses Kapitels noch ausführlich eingegangen wird.

Ernährung

Eine Vielzahl prospektiver epidemiologischer Untersuchungen hat sich in den vergangenen Jahren dem Zusammenhang zwischen Ernährung und Demenzrisiko gewidmet. Dabei verdichten sich die Hinweise, dass insbesondere die sogenannte mediterrane Diät (*mediterranean diet*) eine protektive Funktion ausübt.

Die mediterrane Diät

Die mediterrane Diät umfasst eine Reihe von Ernährungsgewohnheiten und -empfehlungen, die in den Mittelmeerländern besonders verbreitet sein sollen (Tab. 6.7). Sie beschreibt ein Ernährungsverhalten mit dem täglichen Konsum von frischem Obst und Gemüse, dem häufigen Verzehr von hochwertigen pflanzlichen Ölen (insbesondere Olivenöl) und Fisch, vollwertigen Getreideprodukten, wenig Fleisch, wenig (fetten) Milchprodukten und geringen Mengen Alkohol.

Tab. 6.7 Kohortenstudien zu Ernährungsgewohnheiten und Alkoholkonsum.

Risikofaktor	Autor	Erhobene Variablen	Ergebnisse
Ernährung	Féart et al. (2009)	Fragebogen zum Ernährungsverhalten erfasste u. a. den Konsum der Nahrungskategorien, die zu der mediterranen Diät gezählt werden.	Konsequente mediterrane Ernährungsweise reduziert die Abnahme der kognitiven Leistungsfähigkeit (bei Erfassung durch MMSE).
	Scarmeas et al. (2009a)	Ernährungsweise des letzten Jahres wurde mittels Fragebogen erfasst, anschließend wird ein Mediterrane-Diät-Score (MeDi Score) ermittelt.	Konsequente mediterrane Ernährungsweise ist mit einem reduzierten Demenzrisiko assoziiert.
	Scarmeas et al. (2009b)	Ernährungsweise des letzten Jahres wurde mittels Fragebogen erfasst, anschließend wird ein Mediterrane-Diät-Score (MeDi Score) ermittelt.	Ernährung, die sich an der mediterranen Diät orientiert, reduziert LKB-Risiko und reduziert bei LKB-Patienten die Konversion zu AD.
Alkohol-konsum	Ganguli et al. (2005)	Alkoholkonsum-Gewohnheiten wurden erfragt.	Leichtes bis moderates Trinken von Alkohol erhöht nicht das Risiko für LKB.
	Peters et al. (2008)	Systematischer Überblick über 26 einschlägige Studien.	Aufgrund der heterogenen Datenlage müssen die Ergebnisse mit Vorsicht interpretiert werden; ein moderater Alkoholkonsum scheint aber das Risiko für LKB und Demenz zu reduzieren.

Tab. 6.7   (Fortsetzung)

Risikofaktor	Autor	Erhobene Variablen	Ergebnisse
Alkohol-konsum	Xu et al. (2009)	Trinkgewohnheiten wurden mittels Fragebogen erfasst (Abstinenzler; leicht bis mittel, stark).	Erhöhtes Demenzrisiko für starkes Trinken, leichte Reduktion für mäßigen Alkoholkonsum.
	Cherbuin et al. (2009a)	Verschiedene Risikofaktoren für LKB, u. a. Alkoholgenuss (leicht, moderat, riskant, schädigend), wurden erfasst.	Moderater Alkoholkonsum schützt vor Demenz, ein hoher Konsum bzw. Abstinenz dagegen erhöht das Risiko für kognitive Beeinträchtigungen (U-förmiger Zusammenhang).
Vitamine	Zandi et al. (2004)	Die Einnahme von Vitaminen wurde erfragt: Vitamin E oder C, Multi-Vitamin-Präparate.	Einnahme der Kombination von Vitamin E und C reduziert AD-Risiko.
Kaffeekonsum	Ritchie et al. (2007)	Kaffeekonsum-Gewohnheiten und Kognition wurden erfasst.	Kaffee scheint gegen den kognitiven Abbau bei Frauen ohne Demenz zu schützen.

Die Ergebnisse der Beobachtungsstudien weisen darauf hin, dass die mediterrane Diät mit einem signifikant reduzierten Demenzrisiko einhergeht (Scarmeas et al. 2007; Féart et al. 2009; Scarmeas et al. 2009a). Belastbare Ergebnisse aus Interventionsstudien mit ausreichend langen Beobachtungszeiträumen liegen diesbezüglich noch nicht vor.

Die im Folgenden vorgestellte Studie des *Taub Institute for Research in Alzheimer's Disease and The Aging Brain in New York* (Scarmeas et al. 2007) zeigt beispielhaft den Zusammenhang zwischen Ernährungsverhalten und Demenzrisiko. In dieser Untersuchung wurden 2258 etwa 70- bis 75-jährige Personen aus der New Yorker Bevölkerung regelmäßig über einen Zeitraum von bis zu 14 Jahren auf ihre kognitive Leistungsfähigkeit untersucht. Vor und während dieses langjährigen Beobachtungszeitraumes wurden die Ernährungsgewohnheiten der Teilnehmer mit einem ausführlichen Interview und mittels Fragebögen erhoben. Bei der Erhebung dieser Ernährungsgewohnheiten wurde insbesondere auf die folgenden Angaben Wert gelegt:

- Menge und Art verschiedener Milchprodukte
- Menge und Art des Fleischkonsums
- Menge und Art des Konsums von Früchten und Gemüse (einschließlich Hülsenfrüchte)
- Menge und Art des Konsums von Getreideprodukten

- Häufigkeit von Fischverzehr
- Art und Menge der verzehrten Fettprodukte
- Durchschnittlicher Alkoholkonsum

Aus diesen Angaben wurde für jeden Studienteilnehmer ein von 0 bis 9 reichender Punktwert, der sogenannte MeDi-Score, gebildet. MeDi steht hier für mediterranean diet – ein hoher MeDi-Score kann demnach als Indikator für ein Ernährungsverhalten gelten, das den Empfehlungen der mediterranen Diät in hohem Maße entspricht. Anhand des durchschnittlichen MeDi-Scores aller Teilnehmer wurden die untersuchten Personen in drei Gruppen eingeteilt: Personen mit einem unterdurchschnittlichen MeDi-Score (untere Tertile der Gesamtverteilung), Personen mit einem mittleren MeDi-Score (mittlere Tertile der Gesamtverteilung) und Personen mit einem überdurchschnittlichen MeDi-Score (obere Tertile der Gesamtverteilung).

Im Laufe von vier Jahren entwickelten 262 der 2258 Untersuchungsteilnehmer eine Alzheimer-Demenz. Dabei wurde bei fast einem Drittel der Teilnehmer mit einem unterdurchschnittlichen MeDi-Score ein schwerer kognitiver Abbau nachgewiesen, der schließlich zur Diagnose der Demenz führte. Bei den Teilnehmern mit überdurchschnittlichem MeDi-Score erkrankten nur etwa 12 % der gesamten Gruppe. Unter Berücksichtigung anderer Risikofaktoren – wie z. B. Alter, Geschlecht, Bildungsstand, Begleiterkrankungen oder Rauchen – hatte die Gruppe mit dem durchschnittlichen MeDi-Score gegenüber der unterdurchschnittlichen Gruppe ein 15 % geringeres Risiko, eine Demenz zu entwickeln. Die Gruppe mit überdurchschnittlichem MeDi-Score war durch eine Risikoreduktion von 40 % charakterisiert. Jeder zusätzliche Punkt auf dem MeDi-Score war mit einer zusätzlichen Risikosenkung für die Alzheimer-Demenz von etwa 10 % assoziiert.

Da der Einfluss anderer Risikofaktoren auf den Erhalt der kognitiven Leistungsfähigkeit statistisch kontrolliert war, kann die beobachtete Risikoverminderung tatsächlich auf das Ernährungsverhalten der Teilnehmer zurückgeführt werden.

Die Schutzwirkung einer guten Ernährung auf die geistige Leistungsfähigkeit und die Gesundheit des Gehirns kann wahrscheinlich auf den Einfluss einzelner Nahrungsbestandteile auf den Stoffwechsel von Körper und Gehirn zurückgeführt werden. Hierzu zählen eine Reihe von Vitaminen (z. B. Vitamin E und C), bestimmte Fettbestandteile (z. B. Omega-3-Fettsäuren, Karotinoide, Phenole) und andere Nahrungselemente, denen sogenannte antioxidative Eigenschaften zugeschrieben werden. Antioxidativen Substanzen wird das Potenzial zugesprochen, freie Radikale zu neutralisieren und damit den oxidativen Stress zu reduzieren. Ferner können direkte oder indirekte Effekte dieser Substanzen und anderer Nahrungsbestandteile auf die Bildung amyloider Plaques nicht ausgeschlossen werden.

Darüber hinaus besitzt die Ernährung auch einen Einfluss auf den Glukose-Stoff-wechsel und andere vaskuläre Risikofaktoren (arterielle Hypertonie, Erhöhung der Blutfette, Homocystein-Spiegel im Blut). Ein Teil der Schutzwirkung der mediterra-nen Diät könnte daher auch über eine Schutzwirkung auf die (Hirn-)Gefäße vermit-telt sein.

Schließlich übt die Ernährung auch einen unbestreitbaren Einfluss auf das Körpergewicht aus. Überernährung und Adipositas sind zwei der größten gesund-heitlichen Herausforderungen in den meisten westlichen Industrieländern. Zahl-reiche Folgeerkrankungen können daraus abgeleitet werden. Muss hierzu auch die Demenz und die Alzheimer-Krankheit gezählt werden? Tatsächlich belegen weitere epidemiologische Untersuchungen einen Zusammenhang zwischen Adipositas und dem Alzheimer-Risiko. In einer schwedischen Untersuchung erhöhte sich mit jedem zusätzlichen Punkt auf dem Body-Mass-Index (BMI) bei älteren Frauen das Risiko, in den Folgejahren eine Alzheimer-Demenz zu entwickeln (Gustafson 2006). Gleich-wohl ist der Zusammenhang zwischen Körpergewicht und Demenzrisiko keineswegs so einfach zu interpretieren, wie die Ergebnisse der schwedischen Studie zunächst suggerieren. Im mittleren Lebensalter ist ein stark erhöhtes Körpergewicht sicherlich allgemein ungesund und möglicherweise auch der langfristigen Funktionsfähigkeit des Gehirns abträglich. Bei älteren und insbesondere hochbetagten Menschen ist ein niedriges bzw. zu niedriges Gewicht jedoch mit einer höheren Sterblichkeit assoziiert, und Querschnittsbefunde belegen ein geringeres Körpergewicht bei Patienten mit fortgeschrittener Alzheimer-Krankheit (Gustafson et al. 2009). Die Ursache dieses auch klinisch bekannten Phänomens ist nicht geklärt, weithin wird es als Ausdruck von Inappetenz und Apathie der Betroffenen gesehen. Allerdings steht dieser Interpre-tation die klinische Erfahrung entgegen, dass selbst eine hochkalorische Ernährung kaum zum Ausgleich des Gewichtsverlustes taugt. Möglich scheinen demnach Um-stellungen des Stoffwechsels, wie sie auch aus Untersuchungen des Serumcholesterins abgelesen werden können. In Längsschnittstudien waren erhöhte Cholesterinwerte im mittleren Lebensalter prädiktiv für die Entwicklung der LKB und Alzheimer-Demenz; dieser Befund bestätigte sich unabhängig vom Apolipoprotein-E-Polymorphismus in verschiedenen Bevölkerungsstichproben (Abb. 6.7). Noch vor Manifestation der Erkrankung zeigten die Studien eine „Normalisierung" der erhöhten Cholesterin-spiegel bei den späteren Patienten, aber nahezu konstante Werte bei den gesunden Probanden. Dieser Effekt kann kaum auf eine reduzierte Nahrungsaufnahme, son-dern vielmehr auf Veränderungen des Lipidmetabolismus bezogen werden (Schröder et al. 2009). Abgesehen von Fällen extremer Fettleibigkeit, kann somit im Alter das Fasten oder eine strenge „Nulldiät" sicherlich nicht als Maßnahme zur Erhaltung der kognitiven Leistungsfähigkeit empfohlen werden. Ein leicht erhöhtes Körpergewicht ist hier möglicherweise sogar ein Schutzfaktor.

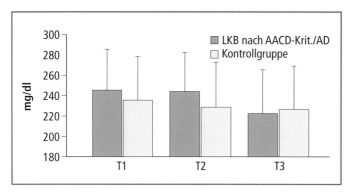

Abb. 6.7   ILSE-Studie: Cholesterinwerte i. Serum etwa 14 (T1) bzw. 10 (T2) Jahre vor Diagnosestellung einer LKB bzw. Alzheimer-Demenz (T3). Noch in der siebten Lebensdekade „normalisierten" sich die Werte bei den später Erkrankten.

6.2.2   Risikofaktoren

Genussgifte (Alkohol, Rauchen)

Auf die verheerenden Folgen eines akuten und chronischen übermäßigen Alkoholkonsums für die Funktionsfähigkeit des Gehirns braucht an dieser Stelle nicht vertiefend eingegangen zu werden.

 Es gibt jedoch auch Hinweise darauf, dass ein leichtgradiger bis allenfalls mäßiger Alkoholkonsum eine Schutzwirkung vor Demenz ausüben und damit zum Erhalt kognitiver Kompetenz im Alter beitragen kann. Eine bevorzugte Wirkung bestimmter alkoholischer Getränke (z.B. Rotwein) kann trotz vielfältiger öffentlichkeitswirksamer Berichte in den Medien sowie einzelner – methodisch zum Teil angreifbarer – Beobachtungsstudien nicht als belegt gelten.

Diese Schutzwirkung durch geringe Mengen Alkohol wird erst ab einem bestimmten Grenzwert, der von Person zu Person unterschiedlich sein kann, von den schädlichen Folgen des Alkoholkonsums überholt. Dabei könnte auch ein Einfluss des Alkohols auf den Fettstoffwechsel von Bedeutung sein, der wiederum mit der Entstehung von Arteriosklerose in Zusammenhang steht. Ganguli et al. (2005) finden in ihrer Studie, dass ein moderater Alkoholkonsum nicht das Risiko erhöht, eine LKB zu entwickeln und möglicherweise sogar eine Schutzwirkung entfaltet. Auch Peters et al. (2008) kommen in ihrer systemischen Übersicht zu dem Schluss, dass ein moderater Alkoholkonsum einen Schutzfaktor für die Ausbildung einer LKB darstellen kann. In einer weiteren Untersuchung (Xu et al. 2009) war in einem zweijährigen prospektiven

Beobachtungszeitraum ein leichtes bis moderates Trinkverhalten bei Personen mit LKB mit einem verringerten Konversionsrisiko zur Demenz assoziiert. Interventionsstudien können in diesem Bereich aus nachvollziehbaren ethischen Gründen nicht durchgeführt werden.

> **!** Trotz seiner möglichen Schutzwirkung kann ein leichtgradiger Alkoholkonsum aufgrund der sehr unterschiedlichen individuellen Vulnerabilität für Suchtentwicklungen und organische Folgeschäden keinesfalls als Präventionsmaßnahme empfohlen werden.
> Vielmehr ist auf die Empfehlungen für tägliche Alkoholgrenzwerte der medizinischen Fachgesellschaften hinzuweisen: Demnach sollte der tägliche Konsum 20 Gramm reinen Alkohols bei Männern und 10 Gramm reinen Alkohols bei Frauen nicht überschreiten (zur Orientierung: 20 Gramm reiner Alkohol entspricht in etwa einer Flasche Bier bzw. einem eher kleineren Glas Wein). An wenigstens zwei Wochentagen sollte Abstinenz gehalten werden.

Auch für regelmäßigen Kaffeekonsum gibt es Hinweise auf eine Reduzierung des Demenzrisikos (Maia et al. 2002). Allerdings gilt dies nur für koffeinhaltigen Kaffee und nicht für die entkoffeinierte Version. Subgruppeneffekte wurden diesbezüglich insbesondere für ältere Frauen festgestellt. Regelmäßiger Kaffeekonsum reduziert demnach bei 65-jährigen Frauen das Risiko für eine Abnahme der kognitiven Leistungsfähigkeit um 30 %, bei über 80-Jährigen sogar um bis zu 70 %. Allerdings kann hieraus kein eindeutiger Beleg für eine präventive Wirkung des Kaffeekonsums auf die Demenz abgeleitet werden (Ritchie et al. 2007).

Eindeutiger stellt sich der Zusammenhang zwischen Nikotinkonsum (insbesondere dem Tabakrauchen) und der kognitiven Entwicklung im Alter dar.

> **!** Nikotin trägt als potentes Gefäßgift unzweifelhaft zur Entwicklung sowohl mikroangiopathischer als auch makroangiopathischer Enzephalopathien bei und stellt damit eine Bedrohung für die individuelle kognitive Leistungsfähigkeit dar. Darüber hinaus wird auch ein Zusammenhang zwischen Nikotinabusus und Alzheimer-Demenz diskutiert.

In der *Honolulu-Asia-Aging-Studie* wurden 2437 japanisch-amerikanische Männer über einen Zeitraum von mehreren Jahrzehnten auf ihren Gesundheitszustand untersucht (Tyas et al. 2003). Dabei ließ sich ein signifikanter Zusammenhang zwischen mittlerem und schwerem Zigarettenkonsum und der Entwicklung einer Alzheimer-Krankheit im höheren Alter nachweisen. Das gleichzeitige Vorhandensein kardialer Erkrankungen oder Atemwegserkrankungen übte keinen Einfluss auf diesen Zusammenhang aus, sodass es sich um einen unabhängigen Effekt des Tabakkonsums handelte. Ein Teil der Studienteilnehmer verstarb im Laufe der Untersuchung und es konnte eine histologische Untersuchung der Gehirne durchgeführt werden. Dabei zeigte sich, dass die Zahl der amyloiden Plaques im Gehirn der mittelschweren und schweren Raucher gegenüber den Nichtrauchern deutlich erhöht war. Hierdurch wird ein direkter Zusammenhang zwischen dem Rauchverhalten und der Entstehung der alzheimertypischen Neuropathologie nahegelegt.

Einnahme von Vitaminen und anderen Nahrungsergänzungsstoffen

Antioxidativ wirkenden Vitaminen wird die Fähigkeit zugesprochen, das alternde Gehirn vor Schäden durch freie Radikale zu schützen. Besonders die Vitamine C und E werden in diesem Kontext regelmäßig genannt. Zandi et al. (2004) untersuchten in der *Cache County-Studie* anhand einer Stichprobe von über 3000 Teilnehmern den Zusammenhang zwischen den Vitaminen C und E und dem Auftreten einer Demenz. Die Studie ergab, dass die kombinierte Einnahme dieser Vitamine – nicht jedoch die jeweils isolierte Einnahme – bei kognitiv Gesunden die Prävalenz und das Auftreten einer Alzheimer-Demenz reduzieren kann. Allerdings entfaltete sich die Schutzwirkung erst bei jahrelanger kombinierter Einnahme der Vitamine im Hochdosisbereich (> 500 IU Vitamin E bzw. > 500 g Vitamin C pro Tag).

> **!** Eine umfangreiche Meta-Analyse aller verfügbaren Daten von insgesamt 135 967 Teilnehmern aus 19 klinischen Studien mit Vitamin E deckte jedoch inzwischen erhebliche Risiken eines hoch dosierten regelmäßigen Konsums dieser Nahrungsergänzungsmittel auf: Oberhalb einer Vitamindosis von 400 IU pro Tag war eine signifikant erhöhte Gesamtmortalität in der Vitamin-E-Gruppe zu beobachten. Konkret bedeutet dies, dass Vitamin E die Lebenserwartung der Studienteilnehmer nicht verlängerte, sondern verkürzte (Miller et al. 2005). Unter Berücksichtigung dieser Befunde ist die Einnahme von Vitamin E zum Schutz vor kognitiver Beeinträchtigung natürlich als sinnlos oder sogar als gefährlich zu bewerten. Sie kann unter gar keinen Umständen empfohlen werden.

Auch für viele andere der freiverkäuflichen Vitaminpräparate und Nahrungsergänzungsstoffe liegen hinsichtlich der Demenzprävention entweder enttäuschende oder gar keine wissenschaftlichen Daten vor (Tab. 6.8). Die Risiken überwiegen hier zum Teil gegenüber der belastbaren Evidenz für den individuellen Nutzen. Ähnliches kann vor dem Hintergrund der aktuellen Datenlage auch für die Einnahme von Omega-3-Fettsäuren (als Nahrungsergänzungsmittel) sowie für verschiedene in der Vergangenheit diskutierte Hormonpräparate (z. B. Östrogenpräparate, Testosterone etc.) festgestellt werden (Pope et al. 2003; Frölich et al. 2007).

Tab. 6.8 Interventionsstudien zur Einnahme von Nahrungsergänzungsmitteln (z. B. Vitaminen).

Autor	Intervention	Ergebnisse
Petersen et al. (2005)	Patienten bekamen (3 Jahre lang) entweder: 2000 IU Vitamin E täglich oder 10 mg Donepezil täglich oder Placebo.	Vitamin E hat keinen Effekt auf LKB, Donepezil senkt die Konversionsrate für AD in den ersten 12 Monaten, nach 36 Monaten bestand aber kein Unterschied mehr in der AD-Rate gegenüber der Placebo-Gruppe. Insgesamt kein signifikanter Unterschied zwischen den Treatment-Gruppen.
van Uffelen et al. (2008)	Auswirkungen von Intensiv-Walking-Training, Placebo-Walking-Training, Vitamin-E-Präparat (Folsäure, Vitamin B_{12}, B_6) und Placebo wurden untersucht.	Einnahme des Vitamin-Präparats hat keinen Einfluss auf die kognitiven Leistungen bei LKB-Patienten.

Chronische Krankheiten (arterielle Hypertonie, Diabetes, metabolisches Syndrom) und allgemeines Gesundheitsverhalten

Für eine Reihe von körperlichen Krankheiten – die sich zum Teil bereits im mittleren Lebensalter manifestieren und im höheren Alter an Inzidenz und Prävalenz zunehmen – werden Zusammenhänge mit der Entwicklung von Demenzerkrankungen im Alter angenommen. Hierzu zählen:

- Arterielle Hypertonie: gesicherter Zusammenhang
- Diabetes mellitus: angenommener Zusammenhang
- Hypercholesterinämie: angenommener Zusammenhang
- Zerebrovaskuläre Erkrankungen und zerebrale Infarkte: gesicherter Zusammenhang
- Adipositas: angenommener Zusammenhang
- Schädel-Hirn-Traumata/Kopfverletzungen: angenommener Zusammenhang

Diabetes mellitus, Übergewicht, Erhöhung der Blutfette und arterielle Hypertonie sind häufig assoziiert und werden unter dem Begriff des *metabolischen Syndroms* zusammengefasst. Die Entstehung des metabolischen Syndroms – aber auch der vaskulären Enzephalopathie – wird auf ein Zusammenwirken von genetischen Einflüssen und Lebensstilfaktoren (insbesondere Ernährung und körperliche Bewegung) zurückgeführt. Die Entstehung und der Verlauf dieser Erkrankungen können daher zumindest teilweise durch individuelles Verhalten beeinflusst werden. Dies gilt auch für die Compliance gegenüber ärztlich verordneten Medikamenten und die Einhaltung diätetischer Maßnahmen, wenn diese Erkrankungen erst einmal aufgetreten sind. Besonders gut gesichert ist hier ein Zusammenhang zwischen der konsequenten medikamentösen Behandlung einer arteriellen Hypertonie und Enzephalopathien:

> Ein jahre- oder gar jahrzehntelang schlecht oder gar nicht behandelter arterieller Hypertonus kann das Risiko einer Demenz im Alter erheblich steigern und auch bereits bei jüngeren Menschen zu kognitiven Defiziten beitragen. Umgekehrt bietet hier die richtige Behandlung eine klar definierte und einfach durchzuführende Schutzmöglichkeit.

Kivipelto et al. (2001, 2005, 2006) weisen in ihren Untersuchungen nach, dass Fettleibigkeit (BMI > 30 kg/m^2) im mittleren Alter einen Risikofaktor für das Auftreten von Demenz im späteren Alter darstellt. Kommen zusätzlich noch hoher Blutdruck und ein erhöhter Cholesterinspiegel dazu, ist das Risiko ca. sechsfach erhöht (vgl. *CAIDE-Demenz-Risiko-Score* weiter unten). Auch die Senkung eines pathologisch erhöhten Cholesterinspiegels im mittleren Lebensalter könnte somit die Wahrscheinlichkeit einer späteren Demenz verringern. Belastbare Ergebnisse aus Interventionsstudien liegen hierzu jedoch noch nicht vor. Die Behandlung der vaskulären Risikofaktoren stellt für die finnischen Autoren gleichwohl einen effektiven Schritt bei der Prävention der LKB und Demenz dar. Auch Meyer et al. (2000) führen als Risikofaktoren für die LKB unter anderem Bluthochdruck und Rauchen an und weisen darauf hin, dass eine Kontrolle oder Beseitigung dieser Risikofaktoren die kognitiven Fähigkeiten wieder verbessern könne. Cherbuin et al. (2009a) konnte im Rahmen der *PATH-Studie* einige Risikofaktoren für die Entwicklung der LKB identifizieren. Dazu zählen ebenfalls Bluthochdruck, Diabetes mellitus, Hypercholesterinämie, erheblicher Alkoholkonsum, Rauchen und die Einnahme von anxiolytischen Medikamenten. Untersuchungen im Rahmen der ILSE entwerfen ein differenzierteres Bild. Demnach ist ein Diabetes mellitus Typ 2 aus neuropsychologischer Sicht vor allem mit einer psychomotorischen Verlangsamung assoziiert und kann so die neuropsychologischen Leistungsdefizite bei einer LKB aggravieren. Der Diabetes mellitus Typ 2 wäre demnach als ein zusätzlicher, aber nicht kausaler pathogenetischer Faktor einzuordnen (Toro et al. 2009b). Zu ähnlichen Ergebnissen gelangen auch andere Autoren (Hanon et al. 2006; Manly et al. 2006; Panza et al. 2008b; Roberts et al. 2008).

Es besteht bisher in der Literatur keine Einigkeit darüber, ob eine erhöhte Konzentration von Homocystein im Plasma einen Risikofaktor für Demenz darstellt. Reitz et al. (2009) konnten keinen Zusammenhang zwischen einer erhöhten Plasmakonzentration von Homocystein und LKB finden (n = 678; prospektive Kohortenstudie; Follow-up-Intervall durchschnittlich 5,2 Jahre). In der Untersuchung von Kim et al. (2008; n = 625; mittleres Follow-up-Intervall 2,4 Jahre) war nur eine erhöhte Baselinekonzentration von Folsäure mit einem erhöhten Demenzrisiko assoziiert. Allerdings war eine individuelle Erniedrigung der B-Vitamine (B$_2$, B$_6$, B$_{12}$) sowie ein Anstieg des Homocysteinspiegels im Verlauf mit einem erhöhten Risiko einer kognitiven Verschlechterung verbunden. Die Studie lässt offen, ob es sich dabei um direkte

Tab. 6.9   Kohortenstudien zum Gesundheitsverhalten.

Autor	Erhobene Variablen	Ergebnisse
Cherbuin et al. (2009)	Verschiedene Risikofaktoren für LKB, u. a. Bluthochdruck, Diabetes, Einnahme von Cholesterinsenkern, Einnahme von Anti-Depressiva und angstlösenden Medikamenten wurden erfasst.	Erhöhter Blutdruck, die Einnahme von Cholesterinsenkern, Anti-Depressiva, angstlösenden Medikamenten und Medikamenten zur Behandlung von Diabetes erhöhen das Risiko der Entstehung von LKB.
Kim et al. (2008)	Veränderungen in Folsäure-, Vitamin-B_{12}- und Homocysteinspiegel wurden erfasst.	Niedrige Folsäure und erhöhter Homocysteinspiegel steigern das Risiko einer Alzheimer-Demenz.
Kivipelto et al. (2001)	Erfragt wurden u. a. Blutdruck und Cholesterin.	Hypertonie und erhöhtes Cholesterin stellen Risikofaktoren für LKB dar.
Kivipelto et al. (2005)	Erfragt wurden u. a. Gesundheitsverhalten, medizinische Geschichte, kardiovaskuläre Ereignisse, Gewicht, Blutdruck und Cholesterin.	Fettleibigkeit, erhöhter Blutdruck und erhöhtes Cholesterin stellen Risikofaktoren für LKB dar.
Kivipelto et al. (2006)	CAIDE-Studie: vaskuläre Risikofaktoren für Demenz wurden erfragt und ein Risiko-Wert (CAIDE-Score) berechnet.	Wichtigkeit der Behandlung vaskulärer Risikofaktoren im Hinblick auf eine Demenzprävention wird verdeutlicht.
Meyer et al. (2000)	Potenzielle Risikofaktoren wie Alter, Geschlecht, Bildungsstand, Bluthochdruck, Herzkrankheiten, erhöhtes Cholesterin, Rauchen oder Alkohol wurden erfragt.	Beseitigung der Risikofaktoren (z. B. Bluthochdruck, Rauchen und Herzkrankheiten) verringert das LKB-Risiko.
Panza et al. (2008)	Rolle vaskulärer Risikofaktoren und Alkohol auf das Nachlassen kognitiver Funktionen wurde im Rahmen einer systematischen Übersicht anhand verschiedener Studien untersucht.	Behandlung vaskulärer Risikofaktoren und moderates Trinkverhalten können Schutzfaktoren für demenzielle Erkrankungen sein.
Reitz et al. (2009)	Homocystein-Level in Relation zu LKB wurde erfasst.	Kein Zusammenhang zwischen einem erhöhten Homocystein-Niveau und LKB.
Reitz et al. (2007)	Zusammenhang von Bluthochdruck und LKB wurde untersucht.	Bluthochruck steht in Verbindung mit einem erhöhten LKB-Risiko.
Roberts et al. (2008)	Untersuchung, inwiefern Diabetes einen Risikofaktor für LKB darstellt.	Personen mit Diabetes erkranken früher, länger und schwerer an LKB.

Tab. 6.9   (Fortsetzung)

Autor	Erhobene Variablen	Ergebnisse
Toro et al. (2009b)	Prospektive Untersuchung des Zusammenhangs zwischen Diabetes mellitus Typ 2 (DM2) und LKB.	Diabetes verschlechtert psychomotorische Verarbeitungsgeschwindigkeit und kognitive Flexibilität unabhängig von einer LKB. Bei LKB verschlechtert DM2 zusätzlich die Symptomatik.
Yaffe et al. (2009)	Vorliegen des metabolischen Syndroms (versch. kardiovaskuläre Risikofaktoren) bei Frauen wurde erfasst.	Zusammenhang zwischen dem metabolischen Syndrom und dem Risiko für kognitive Leistungseinbußen (bei älteren Frauen).
Villeneuve et al. (2009)	Einfluss vaskulärer Risikofaktoren auf Patienten mit LKB wurde untersucht.	Vaskuläre Beeinträchtigungen führen zu exekutiven Dysfunktionen bei amnestischer MCI.
Cherbuin et al. (2009)	Verschiedene Risikofaktoren für LKB, u.a. Rauchen, wurden erfasst.	Ehemalige Raucher haben ein 2-bis 3-fach erhöhtes Risiko, LKB zu entwickeln (evtl. aufgrund hervorgerufener kardiovaskulärer Erkrankungen).

Effekte der Vitamine (bzw. des Homocysteins) oder lediglich um Epiphänomene der beim Eintritt einer Demenz geänderten metabolischen Gesamtsituation handelt (Tab. 6.9).

Distress und Depressionen

Depressive Symptome und Syndrome werden bei Personen mit LKB und Demenz häufig beobachtet und können sowohl als (beeinflussbare) Risikofaktoren sowie als vielversprechende Ansatzpunkte für therapeutische Interventionen betrachtet werden (vgl. Kap. 1.3, 3.2, 3.3 u. 5.1). Aussagekräftige Interventionsstudien zu einer sekundär- oder gar primärpräventiven Effektivität medikamentöser und/oder psychotherapeutischer antidepressiver Therapie wurden bislang jedoch nicht publiziert.

6.3   Multimodale Intervention: Das SimA-Projekt

Als Beispiel für die Wirkungsweise multimodaler Interventionen, in denen verschiedene der dargestellten Aspekte in integrierten Programmen kombiniert werden, soll im Folgenden auf das Projekt *Bedingungen der Erhaltung und Förderung von Selbstständigkeit im höheren Lebensalter* (SimA) eingegangen werden (Oswald 2004; Oswald u. Gunzelmann 1995). In einer begleitenden Studie wurde ermittelt, inwieweit eine Kombination kognitiver und körperlicher Aktivität zur Vorbeugung kognitiver Defizite und des Verlustes der Selbstständigkeit im Alter beitragen kann. Das Projekt startete 1991 mit 375 gesunden, selbstständig lebenden und im Durchschnitt hochgebildeten älteren Personen über 75 Jahre. Die Teilnehmer wurden randomisiert einem der folgenden Trainingsmodule zugeordnet:

- Gedächtnistrainingsmodul: Training von Gedächtnisstrategien, Konzentrationsübungen etc.
- Psychomotoriktrainingsmodul: gezielte körperliche Aktivierung sowie Bewegungs- und Entspannungsübungen
- Kompetenztrainingsmodul: Kompensationsstrategien für altersassoziierte funktionelle Einschränkungen (zielt vor allem auf den Erhalt der Selbstständigkeit)
- Kombination der jeweiligen Einzeltrainings (z.B. Kombination von Gedächtnis- und Psychomotoriktrainingsmodul)

Nach Abschluss einer einjährigen Trainingsphase wurden bei allen Trainingsgruppen Leistungssteigerungen in den jeweils trainierten Gebieten beobachtet. So konnten z.B. die Teilnehmer am Kompetenztrainingsmodul Probleme im Alltag besser bewältigen. Allerdings waren die langfristige Förderung der Selbstständigkeit und die Vorbeugung einer Verschlechterung der kognitiven Leistungsfähigkeit nur für die Teilnehmer derjenigen Trainingsgruppen festzustellen, die an einer Kombination aus Gedächtnis- und Psychomotoriktraining teilgenommen hatten. Diese Personen waren 13 Jahre nach dem Beginn der „SimA"-Studie nicht nur kognitiv leistungsfähiger, sondern wiesen auch im Vergleich zu den anderen Gruppen die geringste Inzidenz für demenzielle Erkrankungen auf (bis zum Jahr 2005 erkrankten 90 Teilnehmer an Demenz). Auch stellte man in dieser Gruppe Erfolge auf Gebieten fest, die nicht direkt Inhalt des Trainings gewesen waren. Demnach war also ein Transfereffekt nachweisbar. So verbesserten sich diese Teilnehmer zusätzlich in den Bereichen Alltagskompetenz, Gesundheitszustand und auch allgemeine Befindlichkeit, obwohl nur Gedächtnis und Psychomotorik trainiert worden waren.

Aktuell werden weltweit verschiedene randomisierte, kontrollierte und multizentrische Studien durchgeführt, um die präventive Wirkung multimodaler Interventionen bei älteren und hochbetagten Populationen zu überprüfen. Als Beispiele hierfür seien die französische Studie *Multidomain Alzheimer Preventive Trial* (MAPT) sowie die finnische FINGER-Studie (*Finnish Geriatric Interventions Study to Prevent*

Cognitive Impairment and Disability) angeführt (Gilette 2009; Ahtiluoto 2009). In der auf drei Jahre angelegten *MAPT-Sudie* erhalten in einem vierarmigen Design 1200 über 70-jährige Teilnehmer eine Intervention aus kognitivem Training sowie Ernährungs- und Bewegungsberatung allein bzw. in Kombination mit der Gabe von Omega-3-Fettsäuren. In der ebenfalls 1200 Personen umfassenden *FINGER-Studie* werden in einer zweijährigen Intervention neben Kognition, Bewegung und Ernährung auch die Bereiche „Soziale Aktivitäten" und „Ausschaltung von metabolischen und vaskulären Risikofaktoren" gezielt mit einbezogen. Die Ergebnisse dieser Studien können wichtige Erkenntnisse für die gezielte Beratung und die Planung von bevölkerungsbasierten Interventionsstrategien zur Vorbeugung kognitiver Beeinträchtigung im Alter erbringen.

6.4   Individuelle Demenzprävention

6.4.1 Methoden der individuellen Präventionsberatung

Zusammenfassend ergibt sich aus den bisher diskutierten Befunden eine Vielzahl von praktischen Ansatzpunkten für die Prävention kognitiver Beeinträchtigungen bzw. den Erhalt der kognitiven Kompetenz im Alter. Die vorliegende Evidenz stützt sich dabei überwiegend auf bevölkerungsbasierte prospektive Beobachtungsstudien, in einigen Fällen kann auch auf kontrollierte Interventionsstudien Bezug genommen werden. Hier besteht jedoch gewiss noch ein umfangreicher Forschungsbedarf. Gleichwohl sollten die genannten Ansätze bereits heute einen festen Platz in der Beratung älterer Menschen haben, die einer Verschlechterung ihrer kognitiven Leistungsfähigkeit entgegen wirken wollen.

In der individuellen Beratungssituation hat sich das folgende Vorgehen bewährt:

- Zunächst empfiehlt es sich, möglichst umfassend, aber alltagsnah über die wissenschaftlich belegten Risikofaktoren für kognitive Beeinträchtigungen und Demenz zu informieren. Dabei sollte ein Schwerpunkt auf die individuell beeinflussbaren Risikofaktoren gelegt werden. Allgemein sollte die Beratung stets darauf ausgerichtet sein, Veränderungsmotivation über eine Förderung der Selbstwirksamkeit zu erschließen. Der Fokus auf die realistischerweise beeinflussbaren Risiko- bzw. Schutzfaktoren sowie eine Anerkennung auch kleiner Veränderungsschritte können dabei die Entstehung eines Angst einflößenden „Drohszenarios" vermeiden.

- Hilfreicher Ausgangspunkt für die Planung eines individuellen Präventionsprogramms kann darüber hinaus die Bestandsaufnahme der jeweils gegebenen Risikofaktoren sein. Hierbei können auch publizierte „Demenz-Risiko-Scores" zum Einsatz kommen, mit denen das individuelle Demenzrisiko prospektiv quantifiziert werden kann. Beispiele für in umfangreichen prospektiven Studien validierte Risiko-Scores sind der *Late-life Dementia Risk Index* (Barnes et al. 2009) sowie der *CAIDE-Demenz-Risiko-Score* (Kivipelto et al. 2006; vgl. S. 208).
- Um eine erwünschte konkrete Verhaltensänderung zu unterstützen und aufrechtzuerhalten, hat sich der Einsatz von Wochenplänen bzw. Tagebüchern bewährt. Diese erlauben zum einen ein gezieltes Selbstmonitoring und fördern darüber hinaus Kompetenzen der Selbstregulation.
- Die persönliche Beratung kann durch die Hinzuziehung einschlägiger Ratgeberliteratur zum Selbststudium sinnvoll unterstützt werden. Auch für die Interventionen des „SimA"-Programms stehen seit einigen Jahren u.a. durch CD-ROM unterstützte Übungsanleitungen und Ratgeberliteratur zur Verfügung, auf die interessierte Personen hingewiesen werden können (www.sima-akademie.de).

6.4.2 Das AKTIVA-Projekt

Das am Universitätsklinikum Frankfurt a. M. entwickelte Gruppenprogramm *AKTIVA: Aktive kognitive Stimulation: Vorbeugung im Alter* wurde zur Vorbeugung kognitiver Defizite im Alter entwickelt und kombiniert verschiedene der oben genannten Ansätze in prototypischer Weise (Tesky u. Pantel 2009). Der Schwerpunkt des Programms, das sich insbesondere für den Einsatz in z. B. Seniorentreffs oder -tagesstätten sowie Sportvereinen eignet, liegt auf den Elementen kognitive Aktivierung, körperliche Aktivität und gesunde Ernährung. Die zentrale Trainingsmaßnahme von AKTIVA stellt eine Anleitung zu einer aktiveren, kognitiv stimulierenden Alltags- und Freizeitgestaltung dar. Diese wurde mit einer sportmedizinischen Beratung im Bereich Bewegung und Ernährung kombiniert, um die Teilnehmer zu einem gesünderen und demenzvorbeugenden Verhalten zu führen. Die Teilnehmer werden in den einzelnen Sitzungen jeweils angeleitet, ihre individuellen Möglichkeiten der Prävention kennen und ausschöpfen zu lernen. Die Initiative, diese Anregungen und Ideen auch umzusetzen, liegt dabei in der Verantwortung der Teilnehmer. Diese werden animiert, von Anfang an aktiv die Trainingsinhalte in ihren Alltag zu integrieren und umzusetzen, ohne dass sie standardisierte Vorgaben bekommen, die eventuell einschränkend wirken könnten. Die Wirksamkeit wird aktuell in einer prospektiven, kontrollierten Studie untersucht.

Die AKTIVA-Methode soll besorgte oder lediglich interessierte Personen unterstützen, realistische und wissenschaftlich belegte Maßnahmen zum Erhalt kognitiver Kompetenz bzw. zur Vorbeugung eines Nachlassens kognitiver Fähigkeiten im Alter zu ergreifen. Für dieses Vorhaben hält das AKTIVA-Programm eine Fülle von Informationen, Anregungen, Tipps und Selbsttests bereit.

Wesentliche Bestandteile der AKTIVA-Methode

- **Wissensvermittlung:** Der Baustein Wissensvermittlung orientiert sich an den drei wichtigsten Säulen der Demenzprävention: kognitive und körperliche Aktivität sowie Ernährung. Diese drei Themenbereiche werden ausführlich, auch anhand von aktuellen Forschungsergebnissen erläutert. Dabei wird besonderer Wert auf eine alltagsnahe und allgemein verständliche, aber gleichwohl sachlich fundierte Informationsvermittlung gelegt.
- **Bestandsaufnahme:** Im Rahmen verschiedener Selbsttests und Fragebögen können die Teilnehmer ihr aktuelles Verhalten in Bezug auf die empfohlenen Präventionsmaßnahmen individuell überprüfen und auch im Zeitverlauf dokumentieren. Dies beinhaltet auch die standardisierte Erfassung eines persönlichen Risikoprofils unter besonderer Berücksichtigung der individuell beeinflussbaren Risikofaktoren (vgl. Kap. 6.4.3). Bei der Bestandsaufnahme wird bewusst auf die „Selbsttestung" kognitiver Fähigkeiten verzichtet, da der Einsatz psychometrischer Verfahren nach Auffassung der Autoren in die Hände qualifizierten Personals gehört und bei inadäquater Anwendung im Selbsthilfebereich eher Schaden als Nutzen bewirken kann.
- **Umsetzung bzw. Veränderungsmotivation:** Teilnehmer, die für sich konkreten Veränderungs- und Handlungsbedarf sehen, erhalten konkrete Anleitungen: Neben praktischen Informationen zu relevanten Aspekten und Techniken der Motivationsbildung und Aufrechterhaltung kommen hier auch bewährte Techniken der Selbstbeobachtung und der Selbstregulation sowie aus der Motivationspsychologie (z.B. SMART-Regel, „Zielbild" und weitere kognitive Techniken, 3-Schritte-Regel) zum Einsatz.

Neben der Durchführung im Gruppensetting kann AKTIVA auch in der individuellen Beratung bzw. in der selbst motivierten Prävention eingesetzt werden. Hierfür steht ein interaktiver Ratgeber zur Verfügung (Pantel 2009a).

6.4.3 Risiko-Scores zur Erfassung des individuellen Demenzrisikos – der CAIDE-Demenz-Risiko-Score

Der CAIDE-Score kann insbesondere von Personen im mittleren Lebensalter (< 60 Jahre) verwendet werden. Er erlaubt die Einschätzung des Risikos, innerhalb der nächsten 20 Jahre eine Demenz zu entwickeln und hat u.a. den Vorteil, dass er überwiegend auf objektiven Messwerten oder Angaben beruht. Zur Ermittlung des individuellen CAIDE-Scores werden u. a. verschiedene allgemeinmedizinische Befunde benötigt (z. B. das Gesamt-Cholesterin oder der durchschnittliche arterielle Blutdruckwert), die sich in der Regel jedoch ohne Weiteres erheben lassen. Die Validität des CAIDE-Demenz-Risiko-Scores wurde im Rahmen der finnischen *Cardiovascular Risk Factors, Aging and Incidence of Dementia*-Studie (CAIDE) ermittelt (Kivipelto et al. 2006). In der Zwischenzeit konnte die Gültigkeit des CAIDE-Scores anhand eines großen Datensatzes der US-amerikanischen Krankenversicherungsgesellschaft „Kaiser Permanente" bestätigt werden, die hierfür umfangreiche, anonymisierte Informationen von insgesamt 9 831 Versicherten zur Verfügung stellte.

Wichtige Informationen für die Anwendung des CAIDE-Scores

- **Aktuelles Lebensalter:** Die Gültigkeit des CAIDE-Scores wurde bei Personen im Alter von 40 bis 65 Jahre überprüft (Durchschnittsalter 50 Jahre). Für ältere Personen kann der Score ebenfalls ermittelt werden, die Aussagen zur Risikoeinschätzung werden dann jedoch unzuverlässiger.
- **Bildungsstand:** Als Maß für den Bildungsstand der CAIDE-Teilnehmer wurde die Anzahl der erfolgreich absolvierten Schuljahre herangezogen. Entsprechend sollte wie folgt vorgegangen werden: kein weiterführender Schulabschluss: 3 Punkte; Hauptschulabschluss: 2 Punkte; mindestens Realschulabschluss: 1 Punkt.
- **Geschlecht**
- **Blutdruck:** Anzugeben ist hier der systolische Blutdruckwert.
- **Body-Mass-Index:** Der Body-Mass-Index (BMI) errechnet sich aus dem Körpergewicht (in kg), dividiert durch die Körpergröße (in Meter) zum Quadrat.
- **Gesamt-Cholesterin:** In Deutschland verwenden viele Labors nicht die Einheit mmol/L, sondern die Einheit mg/dl. In diesem Fall muss eine Umrechnung mit der folgenden Formel vorgenommen werden: Cholesterinwert in mmol/L x 0,02586 = Cholesterinwert in mg/dl. Demnach entspricht der angegebene Grenzwert von 6,5 mmol/L einem Wert von 251,35 mg/dl.
- **Einschätzung der körperlichen Aktivität:** Die Einschätzung der körperlichen Aktivität wurde bei den Teilnehmern der CAIDE-Studie wie folgt ermittelt: Teilnehmer, die sich mindestens zweimal in der Woche mindestens ca. 30 Minuten kontinuierlich körperlich betätigten, galten als „körperlich aktiv". Die körperliche Aktivität sollte dabei spürbar anstrengend sein.

Tab. 6.10 CAIDE-Demenz-Risiko-Score.

Einflussfaktoren	Wertebereich	Punkte
Alter	< 47 Jahre	0
	47–53 Jahre	3
	> 53 Jahre	4
Bildungsstand	$\geq$ 10 Jahre	0
	7-9 Jahre	2
	< 7 Jahre	3
Geschlecht	weiblich	0
	männlich	1
Blutdruck	< 140 mmHg	0
	> 140 mmHg	2
Body-Mass-Index	< 30 kg/m^2	0
	> 30 kg/m^2	2
Gesamt-Cholesterin	< 6,5 mmol/L	0
	> 6,5 mmol/L	2
Körperliche Aktivität	ja	0
	nein	1

Nach Ermittlung des Gesamt-Scores durch Addition der jeweiligen Einzelwerte (Tab. 6.10) informiert Tabelle 6.11 über das Risiko, innerhalb der nächsten 20 Jahre eine Demenz zu entwickeln:

Bei der Interpretation ist zu beachten, dass sich die Angabe des Demenzrisikos auf einen Zeitpunkt bezieht, der ausgehend vom Zeitpunkt der Bestimmung des CAIDE-Scores ca. 20 Jahre in der Zukunft liegt. Darüber hinaus ist es entscheidend, das allgemeine Risiko für das dann jeweils erreichte Lebensalter zu berücksichtigen. Die folgenden Beispiele mögen dies verdeutlichen:

Tab. 6.11 Prozentuales Risiko für die Entwicklung einer Demenz innerhalb der nächsten 20 Jahre.

Punktsumme CAIDE-Score	Demenzrisiko
0 bis 5	1,0 %
6 bis 7	1,9 %
8 bis 9	4,2 %
10 bis 11	7,4 %
12 bis 15	16,4 %

- Wenn im Alter von 59 Jahren der CAIDE-Score bei 5 Punkten oder niedriger liegt, so beträgt das Risiko im Alter von 79 Jahren an einer Demenz zu leiden 1 %. Das heißt, nur 1 Person von 100, die in der CAIDE-Studie zum ersten Untersuchungszeitpunkt einen solchen Punktwert hatte, war 20 Jahre später nachweislich demenzkrank. Das allgemeine Risiko im Alter von 79 an einer Demenz zu leiden, beträgt jedoch in Deutschland epidemiologischen Studien zufolge mehr als 5 %. Ein Demenzrisiko von 1 % im Alter von 79 ist also ein exzellenter Wert, der einer Risikominderung gegenüber der Allgemeinbevölkerung um mindestens den Faktor 5 entspricht.
- Wenn im Alter von 59 jedoch ein CAIDE-Score von 12 oder mehr ermittelt wurde, dann beträgt das individuelle Risiko, 20 Jahre später an einer Demenz zu leiden, 16,4 %. Dies entspricht also beinahe einer Verdreifachung des Risikos, das sonst für diese Altersgruppe besteht.
- Laut CAIDE-Studie würde das höchste Risiko mit einem Score von 15 verbunden sein. Dies entspricht dem Risiko eines körperlich inaktiven, übergewichtigen (BMI > 30), mehr als 53 Jahre alten Mannes mit arterieller Hypertonie und erhöhtem Gesamt-Cholesterin ohne Schulabschluss. Diese Person dürfte von einem Demenzrisiko in Höhe von 35–55 % bedroht sein (Kivipelto 2006), was in etwa einer Verzehnfachung des zu erwartenden Demenzrisikos entspräche.

Der von der Arbeitsgruppe um Kivipelto vorgelegte CAIDE-Score stellt den wohl bisher radikalsten Versuch einer Übertragung epidemiologischer Befunde in die Prävention von LKB und manifester Demenz dar. Natürlich sind damit zahlreiche Unwägbarkeiten, schon auf methodischem Gebiet, verbunden. Der CAIDE-Score fußt auf epidemiologischen Studien, die mit Probanden aus meist schon lang zurückliegenden Geburtsjahrgängen, hauptsächlich aus den Jahren 1900–1930, durchgeführt wurden. Schon in dieser Zeit haben sich die Lebensbedingungen erheblich verbessert; inwiefern sie mit denen der Geburtsjahrgänge 1950–1980 vergleichbar sind, ist eine beinahe rhetorische Frage. Gesellschaftliche Einflüsse wurden lediglich als Störvariable berücksichtigt, ungeachtet ihrer Auswirkungen auf wichtige in den CAIDE-Score eingehende Variablen wie dem Bildungsgrad. Die Möglichkeit einer hierauf im Sinne einer *Verhältnisprävention* abzielenden Intervention bleibt damit ausgeblendet. Andererseits kann das Instrument ein guter Ausgangspunkt für eine Bestandsaufnahme individueller Risikofaktoren und damit Grundlage einer individuellen *Verhaltensprävention* sein. Selbstverständlich sollen derartige Maßnahmenpakete keine normative Bedeutung erhalten; gerade auf dem Gebiet der LKB müssen präventive Interventionen an individuelle Wünsche und die individuelle biografische Entwicklung der Probanden anschließen, um erfolgreich zu sein.

7 Ausblick: Die leichte kognitive Beeinträchtigung – Implikationen eines Risikosyndroms

Als Risikosyndrom im Vorfeld der Alzheimer-Demenz hat die LKB nicht nur für Geriatrie und Gerontopsychiatrie entscheidende Bedeutung, sondern berührt auch gesellschaftspolitische Fragen sowie die Gerontologie als lebendige Alterswissenschaft überhaupt. Fraglos bleibt eine abschließende Wertung zukünftigen Forschungsprojekten vorbehalten, doch soll hier der Versuch gemacht werden, zumindest die schon jetzt erkennbaren interdisziplinären Aspekte entlang der diskutierten Befunde zu vertiefen. Aus klinischer Perspektive vereint die LKB beginnende, die Norm oft kaum überschreitende Leistungsdefizite, die für sich genommen keinen diagnostischen Wert beanspruchen können. Letztere erinnern in manchen Aspekten, vor allem in Art und Ausgestaltung, an die Defizitprofile bei manifesten Demenzen – insbesondere der Alzheimer-Demenz. Die klinische Symptomatik ist also doppelbödig; eine Feststellung, die unmittelbar an die nosologische Stellung der LKB an der Nahtstelle zwischen physiologischem Altern und Demenzentwicklung anschließt.

Dabei ist die LKB als häufiges Syndrom im höheren Lebensalter schon lange bekannt. Erste systematische Studien gehen auf Kral (1962) zurück, der Ende der 1950er Jahre entlang klinischer Merkmale und des Verlaufs zwei Formen der *Senescent Forgetfulness* – die benigne gegenüber der malignen – differenzierte. Der richtungsweisende Charakter seiner Erhebungen wird dadurch unterstrichen, dass spätere Konzepte ab den 1980er Jahren Verlaufsaspekte nicht mehr berücksichtigten und sich stattdessen einzig auf den klinisch-neuropsychologischen Querschnittsbefund beriefen. Zu unterscheiden sind hier vor allem „breite" Konzepte der LKB, die eine Vielzahl kognitiver Defizite berücksichtigen, gegenüber „engen" Konzepten, die ausschließlich auf Störungen des deklarativen Gedächtnisses abstellen. Erstere beanspruchen weniger theoretische Vorwegannahmen; ihre Konstruktvalidität wird durch epidemiologische Daten – die klare Altersabhängigkeit ihrer Prävalenz und ein höheres Konversionsrisiko – gestützt.

Prävalenz und Verlauf der LKB sind entscheidend vom Lebensalter der Betroffenen abhängig. Dies mag Ausdruck der Dauer des Krankheitsprozesses sein, die natürlich stets mit Lebenszeit und damit Lebensalter korreliert ist. Gleichzeitig werden jedoch mit höherem Lebensalter auch zusätzliche Faktoren wirksam, die weniger den Krankheitsprozess unmittelbar beeinflussen, als vielmehr die Schwelle, oberhalb derer er in eine klinisch manifeste Demenz mündet, herabsetzen. Tatsächlich nimmt die Prävalenz einer ganzen Reihe häufiger Erkrankungen – arterielle Hypertonie und Diabetes mellitus Typ II seien beispielhaft aufgeführt – im fraglichen Altersbereich deutlich zu. Der in einigen epidemiologischen Studien beschriebene Einfluss solcher komorbiden Erkrankungen könnte demnach auch mittelbar über eine Senkung der putativen „Demenzschwelle" vermittelt werden. Untersuchungen der neuropathologischen Grundlagen der LKB ergeben ein ähnliches Bild: Das Syndrom wird durch histologische Veränderungen charakterisiert, die typischerweise – nur eben in stärkerer Ausprägung – auch von der manifesten Alzheimer-Demenz bekannt sind. Darüber hinausgehende Veränderungen vor allem vaskulärer Art werden in wechselndem Ausmaß angegeben; offenbar haben sie weniger kausale Bedeutung im Krankheitsprozess, sondern stellen vielmehr zusätzliche Belastungsfaktoren dar, die Symptomatik und Verlauf aggravieren können.

Entscheidend dürften Verlauf und Konversion der LKB zur manifesten Demenz jedoch von der *kognitiven Reserve* der Betroffenen moduliert werden. Im Konzept der *kognitiven Reserve* werden – wie in Kapitel 2 ausführlich dargestellt – eine ganze Reihe, zum Teil sehr heterogene Faktoren integriert, die sowohl früh gegebene oder entstandene Merkmale, wie genetische Polymorphismen oder Schulbildung, als auch lebenslang erworbene Merkmale, wie das kognitive Aktivitätsniveau in Freizeit und Beruf, die körperliche Fitness oder Mehrsprachigkeit, umfassen. Die Beziehungen und Wechselwirkungen zwischen diesen unterschiedlichen Momenten sind allenfalls in Umrissen bekannt; aus klinischer Sicht wurde eine Differenzierung zwischen *Hirnreserve* und der eigentlichen *kognitiven Reserve* vorgeschlagen. Während die *Hirnreserve* den „Hardware-Aspekt" betont – im Sinne der Schwelle, jenseits derer zerebrale Veränderungen zu einer demenziellen Symptomatik führen –, verweist die eigentliche *kognitive Reserve* auf Fragen der Plastizität der Hirnaktivierung bei kognitiven Prozessen.

Insbesondere dem Bildungsgrad als dem wohl am besten untersuchten Surrogat der *kognitiven Reserve* wird ein modulierender Einfluss auf die kognitiven Auswirkungen „alzheimertypischer" neuropathologischer Veränderungen zugesprochen. Allerdings blieb bisher unklar, ob dieser Effekt direkt durch einen Einfluss auf die neuropathologischen Prozesse oder indirekt durch eine länger geschulte und damit bessere Kompensationsfähigkeit bzw. peristatische Faktoren wie eine höhere Lebenserwartung vermittelt wird. Gleich zwei Befunde lassen eine bildungsabhängig unterschiedlich ausgeprägte Kompensationsfähigkeit annehmen: Der schützende Einfluss eines höheren Bildungsgrades geht mit fortschreitender Alzheimer-Demenz verloren; Patienten mit so definierter hoher *kognitiver Reserve* waren deshalb in mehreren Studien durch eine schnellere Progression der kognitiven Defizite ausgewiesen. Inwiefern der protektive Einfluss von Bildung künftigen Generationen – breitere Bildungschancen vorausgesetzt – ein günstigeres Altersschicksal verspricht, kann noch nicht beantwortet werden. Schon jetzt ist diese Hypothese immerhin als plausibel zu werten; ihre Überprüfung bleibt den Ergebnissen großer Kohortenstudien wie der ILSE überlassen. Allerdings könnten diese Zusammenhänge die allgemein befürchtete Zunahme demenzieller Erkrankungen in der älter werdenden Bevölkerung wenn nicht abfangen, so doch verringern.

Aus dieser Sicht ist die LKB grundsätzlich als das Ergebnis einer Interaktion zwischen „alzheimertypischen" zerebralen Veränderungen auf der einen Seite und möglichen Kompensationsmechanismen auf der anderen Seite zu sehen. Funktionseinbußen können durch altersassoziierte physiologische Veränderungen und komorbide Pathologien aggraviert werden; die verlaufsprädiktive Bedeutung des Lebensalters und zusätzlicher Erkrankungen, insbesondere vaskulärer Art, wird hieraus verständlich. Ob und in welchem Ausmaß die neuronale Pathologie Veränderungen auf der Verhaltensebene – psychopathologische Symptome und neuropsychologische Defizite – verursacht, wird wesentlich von kompensatorischen Mechanismen moduliert.

Die klinische Diagnose einer LKB markiert deshalb weniger den Beginn der Erkrankung, sondern vielmehr das Stadium im Krankheitsverlauf, in dem noch ausreichend Kompensationsreserven vorhanden sind, um schwerwiegende alltagsrelevante Funktionsbeeinträchtigungen und Verhaltensdefizite abzuwenden. Gleichzeitig ist hier bereits ein Punkt erreicht, an dem (beginnende) Defizite im Funktionsniveau durch vorhandene Kompensationsreserven nicht mehr vollständig aufgefangen werden können.

Das Einsetzen der ersten kognitiven Defizite kann nur mit bedingter Genauigkeit bestimmt werden. Dies ist schon methodischen Einschränkungen bei der Bewertung neuropsychologischer Testergebnisse geschuldet, für die gerade im hohen Lebensalter kaum differenzierte Normwerte vorliegen. Diese Veränderungen teilen sich aber den Betroffenen mit, sodass ihre subjektiven Angaben durchaus prognostische Bedeutung haben. Subjektive Beschwerden sind allerdings auch mit psychopathologischen Symptomen, insbesondere depressiver Art, assoziiert. Daneben wurden Apathie und Angst als häufige psychopathologische Symptome identifiziert; Wahnbildungen oder Wahrnehmungsstörungen sind dagegen selten. Wechselwirkungen zwischen subjektiven Beschwerden und Depressivität wurden häufig aufgezeigt; andererseits könnten depressive Symptome auch unmittelbar im Rahmen des Krankheitsprozesses entstehen. Hierfür spricht – neben der schieren Prävalenz depressiver Symptome – das höhere Konversionsrisiko, das Patienten mit entsprechender Symptomatik tragen. Auch psychiatrische Grund- oder Begleiterkrankungen können das klinische Bild der LKB nachhaltig aggravieren; ein Befund, der die Bedeutung der psychiatrischen Exploration der Betroffenen nochmals unterstreicht. Defizite des autobiografischen Gedächtnisses sind vielfach explorierbar. Hinzu treten Veränderungen der Selbstwahrnehmung. Erste Studien zeigen, dass sich die Fähigkeit zur kritischen Selbsteinschätzung im Verlauf mit Zunahme der kognitiven Defizite verschlechtert, etwa indem Patienten mit LKB im Vergleich zu Gesunden ihr Erinnerungsvermögen überschätzen. Dieser Befund hat erhebliche praktische Implikationen: So sollen Patienten mit LKB gerade ihre Fähigkeit überschätzen, einfache oder ihnen vertraute Transaktionen und Bankgeschäfte zu bewältigen, während sie angesichts komplexerer Abläufe übervorsichtig reagieren. Ob und inwiefern diese Störungen auch die Haltung Betroffener in anderen komplexen Situationen – typischen Lebensentscheidungen, wie Veränderung des eigenen Wohnortes, aber auch in gesellschaftlichen Fragen – beeinflussen, kann noch nicht beurteilt werden.

Hier setzt die klinische Diagnostik der LKB an. In der Exploration gilt es, neben subjektiven Beschwerden und einschlägigen anamnestischen Angaben im Sinne körperlicher Leiden auch die *kognitive Reserve* und Hinweise auf vorausgehende psychiatrische Erkrankungen zu erheben. Dabei fallen Veränderungen des autobiografischen Gedächtnisses oft unmittelbar auf; betroffen ist hier zunächst die Verfügung über eigentlich biografische Erinnerungen, während das Faktenwissen in aller Regel erhalten ist. Eine ausführliche neuropsychologische Testung gehört, wie der körperliche Status und die Bestimmung von Laborwerten, zur Untersuchung. Gute Erfahrungen liegen hier etwa mit einer erweiterten CERAD-Testbatterie vor. Auch eine strukturelle Bildgebung mit Beurteilung der medialen temporalen Substrukturen ist unverzichtbar. Als weitergehende Maßnahme bietet sich die Liquordiagnostik an. Anhand der dann zur Verfügung stehenden Untersuchungsergebnisse ist eine Diagnose der LKB bzw. der Ausschluss einer leichten kognitiven Störung, als *quod vitam* nur zu oft entscheidender Differenzialdiagnose, möglich. Die Befunde haben auch prognostischen Wert: Ausprägung und Breite der kognitiven Defizite, in noch höherem Maße der neurobiologischen Veränderungen im medialen Temporallappen und im Liquorstatus, lassen grundsätzlich einen Rückschluss auf das Konversionsrisiko zu. Letzteres ist umso größer, je mehr sich die Befunde den bei manifester Demenz bekannten Verhältnissen nähern. Als wichtiges Zusatzverfahren ist die PET mit Fluordesoxyglukose aber auch anderen Tracern zu nennen.

Die frühzeitige Diagnose bildet den ersten, vielleicht auch wichtigsten Schritt in der Therapie der LKB. Stets sollte die Möglichkeit einer leichten kognitiven Störung bedacht werden; unabhängig davon führt die LKB, wie epidemiologische Studien zeigen, zu einer insgesamt deutlich erhöhten Morbidität und Mortalität. Hier ist in jedem Fall eine optimale Einstellung bzw. Behandlung anzustreben. Erhebliche Bedeutung haben Patientenführung und psychotherapeutische Begleitung angesichts der tiefen Verunsicherung der Betroffenen. Denn die häufig auftretenden dysfunktionalen Gedanken, die, einhergehend mit Schamgefühlen zu einem verstärkten Rückzug und damit zum Verlust von kognitiven Stimulationsmöglichkeiten führen, können kognitive Defizite sicherlich aggravieren. Bleibt das psychologische Defizitsyndrom unbearbeitet, wird es schwer, eine begleitende Depressivität zu behandeln oder neuropsychologische Rehabilitations- und Trainingsmaßnahmen zu implementieren.

Eine evidenzbasierte medikamentöse Therapie der LKB ist noch nicht bekannt. Dies gilt sowohl für den Einsatz zugelassener Antidementiva als auch anderer Pharmaka, wie nicht-steroidale Antiphlogistika, Hormonpräparate oder pflanzliche Präparate, für die in der Vergangenheit eine Wirksamkeit diskutiert wurde. Auch die Wirksamkeit einer Behandlung mit einer Vielzahl von Nahrungsergänzungsstoffen konnte bislang nicht empirisch belegt werden. Ausstehend sind die Befunde aus größeren multizentrischen Studien mit Statinen (z. B. Simvastatin). Die negativen Ergebnisse der bisherigen klinischen Prüfungen können ganz wesentlich auch auf methodische Fragen bei Planung und Durchführung der entsprechenden Studien zurückgeführt werden. Dabei kommt insbesondere dem Aspekt der Patientenauswahl eine große Bedeutung zu, da in bisherige klinische Prüfungen unselektierte Patientenpopulationen lediglich auf der Basis klinischer Diagnosekriterien aufgenommen wurden. Teilweise beschränkte man sich sogar auf den Einschluss von Patienten mit rein amnestischer Symptomatik. Wie jedoch inzwischen auf der Basis großer prospektiver Untersuchungen (u. a. der ILSE) bekannt ist, sind beide Vorgehensweisen mit der Problematik belastet, Patienten mit einem unterschiedlichen Konversionsrisiko einzuschließen. Durch die Heterogenität der Ausgangsstichprobe wurde es daher in vielen Studien methodisch unmöglich, die erhofften Effekte nach pharmakologischer Intervention darzustellen. Diese Erkenntnis wird bei der Planung und Durchführung zukünftiger klinischer Prüfungen im Indikationsbereich „leichte kognitive Beeinträchtigung" zu berücksichtigen sein, z. B. durch die „Anreicherung" (enrichment) der Stichproben mit Patienten, die gemäß den Ergebnissen von Liquordiagnostik oder Neuroimaging ein besonders hohes Konversionsrisiko tragen.

Solange eine medikamentöse Therapie der LKB nicht verfügbar ist, wird sich die Behandlung vor allem auf (sekundär-)präventive Maßnahmen konzentrieren. Betrachtet man die diesbezügliche Studienlage unter den strengen methodischen Gesichtspunkten der evidenzbasierten Medizin, so existiert bisher auch in diesem Bereich nur wenig gesichertes Wissen bzgl. der Wirkungen gezielter Interventionen. Dies gilt sowohl für gezielte Trainingsmaßnahmen als auch für lebensstilbezogene Interventionen in den Bereichen Ernährung, Bewegung und kognitive Stimulation. Ergebnisse aus großen Interventionsstudien sind noch nicht verfügbar. Gleichwohl gibt es im Bereich der präventiven Ansätze einen sehr robusten und gut reproduzierten Wissensfundus, der sich auf Befunde aus prospektiven Beobachtungs- und Kohortenstudien stützt. Dieser ist – zumal die vorgeschlagenen Interventionen nicht-invasiv sind – ausreichend gefestigt, um bereits heute auf dieser Basis entsprechende Empfehlungen zu begründen.

So unvollständig sie angesichts des begrenzten gegenwärtigen Wissens noch sind, unterstreichen diese Feststellungen zur therapeutischen Praxis doch die Sicht der LKB als ein klinisches Risikosyndrom. Neurobiologische Marker erlauben zwar das Konversionsrisiko von der LKB zur manifesten Alzheimer-Demenz einzuschätzen, können jedoch eine Demenzentwicklung nur mit bedingter Sicherheit ausschließen. Vielmehr bleibt eine solche auch bei negativen neurobiologischen Befunden weiter möglich, u. a., da die betreffenden Prozesse später einsetzen können bzw. in ihrem Verlauf von zahlreichen anderen Variablen moduliert werden. Die LKB repräsentiert aus dieser Sicht einerseits eine Spielart des physiologischen Alterns in deren Verlauf kognitive Defizite wie andere altersgebundene Einbußen lange kompensierbar bleiben. Andererseits hat sie zahlreiche und entscheidende klinische wie neurobiologische Veränderungen mit der manifesten Alzheimer-Demenz gemeinsam.

Mit ihren zahlreichen Facetten hat die LKB auch Bedeutung für den aktuellen gesellschaftlichen Diskurs um die demografische Entwicklung mit der vermeintlich unabweislich hieraus folgenden Zunahme manifester Demenzen. Die damit unterstellte Fortsetzung bisheriger Entwicklungen blendet die in der Einleitung angesprochenen Verbesserungen peristatischer Faktoren aus, die – wie ein besserer Gesundheitszustand oder günstigere Bedingungen etwa in der räumlichen Umwelt – durchaus den Verlauf der LKB beeinflussen können. Die mögliche Steigerung der kognitiven Reserve mit besseren Bildungschancen wurde schon erwähnt. Diese Veränderungen und ihre möglichen Auswirkungen ragen weit in Bildungs- und Gesellschaftswissenschaften hinein. Andererseits ist der hier aus klinischer Sicht vorgeschlagenen Verortung der LKB an der Nahtstelle zwischen physiologischem Altern und Demenzentwicklung die Forderung nach einer Intensivierung präventiver Maßnahmen geradezu inhärent, wie auch das Modell der kognitiven Reserve sowohl Möglichkeiten der *Verhaltens-* als auch der *Verhältnisprävention* birgt. Erstere beziehen sich auf individuell unmittelbar beeinflussbare Lebensstilfaktoren, während Letztere auf relevante Regelungen in der Sozietät, wie Bildungschancen oder kognitive und physische Anforderungen im Berufsleben, abstellen. Nicht nur im Lebenslauf früh angelegte, sondern auch später im Leben erworbene Ressourcen erhöhen damit die kognitive Reserve. Diese Sichtweise stellt eine wichtige Ergänzung der dargestellten klinischen Perspektive dar, indem sie die diagnostisch und therapeutisch erforderlichen und gangbaren Handlungsoptionen um eine gerontologische und sozialpolitische Interventionsebene erweitert.

Konzepte eines aktiven und selbstbestimmten Alterns aus der Gerontologie werden angesichts der notwendigen Prävention der LKB größeres Gewicht erhalten. Hierzu gehören auch Fragen des Zugangs zu Spezialeinrichtungen wie Gedächtnisambulanzen, aber auch die Möglichkeit zur Teilhabe an Präventionsangeboten. Der Einfluss der sozialen Schichtzugehörigkeit auf Verlauf und Konversion der LKB unterstreicht diese Aspekte. Die hohe Prävalenz der LKB macht die Aufklärung einer breiten Öffentlichkeit über das Risikosyndrom bzw. seine entscheidenden Risikofaktoren nicht zuletzt mit Blick auf oft noch verbreitete Altersstereotypen dringlich. Nur damit kann einer Altersdiskriminierung vorgebeugt werden, die schon Menschen in ihrer sechsten Lebensdekade, und damit noch im aktiven Erwerbsleben Stehende, betreffen kann. Die vorgeschlagenen präventiven Maßnahmen beugen nicht nur der LKB vor, sondern dürften auch die Lebensqualität und -fülle der Betreffenden erhöhen. Die Gefahr einer „Medikalisierung" der Lebensvollzüge wird dadurch verringert. Dies setzt freilich eine vertiefte Auseinandersetzung mit den Möglichkeiten zur aktiven Gestaltung des Lebens im Alter voraus, das aus dieser Sicht nicht zuletzt durch Weichenstellungen in der sechsten und siebten Lebensdekade beeinflusst, wenn nicht geprägt wird. Damit ist aber ein Kernbereich jeder gerontologischen Wissenschaft angesprochen, nämlich Sinnfindung und -erhalt im Alter. In diesem Sinne stellt die

Integration interdisziplinärer Forschungsansätze zur Entwicklung von *verhaltens-* und *verhältnispräventiven* Maßnahmen eine der wichtigsten Herausforderungen an die aktuelle Alternsforschung dar.

Literatur

Adler G, Chwalek K, Jajcevic A (2004). Six-month course of mild cognitive impairment and affective symptoms in late-life depression. Eur Psychiatry 19: 502–5.

Ahtiluoto S (2009). Scandinavian multidomain interventions. Alzheimers Dement 5: 145.

Aisen PS, Thal LJ, Ferris SH, Assaid C, Nessly ML, Giuliani MJ, Lines CR, Norman BA, Potter WZ (2008). Rofecoxib in patients with mild cognitive impairment: further analyses of data from a randomized, double-blind, trial. Curr Alzheimer Res 5: 73–82.

Alexander GE, Furey ML, Grady CL, Pietrini P, Brady DR, Mentis MJ, Schapiro MB (1997). Association of premorbid intellectual function with cerebral metabolism in Alzheimer's disease. Implications for the cognitive reserve hypothesis. Am J Psychiatr 154: 165–72.

Almor A, Kempler D, MacDonald MC, Andersen ES, Tyler LK (1999). Why do Alzheimer patients have difficulties with pronouns? Working memory, semantics, and reference in comprehension and production in Alzheimer's disease. Brain Lang 67: 202–27.

Alzheimer A (1911). Über eigenartige Krankheitsfälle des späteren Alters. Z Ges Neurol Psychiatrie 4: 356–85.

American Psychiatric Association (1987). Diagnostic and Statistical Manual of Mental Disorders. 3rd ed. rev. Washington, DC: American Psychiatric Press.

Apostolova LG, Cummings JL (2007). Neuropsychiatric manifestations in mild cognitive impairment: the systematic review of the literature. Dement Geriatr Cogn Disord 25: 115–26.

Aschenbrenner S, Tucha O, Lange KW (2000). Regensburger Wortflüssigkeitstest. Göttingen: Hogrefe.

Ball K, Berch D, Helmers K, Jobe J, Leveck M, Marsiske M, Morris J, Rebok G, Smith D, Tennstedt S, Unverzagt F, Willis S (2002). Effects of cognitive training interventions with older adults: a randomized controlled trial. JAMA 288: 2271–81.

Baltes PB, Staudinger UM, Lindenberger U (1999). Lifespan psychology: theory and application to intellectual functioning. Annu Rev Psychol 50: 471–507.

Barnes DE, Covinsky KE, Whitmer RA, Kuller LH, Lopez OL, Yaffe K (2009). Predicting the risk of dementia in older adults. Neurology 73: 173–9.

Barth S, Schönknecht P, Pantel J, Schröder J (2005). Neuropsychologische Profile in der Demenzdiagnostik: Eine Untersuchung mit der CERAD-NP-Testbatterie. Fortschr Neurol Psychiatr 73: 568–76.

Bassuk SS, Glass TA, Berkman LF (1999). Social disengagement and incident cognitive decline in community-dwelling elderly persons. Ann Intern Med 131: 165–73.

Belleville S, Gilbert B, Fontaine F, Gagnon L, Ménard E, Gauthier S (2006). Improvemnet of episodic memory in persons with mild cognitive impairment and healthy older adults: evidence from a cognitive intervention program. Dement Geriatr Cogn Disord 22: 486–99.

Bennett DA, Wilson RS, Schneider JA, Evans DA, Mendes de Leon CF, Arnold SE, Barnes LL, Bienias JL (2003). Education modifies the relation of AD pathology to level of cognitive function in older persons. Neurology 60: 1900–15.

Bennett DA, Schneider JA, Bienias JL, Evans DA, Wilson RS (2005a). Mild cognitive impairment is related to Alzheimer disease pathology and cerebral infarctions. Neurology 64: 834–41.

Bennett DA, Schneider JA, Wilson RS, Bienias JL, Arnold SE (2005b). Education modifies the association of amyloid but not tangles with cognitive function. Neurology 65: 953–5.

Bennett DA, Schneider JA, Arvanitakis Z, Kelly JF, Aggarwal NT, Shah RC, Wilson RS (2006). Neuopathology of older persons without cognitive impairment from two community-based studies. Neurology 66: 1834–44.

Bennett IJ, Golob EJ, Parker ES, Starr A (2006). Memory evaluation in mild cognitive impairment using recall and recognition tests. J Clin Exp Neuropsychol 28: 1408–22.

Benson DF, Cummings JL (1982). Angular gyrus syndrome simulating Alzheimer's disease. Arch Neurol 39: 616–20.

Bernick C, Katz R, Smith NL, Rapp S, Bhadelia R, Carlson M, Kuller L (2005). Statins and cognitive function in the elderly: the Cardiovascular Health Study. Neurology 65: 1388–94.

Bhalla RK, Butters MA, Mulsant BH, Begley AE, Zmuda MD, Schoderbek B, Pollock BG, Reynolds CF, Becker JT (2006). Persistence of neuropsychologic deficts in the remitted state of late-life depression. Am J Geriatr Psychiatry 12: 419–27.

Bhalla RK, Butters MA, Becker JT, Houck PR, Snitz BE, Lopez OL, Aizenstein HJ, Raina KD, DeKosky ST, Reynolds III CF (2009). Patterns of mild cognitive impairment after treatment of depression in the elderly. Am J Geriatr Psychiatry 17: 308–16.

Bickel C, Pantel J, Eysenbach K, Schröder J (2000). Syntactic comprehension deficits in Alzheimer's disease. Brain Lang 71: 432–48.

Bickel H (1999). Epidemiologie der Demenzen. In: Förstl H (Hrsg). Alzheimer-Demenz. Grundlagen, Klinik, Therapie. Berlin, Heidelberg, New York: Springer.

Blacker D, Lee H, Muzikansky A, Martin EC, Tanzi R, McArdle JJ, Moss M, Albert M (2007). Neuropsychological measures in normal individuals that predict subsequent cognitive decline. Arch Neurol 64: 862–71.

Blackford RC, La Rue A (1989). Criteria for diagnosing age-associated memory impairment: Proposed improvements from the field. Dev Neuropsychol 5: 295–306.

Blennow K, de Leon MJ, Zetterberg H (2006). Alzheimer's disease. Lancet 368: 387–403.

Blennow K, Hampel H, Weiner M, Zetterberg H (2010). Cerebrospinal fluid and plasma biomarkers in Alzheimer disease. Nat Rev Neurol 6: 131–44.

Blessed G, Tomlinson BE, Roth M (1968). The association between quantitative measures of dementia and of senile change in the cerebral grey matter of elderly subjects. Br J Psychiatry 114: 797–811.

Bosch J, Yusuf S, Pogue J, Sleight P, Lonn E, Rangoonwala B, Davies R, Ostergren J, Probstfield J; HOPE Investigators. Heart outcomes prevention evaluation (2002). Use of ramipril in preventing stroke: double blind randomized controlled trial. BMJ 324: 699–702.

Braak H, Braak E (1991). Neuropathological stageing of Alzheimer-related changes. Acta Neuropathol 82: 239–59.

Braak H, Braak E, Bohl J (1993). Staging of Alzheimer-related cortical destruction. Eur Neurol 33: 403–8.

Bruscoli M, Lovestone S (2004). Is MCI really just early dementia? A systematic review of conversion studies. Int Psychogeriatr 16: 129–40.

Bugos JA, Perlstein WM, McCrae CS, Brophy TS, Bedenbaugh PH (2007). Individualized piano instruction enhances executive functioning and working memory in older adults. Aging Ment Health 11: 464–71.

Buiza C, Etxeberria I, Galdona N, González MF, Arriola E, López de Munain A, Urdaneta E, Yanguas JJ (2008). A randomized, two-year study of the efficacy of cognitive intervention on elderly people: the Donostia Longitudinal Study. Int J Geriatr Psychiatry 23: 85–94.

Bürger K, Otto M, Teipel SJ, Zinkowski R, Blennow K, DeBernardis J, Kerkman D, Schröder J, Schönknecht P, Cepek L, McCulloch C, Möller HJ, Wiltfang J, Kretzschmar H, Hampel H

(2006). Dissociation between CSF total tau and tau protein phosphorylated at threonine 231 in Creutzfeldt-Jakob disease. Neurobiol Aging 27: 10–5.

Busse A, Bischkopf J, Riedel-Heller SG, Angermeyer MC (2003). Mild cognitive impairment: prevalence and incidence according to different diagnostic criteria. Results of the Leipzig Longitudinal Study of the Aged (LEILA75+). Br J Psychiatry 182: 449–54.

Cherbuin N, Reglade-Meslin C, Kumar R, Jacomb P, Easteal S, Christensen H, Sachdev P, Anstey KJ (2009a). Risk factors of transition from normal cognition to mild cognitive disorder: the PATH through Life Study. Dement Geriatr Cogn Disord 28: 47–55.

Cherbuin N, Anstey KJ, Reglade-Meslin C, Sachdev PS (2009b). In vivo hippocampal measurement and memory: a comparison of manual tracing and automated segmentation in a large community-based sample. PLoS One 4: e5265.

Chételat G, Fouquet M, Kalpouzos G, Denghien I, De la Sayette V, Viader F, Mézenge F, Landeau B, Baron JC, Eustache F, Desgranges B (2008). Three-dimensional surface mapping of hippocampal atrophy progression from MCI to AD and over normal aging as assessed using voxel-based morphometry. Neuropsychologia 46: 1721–31.

Christensen K, Doblhammer G, Rau R, Vaupel J (2009). Ageing populations: the challenges ahead. Lancet 374: 1196–208.

Cipriani G, Bianchetti A, Trabucchi M (2006). Outcomes of a computer-based cognitive rehabilitation program on Alzheimer's disease patients compared with those on patients affected by mild cognitive impairment. Arch Gerontol Geriatr 43: 327–35.

Coffey CE, Wilkinson WE, Parashos IA, Soady SA, Sullivan RJ, Patterson LJ, Figiel GS, Webb MC, Spritzer CE, Djang WT (1992). Quantitative cerebral anatomy of the aging human brain: a cross sectional study using magnetic resonance imaging. Neurology 42: 527–36.

Colcombe SJ, Kramer AF (2003). Fitness effects on the cognitive function in older adults: a meta-analytic study. Psychol Sci 14: 125–30.

Colcombe SJ, Erickson KI, Scalf PE, Kim JS, Prakash R, McAuley E, Elavsky S, Marquez DX, Hu L, Kramer AF (2006). Aerobic exercise training increases brain volume in aging humans. J Gerontol A Biol Sci Med Sci 61: 1166–70.

Collins R, Armitage J, Parish S, Sleight P, Peto R (2004). Effects of cholesterol-lowering with simvastatin on stroke and other major vascular events in 20536 people with cerebrovascular disease or other high-risk conditions. Lancet 363: 757–67.

Coria F, Gomez de Caso JA, Minguez L, Rodriguez-Artalejo F, Claveria LE (1993). Prevalence of age-associated memory impairment and dementia in a rural community. J Neurol Neurosurg Psychiatry 56: 973–6.

Coyle JT (2003). Use it or lose it – do effortful mental activities protect against dementia? N Engl J Med 348: 2489–90.

Crook T, Bartus RT, Ferris SH, Whitehouse P, Cohen GD, Gershon S (1986). Age-associated memory impairment: proposed diagnostic criteria and measures of clinical change – report of a National Institute of Mental Health work group. Dev Neuropsychol 2: 261–76.

Csernansky JG, Wang L, Swank J, Miller JP, Gado M, McKeel D, Miller MI, Morris JC (2005). Preclinical detection of Alzheimer's disease: hippocampal shape and volume predict dementia onset in the elderly. Neuroimage 25: 783–92.

Cummings JL, Mega M, Gray K, Rosenberg-Thompson S, Carusi DA, Gornbein J (1994). The Neuropsychiatric Inventory: comprehensive assessment of psychopathology in dementia. Neurology 44: 2308–14.

Das SK, Bose P, Biswas A, Dutt A, Banerjee TK, Hazra A, Raut DK, Chaudhuri A, Roy T (2007). An epidemiologic study of mild cognitive impairment in Kolkata, India. Neurology 68: 2019–26.

DeKosky ST, Williamson JD, Fitzpatrick AL, Kronmal RA, Ives DG, Saxton JA, Lopez OL, Burke G, Carlson MC, Fried LP, Kuller LH, Robbins JA, Tracy RP, Woolard NF, Dunn L, Snitz BE, Nahin RL, Furberg CD (2008). Ginkgo bilboba for prevention of dementia. JAMA 300: 2253–62.

Delaere P, Duyckaerts C, Masters C, Beyreuther K, Piette F, Hauw JJ (1990). Large amounts of neocortical beta A4 deposits without neuritic plaques nor tangles in a psychometrically assessed, non-demented person. Neurosci Lett 116: 87–93.

Delaere P, He Y, Fayet G, Duyckaerts C, Hauw JJ (1993). Beta A4 deposits are contant in the brain of the oldest old: an immunocytochemical study of 20 French centenarians. Neurobiol Aging 14: 191–4.

Devanand DP, Pradhaban G, Liu X, Khandji A, De Santi S, Segal S, Rusinek H, Pelton GH, Honig LS, Mayeux R, Stern Y, Tabert MH, de Leon MJ (2007). Hippocampal and entorhinal atrophy in mild cognitive impairment. Prediction of Alzheimer disease. Neurology 68: 828–36.

DGPPN, DGN. S3-Leitlinie „Demenzen". Kurzversion. November 2009. http://media.dgppn.de/mediadb/media/dgppn/pdf/leitlinien/s3-leitlinie-demenz-kf.pdf (23.11.2009).

Dickerson BC, Sperling RA (2008). Functional abnormalities of the medial temporal lobe memory system in mild cognitive impairment and Alzheimer's disease: insights from functional MRI studies. Neuropsychologia 46; 1624–35.

Dickerson BC, Sperling RA, Hyman BT, Albert MS, Blacker D (2007). Clinical prediction of Alzheimer disease dementia across the spectrum of mild cognitive impairment. Arch Gen Psychiatry 64: 1443–50.

Dickstein DL, Kabaso D, Rocher AB, Luebke JI, Wearne SL, Hof PR (2007). Changes in the structural complexity of the aged brain. Aging Cell 6: 275–84.

Dos Santos V (2009). MR-morphometrische Veränderungen und ihre Assoziation zur neuropsychologischen Testleistung bei Patienten mit einer leichten kognitiven Beeinträchtigung und Alzheimer-Demenz. Dissertation. Heidelberg: Ruprecht-Karls-Universität.

Driscoll I, Resnick SM, Troncoso JC, An Y, O'Brien R, Zonderman AB (2006). Impact of Alzheimer's pathology on cognitive trajectories in nondemented elderly. Ann Neurol 60: 688–95.

Dubois B, Albert ML (2004). Amnestic MCI or prodromal Alzheimer's disease? Lancet Neurol 3: 246–8.

Dubois B, Feldman HH, Jacova C, Dekosky ST, Barberger-Gateau P, Cummings J, Delacourte A, Galasko D, Gauthier S, Jicha G, Meguro K, O'Brien J, Pasquier F, Robert P, Rossor M, Salloway S, Stern Y, Visser PJ, Scheltens P (2007). Research criteria for the diagnosis of Alzheimer's disease: revising the NINCDS-ADRDA criteria. Lancet Neurol 6: 734–46.

Edwards ER, Spira AP, Barnes DE, Yaffe K (2009). Neuropsychiatric symptoms in mild cognitive impairment: differences by subtype and progression to dementia. Int J Geriatr Psychiatry 24: 716–22.

Edwards JD, Wadley VG, Myers RS, Roenker DL, Cissell GM, Ball KK (2002). Transfer of a speed of processing intervention to near and far cognitive functions. Gerontology 48: 329–40.

Etminan M, Gill S, Samii A (2003). Effect of non-steroidal anti-inflammatory drugs on risk of Alzheimer's disease: systematic review and meta-analysis of observational studies. BMJ 327: 128.

Evans MC, Barnes J, Nielsen C, Kim LG, Clegg SL, Blair M, Leung K, Douiri A, Boyes RG, Ourselin S, Fox NC; Alzheimer's Disease Neuroimaging Initiative (2010). Volume changes in Alzheimer's disease and mild cognitive impairment: cognitive associations. Eur Radiol 20: 674–82.

Ewers M, Buerger K, Teipel SJ, Scheltens P, Schröder J, Zinkowski RP, Bouwman FH, Schönknecht P, Schoonenboom NS, Andreasen N, Wallin A, DeBernardis JF, Kerkman DJ, Heindl B,

Blennow K, Hampel H (2007). Multicenter assessment of CSF-phosphorylated tau for the prediction of conversion of MCI. Neurology 69: 2205–12.

Fabre C, Chamari K, Mucci P, Massé-Biron J, Préfaut C (2002). Improvement of cognitive function by mental and/or individualized aerobic training in healthy elderly subjects. Int J Sports Med 23: 415–21.

Farkas T, Ferris SH, Wolf AP, De Leon MJ, Christman DR, Reisberg B, Alavi A, Fowler JS, George AE, Reivich M (1982). 18F-2-deoxy-2-fluoro-D-glucose as a tracer in the positron emission tomographic study of senile dementia. Am J Psychiatry 139: 352–3.

Farrer LA, Cupples LA, Haines JL, Hyman B, Kukull WA, Mayeux R, Myers RH, Pericak-Vance MA, Risch N, van Duijn CM (1997). Effects of age, sex, and ethnicity on the association between apolipoprotein E genotype and Alzheimer disease A meta-analysis. JAMA 278: 1349–56.

Féart C, Samieri C, Rondeau V, Amieva H, Portet F, Dartigues JF, Scarmeas N, Barberger-Gateau P (2009). Adherence to a Mediterranean diet, cognitive decline, and risk of dementia. JAMA 302: 638–48.

Feldman HH, Ferris S, Winblad B, Sfikas N, Mancione L, He Y, Tekin S, Burns A, Cummings J, del Ser T, Inzitari D, Orgogozo JM, Sauer H, Scheltens P, Scarpini E, Herrmann N, Farlow M, Potkin S, Charles HC, Fox NC, Lane R (2007). Effect of rivastigmine on delay to diagnosis of Alzheimer's disease from mild cognitive impairment: the InDDEx study. Lancet Neurol 6: 501–12.

Fischer P, Jungwirth S, Zehetmayer S, Weissgram S, Hoenigschnabl S, Gelpi E, Krampla W, Tragl KH (2007). Conversion from subtypes of mild cognitive impairment to Alzheimer dementia. Neurology 68: 288–91.

Fleisher AS, Sowell BB, Taylor C, Gamst AC, Petersen RC, Thal LJ (2007). Clinical predictors of progression to Alzheimer disease in amnestic mild cognitive impairment. Neurology 68: 1588–95.

Flicker C, Ferris SH, Reisberg B (1991). Mild cognitive impairment in the elderly: predictors of dementia. Neurology 41: 1006–9.

Folstein MF, Folstein SE, McHugh PR (1975). „Mini-mental state". A practical method for grading the cognitive state of patients for the clinician. J Psychiatr Res 12: 189–98.

Forette F, Seux ML, Staessen JA, Thijs L, Birkenhäger WH, Babarskiene MR, Babeanu S, Bossini A, Gil-Extremera B, Girerd X, Laks T, Lilov E, Moisseyev V, Tuomilehto J, Vanhanen H, Webster J, Yodfat Y, Fagard R (1998). Prevention of dementia in randomized double-blind placebo-controlled Systolic Hypertension in Europe (Syst-Eur) trial. Lancet 352: 1347–51.

Forsell Y, Palmer K, Fratiglioni L (2003). Psychiatric symptoms/syndromes in elderly persons with mild cognitive impairment. Data from a cross-sectional study. Acta Neurol Scand Suppl 179: 25–8.

Förstl H, Bickel H, Frölich L, Gertz HJ, Gutzmann H, Hörr R, Pantel J, Schmidt R, Schönknecht P, Ulm K, Werheid K (2009). MCI-plus – Leichte kognitive Beeinträchtigung mit rascher Progression. Teil I: Prävention und Therapie. Dtsch Med Wochenschr 134: 39–44.

Fratiglioni L, Wang HX, Ericsson K, Maytan M, Winblad B (2000). Influence in social network on occurrence of dementia: a community-based longitudinal study. Lancet 355: 1315–9.

Fratiglioni L, Paillard-Borg S, Winblad B (2004). An active and socially integrated lifestyle in late life might protect against dementia. Lancet Neurol 3: 343–53.

Fritsch T, Smyth KA, McClendon MJ, Ogrocki PK, Santillan C, Larsen JD, Strauss ME (2005). Associations between dementia/mild cognitive impairment and cognitive performance and activity levels in youth. J Am Geriatr Soc 53: 1191–6.

Frölich L, Jacob C, Lipka U, Nübling M, Petereit-Haack, Seidler A, Waltereit R (2007). Gutachten zur Bewertung der epidemiologischen Evidenz von physischen Aktivitäten, psychosozialen

Aktivitäten, Vitamin E und Omega-3-Fettsäuren für die Prävention von Demenzen. Schriftenreihe der Deutschen Hirnliga e. V., Bd. 3. Wiehl: Eigenverlag.

Furio AM, Brusco LI, Cardinali DP (2007). Possible therapeutic value of melatonin in mild cognitive impairment: a retrospective study. J Pineal Res 43: 404–9.

Galasko D, Bennett DA, Sano M, Marson D, Kaye J, Edland SD; Alzheimer's Disease Cooperative Study (2006). ADCS Prevention Instrument Project: assessment of instrumental activities of daily living for community-dwelling elderly individuals in dementia prevention clinical trials. Alzheimer Dis Assoc Disord 20: 152–89.

Galbete JL, Martin TR, Peressini E, Modena P, Bianchi R, Forloni G (2000). Cholesterol decreases secretion of the secreted form of amyloid precursor protein by interfering with glycosylation in the protein secretory pathway. Biochem J 348: 307–13.

Ganguli M, Dodge HH, Chen P, Belle S, DeKosky ST (2000). Ten-year incidence of dementia in a rural elderly US community population: the MoVIES Project. Neurology 54: 1109–16.

Ganguli M, Dodge HH, Shen C, DeKosky ST (2004). Mild cognitive impairment, amnestic type: an epidemiologic study. Neurology 63: 115–21.

Ganguli M, Vander Bilt J, Saxton JA, Shen C, Dodge HH (2005). Alcohol consumption and cognitive function in late life. Neurology 65: 1210–7.

Gilette S (2009). The multidomain Alzheimer's preventive trial (MAPT): a new approach for the prevention of Alzheimer's disease. Alzheimers Dement 5: P145.

Gómez-Isla T, Blesa R, Boada M, Clarimón J, Del Ser T, Domenech G, Ferro JM, Gómez-Ansón B, Manubens JM, Martinez-Lage JM, Munoz D, Pena-Casanova J, Torres F; TRIMCI Study Group (2008). A randomized, double-blind, placebo controlled-trail of triflusal in mild cognitive impairment: the TRIMICI study. Alzheimer Dis Assoc Disord 22: 21–9.

Graham JE, Rockwood K, Beattie BL, Eastwood R, Gauthier S, Tuokko H, McDowell I (1997). Prevalence and severity of cognitive impairment with and without dementia in an elderly population. Lancet 349: 1793–6.

Green RC, Cupples LA, Kurz A, Auerbach S, Go R, Sadovnick D, Duara R, Kukull WA, Chui H, Edeki T, Griffith PA, Friedland RP, Bachman D, Farrer L (2003). Depression as a risk factor for Alzheimer disease: the MIRAGE Study. Arch Neurol 60: 753–9.

Greenaway MC, Hanna SM, Lepore SW, Smith GE (2008). A behavioral rehabilitation intervention for amnestic mild cognitive impairment. Am J Alzheimers Dis Other Demen 13: 451–61.

Greve W, Staudinger W (2006). Resilience in later adulthood and old age: Resources and potentials fo successful aging. In: Cichetti D, Cohen D (eds). Developmental psychopathology. New York: Wiley; 796–840.

Grundman M, Petersen RC, Ferris SH, Thomas RG, Aisen PS, Bennett DA, Foster NL, Jack CR, Galasko DR, Doody R, Kaye J, Sano M, Mohs R, Gauthier S, Kim HT, Jin S, Schultz AN, Schafer K, Mulnard R, van Dyck CH, Mintzer J, Zamrini EY, Cahn-Weiner D, Thal LJ (2004). Alzheimer's Disease Cooperative Study. Mild cognitive impairment can be distinguished from Alzheimer disease and normal aging for clinical trials. Arch Neurol 61: 59–66.

Grünthal E (1927). Klinisch-anatomisch vergleichende Untersuchungen über den Greisenblödsinn. Z Ges Neurol Psychiatrie 111: 763–818.

Günther VK, Schäfer P, Holzner BJ, Kemmler GW (2003). Long-term improvements in cognitive performance through comport assisted cognitive training: a pilot study in a residential home for older people. Aging Ment Health 7: 200–6.

Gustafson D (2006). Adiposity indices and dementia. Lancet Neurol 5: 713–20.

Gustafson D, Bäckmann K, Waern M, Ostling S, Guo X, Zandi P, Mielke MM, Bengtsson C, Skoog I (2009). Adiposity indicators and dementia over 32 years in Sweden. Neurology 733: 1559–66.

Hagberg BO, Ingvar DH (1976). Cognitive reduction in presenile dementia related to regional abnormalities of the cerebral blood flow. Br J Psychiatry 128: 209–22.

Hampel H, Pantel J (2008). Aktuelle Frühdiagnostik der Alzheimer-Demenz. Neurotransmitter 19: 26–32.

Hampel H, Bürger K, Teipel SJ (2008). Demenz. In: Möller HJ, Laux G, Kapfhammer HP (Hrsg). Psychiatrie und Psychotherapie. Band 2, Spezielle Psychiatrie. Heidelberg: Springer; 13–86.

Hampel H, Broich K, Hössler Y, Pantel J (2009). Biological markers for early detection and pharmacological treatment of Alzheimer's disease. Dialogues Clin Neurosci 11: 141–57.

Hampstead BM, Sathian K, Moore AB, Nalisnick C, Stringer AY (2008). Explicit memory training leads to improved memory for face-name pairs in patients with mild cognitive impairment: results of a pilot investigation. J Int Neuropsychol Soc 14: 883–9.

Hänninen T, Koivisto K, Reinikainen KJ, Helkala EL, Soininen H, Mykkänen L, Laakso M, Riekkinen PJ (1996). Prevalence of ageing-associated cognitive decline in an elderly population. Age Ageing 25: 201–5.

Hänninen T, Hallikainen M, Tuomainen S, Vanhanen M, Soininen H (2002). Prevalence of mild cognitive impairment: a population-based study in elderly subjects. Acta Neurol Scand 106: 148–54.

Hanon O, Pequignot R, Seux ML, Lenoir H, Bune A, Rigaud AS, Forette F, Girerd X (2006). Relationship between antihypertensive drug therapy and cognitive function in elderly hypertensive patients with memory complaints. J Hypertens 24: 2101–7.

Hempel A, Giesel F, Garcia Caraballo N, Amann M, Meyer H, Wüstenberg T, Essig M, Schröder J (2004). Plasticity of cortical activation related to working memory during training. Am J Psychiatry 161: 745–7.

Herholz K, Salmon E, Perani D, Baron JC, Holthoff V, Frölich L, Schönknecht P, Ito K, Mielke R, Kalbe E, Zündorf G, Delbeuck X, Pelati O, Anchisi D, Fazio F, Kerrouche N, Desgranges B, Eustache F, Beuthien-Baumann B, Menzel C, Schröder J, Kato T, Arahata Y, Henze M, Heiss WD (2002). Discrimination between Alzheimer dementia and controls by automated analysis of multicenter FDG PET. Neuroimage 17: 302–16.

Herold C, Schröder J (2009). Das autobiografische Gedächtnis bei Schizophrenien. In: Schröder J, Brecht FG (Hrsg). Das Autobiographische Gedächtnis: Grundlagen und Klinik. Heidelberg: AKA.

Horn JL, Cattell RB (1967). Age differences in fluid and crystallized intelligence. Acta Psychol (Amst) 26: 107–29.

Houde M, Bergmann H, Whitehead V, Chertkow H (2008). A predictive depression pattern in mild cognitive impairment. Int J Geriatr Psychiatry 23: 1028–33.

Hunt A, Schönknecht P, Henze M, Toro P, Haberkorn U, Schröder J (2006). CSF tau protein and FDG PET in patients with aging-associated cognitive decline and Alzheimer's disease. Neuropsychiatr Dis Treat 2: 207–12.

Ida N, Hartmann T, Pantel J, Schröder J, Zerfass R, Förstl H, Sandbrink R, Masters CL, Beyreuther K (1996). Analysis of heterogeneous A4 peptides in human cerebrospinal fluid and blood by a newly developed sensitive Western blot assay. J Biol Chem 271: 22908–14.

Ingvar DH, Gustafson L (1970). Regional cerebral blood flow in organic dementia with early onset. Acta Neurol Scand 46: 42.

Jack CR, Weingand SD, Shiung MM, Przybelski SA, O'Brien PC, Gunter JL, Knopman DS, Boeve BF, Smith GE, Petersen RC (2008). Atrophy rates accelerate in amnestic mild cognitive impairment. Neurology 70: 1728–9.

Jefferson Al, Byerly LK, Vanderhill S, Lambe S, Wong S, Ozonoff A, Karlawish JH (2008). Characterization of activities of daily living in individuals with mild cognitive impairment. Am J Geriatr Psychiatry 16: 375–83.

Jelic V, Winblad B (2003). Treatment of mild cognitive impairment: rationale, present and future strategies. Acta Neurol Scand 107: 83–93.

Jelic V, Kivipelto M, Winblad B (2006). Clinical trials in mild cognitive impairment: lessons for the future. J Neurol Neurosurg Psychiatry 77: 429–38.

Jessen F, Traeber F, Freymann K, Maier W, Schild HH, Block W (2006). Treatment monitoring and response prediction with proton MR spectroscopy in AD. Neurology 67: 528–30.

Jicha GA, Parisi JE, Dickson DW, Johnson K, Cha R, Ivnik RJ, Tangalos EG, Boeve BF, Knopman DS, Braak H, Petersen RC (2006a). Neuropathologic outcome of mild cognitive impairment folllowing progression to clinical dementia. Arch Neurol 63: 674–81.

Jicha GA, Petersen RC, Knopman DS, Boeve BF, Smith GE, Geda YE, Johnson KA, Cha R, DeLucia MW, Braak H, Dickson DW, Parisi JE (2006b). Argyrophilic grain disease in demented subjects presenting initially with amnestic mild cognitive impairment. J Neuropathol Exp Neurol 65: 602–9.

Joosten-Weyn Banningh LW, Kessels RP, Olde Rikkert MG, Geleijns-Lanting CE, Kraaimaat FW (2008a). A cognitive behavioural group therapy for patients diagnosed with mild cognitive impairment and their significant others: feasibility and preliminary results. Clin Rehabil 22: 731–40.

Joosten-Weyn Banningh LW, Vernooij-Dassen M, Rikkert MO, Teunisse JP (2008b). Mild cognitive impairment: coping with an uncertain label. Int J Geriatr Psychiatry 23: 148–54.

Jorm AF, Christensen H, Korten AE, Jacomb PA, Henderson AS (2001). Memory complaints as a precursor of memory impairment in older people: a longitudinal analysis over 7–8 years. Psychol Med 31: 441–9.

Karsten SL, Geschwind DH (2005). Exercise your amyloid. Cell 120: 572–4.

Katzman R (1993). Education and the prevalence of dementia and Alzheimer's disease. Neurology 43: 13–20.

Katzman R, Terry R, DeTeresa R, Brown T, Davies P, Fuld P, Renbing X, Peck A (1988). Clinical, pathological, and neurochemical changes in dementia: a subgroup with preserved mental status and numerous neocortical plaques. Ann Neurol 23: 138–44.

Khachaturian ZS (1985). Diagnosis of Alzheimer's disease. Arch Neurol 42: 1097–105.

Kim JM, Stewart R, Kim SW, Shin IS, Yang SJ, Shin HY, Yoon JS (2008). Changes in folate, vitamin B12 and homocysteine associated with incident dementia. J Neurol Neurosurg Psychiatry 79: 864–8.

Kim KR, Lee KS, Cheong HK, Eom JS, Oh BH, Hong CH (2009). Characteristic profiles of instrumental activities of daily living in different subtypes of mild cognitive impairment. Dement Geriatr Cogn Disord 27: 278–85.

Kivipelto M, Helkala EL, Hänninen T, Laakso MP, Hallikainen M, Alhainen K, Soininen H, Tuomilehto J, Nissinen A (2001). Midlife vascular risk factors and late-life mild cognitive impairment. Neurology 56: 1683–9.

Kivipelto M, Ngandu T, Fratiglioni L, Viitanen M, Kåreholt I, Winblad B, Helkala EL, Tuomilehto J, Soininen H, Nissinen A (2005). Obesity and vascular risk factors at midlife and the risk of dementia and Alzheimer disease. Arch Neurol 62: 1556–60.

Kivipelto M, Hgandu T, Laatikainen T, Winblatt B, Soininen H, Tuomilehto J (2006). Risk score fort the prediction of dementia risk in 20 years among middle aged people: a longitudinal, population-based study. Lancet Neurol 5: 735–41.

Knecht S, Berger K (2004). Einfluss vaskulärer Faktoren auf die Entwicklung einer Demenz. Dtsch Ärztebl 1001: A2185–9.

Koepsell TD, Kurland BF, Harel O, Johnson EA, Zhou XH, Kukull WA (2008). Education, cognitive function, and severity of neuropathology in Alzheimer disease. Neurology 70: 1732–9.

Kraepelin E (1910). Psychiatrie – Ein Lehrbuch für Studierende und Ärzte. Band II, 1. Teil. Leipzig: Johann Ambrosius Barth.

Kral VA (1962). Senescent forgetfulness: benign and malignant. Can Med Assoc J 86: 257–60.

Kumar R, Dear KB, Christensen H, Ilschner S, Jorm AF, Meslin C, Rosenman SJ, Sachdev PS (2005). Prevalence of mild cognitive impairment in 60- to 64-year-old community-dwelling individuals: The Personality and Total Health through Life 60+ Study. Dement Geriatr Cogn Disord 19: 67–74.

Kurz A (1995). Alzheimer-Patienten erkennen und behandeln. Reihe Psychiatrie/Neurologie. Frankfurt/M.: Aktuelles Wissen Hoechst.

Kurz A, Pohl C, Ramsenthaler M, Sorg C (2008). Cognitive rehabilitation in patients with mild cognitive impairement. Int J Geriatr Psychiatry 24: 163–8.

Langehennig M, Obermann M (2006). Das soziale Frühstadium der Alzheimer-Krankheit. Eine kritische Wegstrecke der Krankheitsbewältigung in der Familie. Dementia services development; Band 4. Frankfurt/M.: Fachhochschulverlag.

Larrieu S, Letenneur L, Orgogozo JM, Fabrigoule C, Amieva H, Le Carret N, Barberger-Gateau P, Dartigues JF (2002). Incidence and outcome of mild cognitive impairment in a population-based prospective cohort. Neurology 59: 1594–9.

Larson EB, Wang L, Bowen JD, McCormick WC, Teri L, Crane P, Kukull W (2006). Exercise is associated with reduced risk for incident dementia among persons 65 years of age and older. Ann Intern Med 144: 73–81.

Laurin D, Verreault R, Lindsay J, MacPherson K, Rockwood K (2001). Physical activity and risk of cognitive impairment and dementia in elderly persons. Arch Neurol 58: 498–504.

Lautenschlager NT, Cox KL, Flicker L, Foster JK, van Bockxmeer FM, Xiao J, Greenop KR, Almeida OP (2008). Effect of physical activity on cognitive function in older adults at risk for Alzheimer disease. A randomized trial. JAMA 300: 1027–37.

Lee JS, Potter GC, Wagner HR, Welsh-Bohmer KA, Steffens DC (2007). Persistent mild cognitive impairment in geriatric depression. Int Psychogeriatr 19: 125–35.

Levy BR, Leifheit-Limson E (2009). The stereotype-matching effect: greater influence on functioning when age stereotypes correspond to outcomes. Psychol Aging 24: 230–3.

Levy R (1994). Aging-associated cognitive decline. Int Psychogeriatr 6: 63–8.

Li G, Higdon R, Kukull WA, Peskind E, Van Valen Moore K, Tsuang D, van Belle G, McCormick W, Bowen JD, Teri L, Schellenberg GD, Larson EB (2004). Statin therapy and risk of dementia in the elderly. Neurology 63: 1624–8.

Li H, Yao MJ, Zhao WM, Guan J, Cai LL, Cui L (2008). A randomized, controlled, double-blind trail of Huannao Yicong capsule in senile patients with mild cognitive impairment. Zhong Xi Yi Jie He Xue Bao 6: 25–31.

Lindenberger U, Mayr U, Kliegl R (1993). Speed and intelligence in old age. Psychol Aging 8: 207–20.

Lindstrom HA, Fritsch T, Petot G, Smyth KA, Chen CH, Debanne SM, Lerner AJ, Friedland RP (2005). The relationships between television viewing in midlife and the development of Alzheimer's disease in a case-control study. Brain Cogn 58: 157–65.

Londos E, Boschian K, Lindén A, Persson C, Minthon L, Lexell J (2008). Effects of a goal-oriented rehabilitation program in mild cognitive impairment: a pilot study. Am J Alzheimers Dis Other Demen 23: 177–83.

Lopez OL, Jagust WJ, DeKosky ST, Becker JT, Fitzpatrick A, Dulberg C, Breitner J, Lyketsos C, Jones B, Kawas C, Carlson M, Kuller LH (2003). Prevalence and classification of mild cognitive impairment in the Cardiovascular Health Study Cognition Study: part 1. Arch Neurol 60: 1385–9.

Lopez OL, Kuller LH, Becker JT, Dulberg C, Sweet RA, Gach HM, DeKosky ST (2007). Incidence of dementia in mild cognitive impairment in the cardiovascular health study cognition study. Arch Neurol 64: 416–20.

Luckhaus C, Flüb MO, Wittsack HJ, Grass-Kapanke B, Jänner M, Khalili-Amiri R, Friedrich W, Supprian T, Gaebel W, Mödder U, Cohnen M (2008). Detection of changed regional cerebral blood flow in mild cognitive impairment and early Alzheimer's dementia by perfusion-weighted magnetic resonance imaging. Neuroimage 40: 495–503.

Luo Y, Smith JV, Paramasivam V, Burdick A, Curry KJ, Buford JP, Khan I, Netzer WJ, Xu H, Butko P (2002). Inhibition of amyloid-beta aggregation and caspase-3 activation by the Ginkgo biloba extract EGb761. Proc Natl Acad Sci U S A 99: 12197–202.

Lyketsos CG, Lopez O, Jones B, Fitzpatrick AL, Breitner J, DeKosky S (2002). Prevalence of neuropsychiatric symptoms in dementia and mild cognitive impairment: results from the cardiovascular health study. JAMA 288: 1475–83.

Lytle ME, Bilt JV, Pandav RS, Doge HH, Ganguli M (2004). Exercise level and cognitive decline – The MoVIES project. Alzheimer Dis Assoc Disord 18: 57–64.

Mahncke HW, Connor BB, Appelman J, Ahsanuddin ON, Hardy JL, Wood RA, Joyce NM, Boniske T, Atkins SM, Merzenich MM (2006). Memory enhancement in healthy older adults using a brain plasticity-based training program: a randomized, controlled study. Proc Natl Acad Sci U S A 103: 12523–8.

Maia L, de Mendonça A (2002). Does caffeine intake protect from Alzheimer's disease? Eur J Neurol 9: 377–82.

Manly JJ, Bell-McGinty S, Tang MX, Schupf N, Stern Y, Mayeux R (2005). Implementing diagnostic criteria and estimating frequency of mild cognitive impairment in an urban community. Arch Neurol 62: 1739–46.

Margrett JA, Willis SL (2006). In-home cognitive training with older married couples: individual versus collaborative learning. Neuropsychol Dev Cogn B Aging Neuropsychol Cogn 13: 173–95.

Markowitsch HJ (2009). Dem Gedächtnis auf der Spur: Die Neuropsychologie des autobiografischen Gedächtnisses. In: Schröder J, Brecht FG (Hrsg). Das Autobiographische Gedächtnis: Grundlagen und Klinik. Heidelberg: AKA.

Markowitsch HJ, Welzer H (2005). Towards a bio-psycho-social model of autobiografical memory. Memory 131: 63–78.

Mattson N, Zetterberg H, Hansson O, Andreasen N, Parnetti L, Jonsson M, Herukka SK, van der Flier WM, Blankenstein MA, Ewers M, Rich K, Kaiser E, Verbeek M, Tsolaki M, Mulugeta E, Rosén E, Aarsland D, Visser PJ, Schröder J, Marcusson J, de Leon M, Hampel H, Scheltens P, Pirttilä T, Wallin A, Jöhnhagen M, Minthon L, Winblad B (2009). CSF biomarkers and incipient Alzheimer disease in patients with mild cognitive impairment. JAMA 302: 385–93.

McKhann G, Drachman D, Folstein M, Katzman R, Price D, Stadlan EM (1984). Clinical diagnosis of Alzheimer's disease: report of the NINCDS-ADRDA Work Group under the auspices of Department of Health and Human Services Task Force on Alzheimer's Disease. Neurology 34: 939–44.

McKhann G, Albert M, Grossman M, Miller B, Dickson D, Trojanowski J (2001). Clinical and pathological diagnosis of frontotemporal dementia: report of the Work Group on Frontotemporal Dementi and Pick's Disease. Arch Neurol 58: 1803–9.

Meyer JS, Rauch G, Rauch RA, Haque A (2000). Risk factors for cerebral hypoperfusion, mild cognitive impairment, and dementia. Neurobiol Aging 21: 161–9.

Miller ER 3rd, Pastor-Barriuso R, Dalal D, Riemersma RA, Appel LJ, Guallar E (2005). Meta-analysis: high-dosage vitamin E supplementation may icrease all-cause mortality. Ann Intern Med 142: 37–47.

Milner B, Blennow K (1963). Effects of different brain lesions on card sorting. The role of the frontal lobes. Arch Neurol 9: 90–100.

Mirra SS, Heyman A, McKeel D, Sumi SM, Crain BJ, Brownlee LM, Vogel FS, Hughes JP, van Belle G, Berg L (1991). The Consortium to establish a Registry for Alzheimer's Disease (CERAD). Part II. Standardization of the neuropathologic assessment of Alzheimer's Disease. Neurology 41: 479–86.

Monastero R, Mangialasche F, Camarda C, Ercolani S, Camarda R (2009). A systematic review of new psychiatric symptoms in mild cognitive impairment. J Alzheimers Dis 18: 11–30.

Morawetz C, Ackermann K, Wormstall H (2001). Psychosoziale Aspekte leichter kognitiver Beeinträchtigungen im Alter. Z Gerontopsychol Psychiatrie 14: 137–42.

Morris JC (1993). The Clinical Dementia Rating (CDR): current version and scoring rules. Neurology 43: 2412–4.

Morris JC, Storandt M, Miller JP, McKeel DW, Price JL, Rubin EH, Berg L (2001). Mild cognitive impairment represents early-stage Alzheimer disease. Arch Neurol 58: 397–405.

Mowla A, Mosavinasab M, Pani A (2007). Does fluoxetine have any effect on the cognition of patients with mild cognitive impairemnet? A double-blind, placebo-controlled, clinical trail. J Clin Psychopharmacol 27: 67–70.

Mrak RE, Griffin ST, Graham DI (1997). Aging-associated changes in human brain. J Neuropahtol Exp Neurol 56: 1269–75.

Nagy H, Kéri S, Myers CE, Benedek G, Shohamy D, Gluck MA (2007). Cognitive sequence learning in Parkinson's disease and amnestic mild cognitive impairment: dissociation between sequential and non-sequential learning of associations. Neuropsychologia 45: 1386–92.

Neary D, Snowden JS, Gustafson L, Passant U, Stuss D, Black S, Freedman M, Kertesz A, Robert PH, Albert M, Boone K, Miller BL, Cummings J, Benson DF (1998). Frontotemporal lobar degeneration: a consensus on clinical diagnostic criteria. Neurology 51: 1546–54.

Nestor PJ, Fryer TD, Ikeda M, Hodges JR (2003). Retrosplenial cortex (BA29/30) hypometabolism in mild cognitive impairment (prodromal Alzheimer's disease). Eur J Neurosci 18: 2663–7.

Neumann PJ, Araki SS, Arcelus A, Longo A, Papadopoulos G, Kosik KS, Kuntz KM, Bhattacharjya A (2001). Measuring Alzheimer's disease progression with transition probabilities. Estimates from CERAD. Neurology 57: 957–64.

Okonkwo OC, Wadley VG, Griffith HR, Belue K, Lanza S, Zamrini EY, Harrell LE, Brockington JC, Clark D, Raman R, Marson DC (2008). Awareness of deficits in financial abilities in patients with mild cognitive impairment: going beyond self-informant discrepancy. Am J Geriatr Psychiatry 16: 650–9.

Olazarán J, Muniz R, Resiberg B, Pena-Casanovam J, del Ser T, Cruz-Jentroft AJ, Serrano P, Navarro E, García de la Rocha ML, Frank A, Galiano M, Fernández-Bullido Y, Serra JA, Gonzáles-Salvador MT, Sevilla C (2004). Benefits of cognitive-motor intervention in LKB and mild to moderate Alzheimer disease. Neurology 63: 2348–53.

Osuntokun BO, Sahota A, Ogunniyi AO, Gureje O, Baiyewu O, Adeyinka A, Oluwole SO, Komolafe O, Hall KS, Unverzagt FW, Hui SL, Yang M, Hendric HC (1995). Lack of an association between apolipoprotein E epsilon 4 and Alzheimer's disease in elderly Nigerians. Ann Neurol 38: 463–5.

Oswald WD (2004). Kognitive und körperliche Aktivität. Z Gerontopsychol Psychiatrie 17: 147–59.

Oswald WD, Fleischmann VM (1986). Nürnberger Selbsteinschätzungsliste (NSL). Erlangen-Nürnberg: Universität Erlangen-Nürnberg.

Oswald WD, Gunzelmann T (1995). Das SIMA-Projekt. Kompetenztraining. Ein Programm für Seniorengruppen. Göttingen: Hogrefe.

Owen AM, Hampshire A, Grahn JA, Stenton R, Dajani S, Burns AS, Howard RJ, Ballard CG (2010). Putting brain training to the test. Nature 465: 775–8.

Ownby RL, Crocco E, Acevedo A, Loewenstein D (2006). Depression and risk for Alzheimer disease: systematic review, meta-analysis, and metaregression analysis. Arch Gen Psychiatry 63: 530–8.

Palmer K, Bäckman L, Winblad B, Fratiglioni L (2008). Mild cognitive impairment in the general population: occurrence and progression to Alzheimer disease. Am J Geriatr Psychiatry 16: 603–11.

Pantel J (2009a). Geistig fit in jedem Alter: Wie man mit der AKTIVA-Methode Demenz vorbeugen kann. Weinheim: Beltz.

Pantel J (2009b). Möglichkeiten und Grenzen der Versorgungsmedizin am Beispiel dementieller Erkrankungen. In: Kumbier E, Teipel S, Herpertz S (Hrsg). Ethik und Erinnerung – Zur Verantwortung der Psychiatrie in Vergangenheit und Gegenwart. Lengerich: Pabst Science Publishers.

Pantel J, Hampel H (in Druck). Blood and CSF biological markers for Alzheimer's Disease. In: Ames D, O'Brien J, Burns A (eds). Dementia. London: Hodder & Stoughton Ltd.

Pantel J, Schröder J (2006). Zerebrale Korrelate klinischer und neuropsychologischer Veränderungen bei der Alzheimer-Demenz und ihrer Verlaufsstadien Untersuchungen mit der quantitativen Magnetresonanztomografie. Darmstadt: Steinkopff.

Pantel J, Schröder J, Schmitt R, Schad LR, Knopp MV, Geißler M, Uhde W, Blüml S, Friedlinger M, Klemenz M, Sauer H (1996). Quantitative Magnetresonanztomografie und Schweregrad der Defizite bei der Demenz vom Alzheimertyp. Nervenarzt 67: 46–52.

Pantel J, Kratz B, Essig M, Schröder J (2003). Parahippocampal volume deficits in subjects with aging-associated cognitive decline. Am J Psychiatry 160: 379–82.

Panza F, Capurso C, D'Introno A, Colacicco AM, Frisardi V, Santamato A, Ranieri M, Fiore P, Vendemiale G, Seripa D, Pilotto A, Capurso A, Solfrizzi V (2008a). Vascular risk factors, alcohol intake, and cognitive decline. J Nutr Health Aging 12: 376–81.

Panza F, D'Introno A, Colacicco AM, Capurso C, Del Parigi A, Caselli RJ, Todarello O, Pellicani V, Santamato A, Scapicchio P, Maggi S, Scafato E, Gandin C, Capurso A, Solfrizzi V; Italian Longitudinal Study on Aging Working Group (2008b). Depressive symptoms, vascular risk factors and mild cognitive impairment. The Italian longitudinal study on aging. Dement Geriatr Cogn Disord 25: 336–46.

Papp KV, Walsh SJ, Snyder PJ (2009). Immediate and delayed effects of cognitive interventions in healthy elderly: a review on current literature and future directions. Alzheimers Dement 5: 50–60.

Perneczky R, Pohl C, Sorg C, Hartmann J, Komossa K, Alexopoulos P, Wagenpfeil S, Kurz A (2006). Complex activities of daily living in mild cognitive impairment: conceptual and diagnostic issues. Age Ageing 35: 240–5.

Perrotin A, Belleville S, Isingrini M (2007). Metymemory monitoring in mild cognitive impairment: evidence of a less accurate episodic feeling-of-knowing. Neuropsychologia 45: 2811–26.

Peters R, Peters J, Warner J, Beckett N, Bulpitt C (2008). Alcohol, dementia and cognitive decline in the elderly: a systematic review. Age Ageing 37: 505–12.

Petersen RC (2004). Mild cognitive impairment as a diagnostic entity. J Intern Med 256: 183–94.

Petersen RC, Smith GE (1995). Apolipoprotein E status as a predictor of the development of Alzheimer's disease in memory-impaired individuals. JAMA 273: 1274–8.

Petersen RC, Smith GE, Waring SC, Ivnik RJ, Kokmen E, Tangalos EG (1997). Aging, memory and mild cognitive impairment. Int Psychogeriatr 9: 65–9.

Petersen RC, Smith GE, Waring SC, Ivnik RJ, Tangalos EG, Kokmen E (1999). Mild cognitive impairment: clinical characterization and outcome. Arch Neurol 56: 303–8.

Petersen RC, Doody R, Kurz A, Mohs RC, Morris JC, Rabins PV, Ritchie K, Rossor M, Thal L, Winblad B (2001). Current concepts in mild cognitive impairment. Arch Neurol 58: 1985–92.

Petersen RC, Thomas RG, Grundman M, Bennett D, Doody R, Ferris S, Galsko D, Jin S, Kaye J, Levey A, Pfeiffer E, Sano M, van Dyk CH, Thal LJ (2005). Vitamin E and Donepezil for the treatment of mild cognitive impairment. N Engl J Med 352: 2379–88.

Petersen RC, Parisi JE, Dickson DW, Johnson KA, Knopman DS, Boeve BF, Jicha GA, Ivnik RJ, Smith GE, Tangalos EG, Braak H, Kokmen E (2006). Neuropathologic features of amnestic mild cognitive impairment. Arch Neurol 63: 665–72.

Podewils LJ, Guallar E, Kuller LH, Freid LP, Lopez OL, Carlson M, Lyketsos CG (2005). Physical activity, APOE genotyp, an dementia risk: findings from the Cardiovascular Health Cognition Study. Am J Epidemiol 161: 639–51.

Pope SK, Shue VM, Beck C (2003). Will a healthy lifestyle help prevent Alzheimer's disease? Annu Rev Public Health 24: 111–32.

Querbes O, Aubry F, Pariente J, Lotterie JA, Demonet JF, Duret V, le Puel M, Berry I, Fort JC, Celsis P; Alzheimer's Disease Neuroimaging Initiative (2009). Early diagnosis of Alzheimer's disease using cortical thickness: impact of cognitive reserve. Brain 132: 2036–47.

Rapp S, Brenes G, Marsh AP (2002). Memory enhancement training for older adults with mild cognitive impairment: a preliminary study. Aging Ment Health 6: 5–11.

Rascetti R, Albanese E, Vancore N, Maggini M (2007). Cholinesterase inhibitors in mild cognitive impairment: a systematic review of randomized trials. PLoS Med 4: 1818–28.

Rasmunsson DX, Rebok GW, Bylsma FW, Brant J (1999). Effects of three types of memory in normal elderly. Neuropsychol Dev Cogn B Aging Neuropsychol Cogn 6: 56–66.

Ravaglia G, Forti P, Montesi F, Lucicesare A, Pisacane N, Rietti E, Dalmonte E, Binachin M, Mecocci P (2008). mild cognitive impairment: epidemiology and dementia risk in an eldery Italian population. J Am Geratr Soc 56: 51–8.

Reger MA, Watson GS, Green PS, Wilkinson CW, Baker LD, Cholerton B, Fishel MA, Plymate SR, Breitner JC, DeGroodt W, Mehta P, Craft S (2008). Intranasal insulin administration dose-dependently modulates verbal memory and plasma amyloid-beta in memory-impaired older adults. J Alzheimers Dis 13: 323–31.

Reisberg B, Ferris SH, deLeon MJ, Crook T (1982). The Global Deterioration Scale for assessment of primary degenerative dementia. Am J Psychiatry 139: 1136–9.

Reitz C, Tang MX, Manly J, Mayeux R, Luchsinger JA (2007). Hypertension and the risk of mild cognitive impairment. Arch Neurol 64: 1734.

Reitz C, Tang MX, Miller J, Green R, Luchsinger J (2009). Plasma homocysteine and risk of mild cognitive impairment. Dement Geriatr Cogn Disord 27: 11–7.

Rinne JO, Någren K (2010). Positron emission tomography in at risk patients and in the progression of mild cognitive impairment to Alzheimer's disease. J Alzheimers Dis 19: 291–300.

Ritchie K, Carrière I, de Mendonca A, Portet F, Dartigues JF, Rouaud O, Barberger-Gateau P, Ancelin ML (2007). The neuroprotective effects of caffeine: a prospective population study (the Three City Study). Neurology 69: 536–45.

Ritchie K, Artero S, Touchon J (2001). Classification criteria for mild cognitive impairment: a population-based validation study. Neurology 56: 37–42.

Roberts RO, Geda YE, Knopman DS, Christianson TJ, Pankratz VS, Boeve BF, Vella A, Rocca WA, Petersen RC (2008). Association of duration and severity of diabetes mellitus with mild cognitive impairment. Arch Neurol 65: 1066.

Rockwood K, Chertkow H, Feldman HH (2007). Is mild cognitive impairment a valid target of therapy. Can J Neurol Sci 34: 90–6.

Roman GC, Tatemichi TK, Erkinjuntti T, Cummings JL, Masdeu JC, Garcia JH, Amaducci L, Orgogozo JM, Brun A, Hofman A, Moody DM, O'Brien MD, Yamaguchi T, Grafman J, Drayer

BP, Bennett DA, Fisher M, Ogata J, Kokmen E, Bermejo F, Wolf PA, Gorelick PB, Bick KL, Pajeau AK, Bell MA, DeCarli C, Culebras A, Korczyn AD, Bogousslavsky J, Hertmann A, Scheinberg P (1993). Vascular dementia: diagnostic criteria for research studies: report of the NINDS-AIREN International Workshop. Neurology 43: 250–60.

Rozzini L, Costardi D, Chilovi BV, Franzoni S, Trabucchi M, Padovani A (2006). Efficacy of cognitive rehabilitation in patients with mild cognitive impairment treated with cholinesterase inhibitors. Int J Geriatr Psychiatry 22: 256–360.

Salloway S, Ferris S, Kluger A, Goldman R, Griesing T, Kumar D, Richardson S (2004). Efficacy of donepezil in mild cognitive impairment: a randomized placebo-controlled trial. Neurology 63: 651–7.

Salthouse TA (1991). Mediation of adult age differences in cognition by reductions in working memory and speed of processing. Psychol Sci 2: 179–83.

Salthouse TA (1996). The processing-speed theory of adult age differences in cognition. Psychol Rev 103: 403–28.

Sattler C, Jilg H, Toro P, Schröder J (2009). Physical activity as a protective factor in a prospective ageing study in Germany. In: Schneider F, Grözinger M (Hrsg). Psychische Erkrankungen in der Lebensspanne. Abstractband zum DGPPN-Kongress, 25.–28. November 2009, Berlin. Deutsche Gesellschaft für Psychiatrie, Psychotherapie und Nervenheilkunde; 257.

Sattler C, Toro P, Schröder J (in Vorbereitung). Cognitive activity, education and socioeconomic status prevent MCI and Alzheimer's disease.

Satzger W, Hampel H, Padberg F, Bürger K, Nolde T, Ingrassia G, Engel RR (2001). Zur praktischen Anwendung der CERAD-Testbatterie als neuropsychologisches Demenzscreening. Nervenarzt 72: 196–203.

Saxby BK, Harrington F, Wesnes KA, McKeith IG, Ford GA (2008). Candesartan and cognitive decline in older patients with hypertension: a substudy of the SCOPE trial. Neurology 70: 1858–66.

Scarmeas N, Levy G, Tang MX, Manly J, Stern Y (2001). Influences of leisure activity on the incidence of Alzheimer's disease. Neurology 57: 2236–42.

Scarmeas N, Albert SM, Manly JJ, Stern Y (2006). Education and rates of cognitive decline in incident Alzheimer's disease. J Neurol Neurosurg Psychiatry 77: 308–16.

Scarmeas N, Luchsinger JA, Mayeux R, Stern Y (2007). Mediterranean diet and Alzheimer disease mortality. Neurology 69: 1048–93.

Scarmeas N, Luchsinger JA, Schupf N, Brickman AM, Cosentino S, Tang MX, Stern Y (2009a). Physical activity, diet, and risk of Alzheimer disease. JAMA 302: 627–37.

Scarmeas N, Stern Y, Mayeux R, Manly JJ, Schupf N, Luchsinger JA (2009b). Mediterranean diet and mild cognitive impairment. Arch Neurol 66: 216–25.

Schmand B, Jonker C, Geerlings MI, Lindeboom J (1997). Subjective memory complaints in the elderly: depressive symptoms and future dementia. Br J Psychiatr 171: 373–6.

Schönknecht P, Pantel J, Werle E, Hartmann T, Essig M, Baudendistel K, Beyreuther K, Schroder J (2000). Tau-Protein-Spiegel in der Diagnostik der Alzheimer-Demenz. Fortschr Neurol Psychiatr 68: 439–46.

Schönknecht P, Pantel J, Hartmann T, Werle E, Volkmann M, Essig M, Amann M, Zanabili N, Bardenheuer H, Hunt A, Schröder J (2003a). Cerebrospinal fluid tau levels in Alzheimer's disease are elevated when compared to vascular dementia but do not correlate with measures of cerebral atrophy. Psychiatry Res 120: 231–8.

Schönknecht P, Pantel J, Hunt A, Volkmann M, Buerger K, Hampel H, Schröder J (2003b). Levels of total tau and tau protein phosphorylated at threonine 181 in patients with incipient and manifest Alzheimer's disease. Neurosci Lett 339: 172–4.

Schönknecht P, Pantel J, Kruse A, Schröder J (2005). Prevalence and natural course of aging-asso-ciated cognitive decline in a population-based sample of young-old subjects. Am J Psychiatry 162: 2071–7.

Schönknecht P, Pantel J, Kaiser E, Thomann P, Schröder J (2007). Increased tau protein differentia-tes mild cognitive impairment from geriatric depression and predicts conversion to dementia. Neurosci Lett 416: 39–42.

Schröder J, Kratz B, Pantel J, Minnemann E, Lehr U, Sauer H (1998). Prevalence of mild cognitive impairment in an elderly community sample. J Neural Transm 54: 51–9.

Schröder J, Buchsbaum MS, Shihabuddin L, Tang C, Wei TC, Spiegel-Cohen J, Hazlett EA, Abel L, Luu-Hsia C, Ciaravolo TM, Marin D, Davis KL (2001). Patterns of cortical activity and memory performance in Alzheimer's disease. Biol Psychiatry 49: 426–36.

Schröder J, Pantel J, Förstl H (2004). Demenzielle Erkrankungen – Ein Überblick. In: Kruse A, Martin M (Hrsg). Enzyklopädie der Gerontologie. Alternsprozesse in multidisziplinärer Sicht. Bern: Huber; 224–39.

Schröder J, Schönknecht P, Essig M, Pantel J (2007). Die leichte kognitive Beeinträchtigung: Sym-ptomatik, Epidemiologie und Verlauf. In: Wahl HW, Mollenkopf H (Hrsg). Alternsforschung am Beginn des 21. Jahrhunderts. Berlin: Akademische Verlagsgesellschaft; 163–84.

Schröder J, Sattler C, Schönknecht P, Toro P (2009). Cholesterol in mild cognitive impairment and Alzheimer's disease: results from a prospective population based study in Germany. Alzheimer's and Parkinson's diseases. Advances, concepts and new challenges – 9th Interna-tional conference AD/PD, Prag.

Schröder J, Haberstroh J, Pantel J (in Druck). Früherkennung und Diagnostik demenzieller Er-krankungen. In: Kruse A (Hrsg). Lebensqualität bei Demenz. Heidelberg: AKA.

Seidl U, Ahlsdorf E, Schröder J (2007a). Störungen des autobiographischen Gedächtnisses bei Alzheimer-Demenz. Z Gerontopsychol Psychiatrie 20: 47–52.

Seidl U, Lueken U, Völker L, Re S, Becker S, Kruse A, Schröder J (2007b). Nicht-kognitive Sym-ptome und psychopharmakologische Behandlung bei demenzkranken Heimbewohnern. Fortschr Neurol Psychiatr 75: 720–7.

Seidl U, Lässer MM, Schmid LA, Herold CJ (2009a). Die zerrüttete Erinnerung – Störungen des autobiographischen Gedächtnisses bei schizophrenen Psychosen. In: Schröder J, Brecht FG (Hrsg). Das Autobiographische Gedächtnis: Grundlagen und Klinik. Heidelberg: AKA.

Seidl U, Toro P, Schröder J (2009b). Autobiografisches Gedächtnis und Demenz. In: Schröder J, Brecht FG (Hrsg). Das Autobiographische Gedächtnis: Grundlagen und Klinik. Heidelberg: AKA; 103–16.

Shaw LM, Vanderstichele H, Knapik-Czajka M, Clark CM, Aisen PS, Petersen RC, Blennow K, Soares H, Simon A, Lewczuk P, Dean R, Siemers E, Potter W, Lee VM, Trojanowski JQ (2008). Alzheimer's disease neuroimaging initiative cerebrospinal fluid biomarker signature in Alzheimer's disease neuroimaging initiative subjects. Ann Neurol 65: 403–13.

Shepherd J, Blauw GJ, Murphy MB, Bollen EL, Buckley BM, Cobbe SM, Ford I, Gaw A, Hyland M, Jukema JW, Kamper AM, Macfarlane PW, Meinders AE, Norrie J, Packard CJ, Perry IJ, Stott DJ, Sweeney BJ, Twomey C, Westendorp RG (2002). Pravastation in elderly individuals at risk of vascular disease (PROSPER): a randomized controlled trial. Lancet 360: 1623–30.

Shimizu S, Hanyu H, Iwamoto T, Koizumi K, Abe K (2006). SPECT follow-up study of cerebral blood flow changes during Donepezil therapy in patients with Alzheimer's disease. J Neuro-imaging 16: 16–23.

Simons M, Keller P, De Strooper B, Beyreuther K, Dotti CG, Simons K (1998). Cholesterol deple-tion inhibits the generation of b-amyloid in hippocampal neurons. Proc Natl Acad Sci U S A 95: 6460–4.

Simons M, Schwärzler F, Lütjohann D, von Bergmann K, Beyreuther K, Dichgans J, Wormstall H, Hartmann T, Schulz JB (2002). Treatment with simvastatin in normocholesterolemic patients with Alzheimer's disease: a 26-week randomized, placebo-controlled, double-blind trial. Ann Neurol 52: 346–50.

Snowdon DA, Greiner LH, Markesbery WR (2000). Linguistic ability in early life and the neuropathology of Aheimer's disease and cerebrovascular disease. Findings from the Nun Study. Ann N Y Acad Sci 903: 34–8.

Solé-Padullés C, Bartrés-Faz D, Junqué C, Vendrell P, Rami L, Clemente IC, Bosch B, Villar A, Bargalló N, Jurado MA, Barrios M, Molinuevo JL (2009). Brain structure and function related to cognitive reserve variables in normal aging, mild cognitive impairment and Alzheimer's disease. Neurobiol Aging 30: 1114–24.

Solfrizzi V, Panza F, Colacicco AM, D'Introno A, Capurso C, Torres F, Grigoletto F, Maggi S, Del Parigi A, Reiman EM, Caselli RJ, Scafato E, Farchi G, Capurso A (2004). Vascular risk factors, incidence of MCI, and rates of progression to dementia. Neurology 63: 1882–91.

Staffen W, Schönauer U, Zauner H, Spindler I, Mair A, Iglseder B, Bernroider G, Ladurner G (2006). Brain perfusion SPECT in patients with mild cognitive impairment and Alzheimer's disease: comparison of a semiquantitative and a visual evaluation. J Neural Transm 113: 195–203.

Starr JM, Whalley LJ, Deary IJ (1996). The effects of antihypertensive treatment on cognitive function: results from the HOPE study. J Am Geriatr Soc 44: 411–5.

Stechel E, Lämmler G, Steinhagen-Thiessen E, Flick U (2006). Subjektive Wahrnehmung und Bewältigung der Demenz im Frühstadium – SUWADEM. Z Gerontol Geriatrie 40: 71–80.

Stern Y (2002). What is cognitive reserve? Theory and research application of the reserve concept. J Int Neuropsychol Soc 8: 448–60.

Stern Y, Albert S, Tang MX, Tsai WY (1999). Rate of memory decline in Alzheimer Demenz is related to education and occupation: cognitive reserve? Neurology 53: 1942–57.

Storandt M, Grant EA, Miller JP, Morris JC (2006). Longitudinal course and neuropathologic outcomes in original vs revised MCI and in pre-MCI. Neurology 67: 467–73.

Suhr JA, Kinkela JH (2007). Perceived threat of Alzheimer's disease (AD): the role of personal experience with AD. Alzheimer Dis Assoc Disord 21: 225–31.

Tabert MH, Manly JJ, Liu X, Pelton GH, Rosenblum S, Jacobs M, Zamora D, Goodkind M, Bell K, Stern Y, Devanand DP (2006). Neuropsychological prediction of conversion to Alzheimer disease in patients with mild cognitive impairment. Arch Gen Psychiatry 63: 916–24.

Talassi E, Guerreschi M, Feriani M, Fedi V, Bianchetti A, Trabucchi M (2007). Effectiveness of a cognitive rehabilitation program in mild dementia (MD) and mild cognitive impairment (MCI): a case control study. Arch Gerontol Geriatr 44: 391–9.

Tang MX, Stern Y, Marder K, Bell K, Gurland B, Lantigua R, Andrews H, Feng L, Tycko B, Mayeux R (1998). The APOE-epsilon4 allele and the risk of Alzheimer disease among African Americans, whites, and Hispanics. JAMA 279: 751–5.

Teng E, Lu PH, Cummings JL (2007). Neuropsychiatric symptoms are associated with progression from mild cognitive impairment to Alzheimer's disease. Dement Geriatr Cogn Disord 24: 253–9.

Tervo S, Kivipelto M, Hänninen T, Vanhanen M, Hallikainen M, Mannermaa A, Soininen H (2004). Incidence and risk factors for mild cognitive impairment: a population-based three-year follow-up study of cognitively healthy elderly subjects. Dement Geriatr Cogn Disord 17: 196–203.

Tesky V, Pantel J (2009). Prävention der Demenzen. In: Nixdorff U (Hrsg). Check-up-Medizin. Stuttgart: Thieme; 58–63.

Thal LJ, Ferris SH, Kirby L, Block GA, Lines CR, Yuen E, Assaid C, Nessly ML, Norman BA, Barank CC, Reines SA (2005). A randomized, double-blind, study of rofecoxib in patients with mild cognitive impairment. Neuropsychopharmacology 30: 1204–15.

Thomann PA, Wustenberg T, Pantel J, Essig M, Schroder J (2006). Structural changes of the corpus callosum in mild cognitive impairment and Alzheimer's disease. Dement Geriatr Cogn Disord 21: 215–20.

Thomann PA, Schläfer C, Seidl U, Santos Dos V, Essig M, Schröder J (2008). The cerebellum in mild cognitive impairment and Alzheimer's disease – a structural MRI study. J Psychiatr Res 42: 1198–202.

Thomann PA, Dos Santos V, Seidl U, Toro P, Essig M, Schröder J (2009a). MRI-derived atrophy of the olfactory bulb and tract in mild cognitive impairment and Alzheimer's disease. J Alzheimers Dis 17: 213–21.

Thomann PA, Dos Santos V, Toro P, Schönknecht P, Essig M, Schröder J (2009b). Reduced olfactory bulb and tract volume in early Alzheimer's disease – a MRI study. Neurobiol Aging 30: 838–41.

Thomann PA, Kaiser E, Schönknecht P, Pantel J, Essig M, Schröder J (2009c). Association of total tau and phosphorylated tau 181 protein levels in cerebrospinal fluid with cerebral atrophy in mild cognitive impairment and Alzheimer disease. J Psychiatry Neurosci 34: 136–42.

Thomas AJ, O'Brien JT (2008). Depression in older adults. Curr Opin Psychiatry 21: 8–13.

Tierney MC, Szalai JP, Snow WG, Fisher RH, Tsuda T, Chi H, McLachlan DR, St George-Hyslop PH (1996). A prospective study of the clinical utility of ApoE genotype in the prediction of outcome in patients with memory impairment. Neurology 46: 149–54.

Tognoni G, Ceravolo R, Nucciarone B, Bianchi F, Dell'Agnello G, Ghicopulos I, Siciliano G, Murri L (2005). From mild cognitive impairment to dementia: a prevalence study in a district of Tuscany, Italy. Acta Neurol Scand 112: 65–71.

Tombaugh TN, McIntyre NJ (1992). The mini-mental state examination: a comprehensive review. J Am Geriatr Soc 40: 922–35.

Toro P (2010). Prävalenz und natürlicher Verlauf eines Demenzrisikosyndroms: Die leichte kognitive Beeinträchtigung in der deutschen Allgemeinbevölkerung. Dissertation. Heidelberg: Ruprecht-Karls-Universität.

Toro P, Schönknecht P, Pantel J, Kruse A, Schröder J (2009a). Prävalenz und Verlauf der leichten kognitiven Beeinträchtigung in der Interdisziplinären Längsschnittstudie des Erwachsenenalters (ILSE): vorläufige Ergebnisse der dritten Untersuchungswelle. In: Adler G, Gutzmann H, Haupt M, Kortus R, Wolter DK (Hrsg). Seelische Gesundheit und Lebensqualität im Alter. Stuttgart: Kohlhammer; 132–6.

Toro P, Schönknecht P, Schröder J (2009b). Type II diabetes in mild cognitive impairment and Alzheimer's disease: results from a prospective population-based study in Germany. J Alzheimers Dis 16: 687–91.

Triebel KL, Martin R, Griffith HR, Marceaux J, Okonkwo OC, Harrell L, Clark D, Brockington J, Bartolucci A, Marson DC (2009). Declining financial capacity in mild cognitive impairment. A 1-year longitudinal study. Neurology 73: 928–34.

Troyer AK, Murphy KJ, Anderson ND, Moscovitch M, Craik FI (2008). Changing everyday memory behavior in amnestic mild cognitive impairment: a randomized controlled trial. Neuropsychol Rehabil 18: 65–88.

Tsai AY, Yang MJ, Lan CF, Chen CS (2008). Evaluation of effect of cognitive intervention programs for the community-dwelling elderly with subjective memory complaints. Int J Geriatr Psychiatry 23: 1172–4.

Tyas SL, White LR, Petrovitch H, Webster Ross G, Foley DJ, Heimo HK, Launer LJ (2003). Midlife smoking and late-life dementia: the Honolulu-Asia Aging Study. Neurobiol Aging 24: 589–96.

Tzourio C, Anderson C, Chapman N, Woodward M, Neal B, MacMahon S, Chalmers J (2003). Effects of blood pressure lowering with perindopril and indapamide therapy on dementia and cognitive decline in patients with cerebrovascular disease. Arch Intern Med 163: 1069–75.

Urmoneit B (2000). Alzheimer-Demenz – Aluminium noch immer in der Diskussion. Umweltmedizin.de. 24.11.2000, 09:08. http://www.umweltmedizin.de/content/articles/511/539/162/index.html?catid=162&artid=3199&nosum=1.

Vaerhaegen P, Salthouse TA (1997). Meta-analyses of age-cognition relations in adulthood: estimates of linear and nonlinear effects and structural models. Psychol Bull 122: 231–49.

Valenzuela MJ, Jones M, Wen W, Rae C, Shnier R, Sachdey P (2003). Memory training alters hippocampal neurochemistry in healthy elderly. Neuroreport 14: 1333–7.

Van Hoesen GW (1995). Anatomy of the medial temporal lobe. Magn Reson Imaging 13: 1047–105.

Van Uffelen JG, Chinapaw MJ, van Mechelen W, Hopman-Rock M (2008). Walking or vitamin B for cognition in older adults with mild cognitive impairment? A randomized controlled trail. Br J Sports Med 2: 344–51.

Verghese J, Lipton RB, Katz MJ, Hall CB, Derby CA, Kuslansky G, Ambrose AF, Sliwinski M, Buschke H (2003). Leisure activities and the risk of dementia in the elderly. N Engl J Med 348: 2508–16.

Verghese J, LeValley A, Derby C, Kuslansky G, Katz M, Hall C, Buschke H, Lipton RB (2006). Leisure activities and the risk of amnestic mild cognitive impairment in the elderly. Neurology 66: 821–7.

Villeneuve S, Belleville S, Massoud F, Bocti C, Gauthier S (2009). Impact of vascular risk factors and diseases on cognition in persons with mild cognitive impairment. Dement Geriatr Cogn Disord 27: 375–81.

Visser PJ, Scheltens P, Verhey FR (2005). Do LKB criteria in drug trials accurately identify subjects with predementia Alzheimer's disease? J Neurol Neurosurg Psychiatry 76: 1348–54.

Wadley VG, Crowe M, Marsiske M, Cook SE, Unverzagt FW, Rosenberg AL, Rexroth D (2007). Changes in everyday function in individuals with psychometrically defined mild cognitive impairment in the Advanced Cognitive Training for Independent and Vital Elderly Study. J Am Geriatr Soc 55: 1192–8.

Wang HX, Karp A, Winblad B, Fratiglioni L (2002). Late-life engagement in social and leisure activities is associated with a decreased risk of dementia: a longitudinal study from the Kungsholmen project. Am J Epidemiol 155: 1081–7.

Wang PN, Liu HC, Lirng JF, Lin KN, Wu ZA (2009). Accelerated hippocampal atrophy rates in stable and progressive amnestic mild cognitive impairment. Psychiatry Res 171: 221–31.

Welsh KA, Butters N, Mohs RC, Beekly D, Edland S, Fillenbaum G, Heymann A (1994). The Consortium to Establish a Registry for Alzheimer's Disease (CERAD). Part V. A normative study of the neuropsychological battery. Neurology 44: 609–14.

Weltgesundheitsorganisation (WHO) (2010). Taschenführer zur ICD-10-Klassifikation psychischer Störungen. Bern: Huber.

Wenisch E, Cantegreil-Kallen I, De Rotrou J, Garrigue P, Moulin F, Batouche F, Richard A, De Sant'Anna M, Rigaud AS (2007). Cognitive stimulation intervention for elders with mild cognitive impairment compared with normal aged subjects: preliminary results. Aging Clin Exp Res 19: 316–22.

West RL, Yassuda MS (2004). Aging and memory control beliefs: performance in relation to goal setting and memory self-evaluation. J Gerontol B Psychol Sci Soc Sci 59: 56–65.

Weyerer S, Eifflaender-Gorfer S, Köhler L, Jessen F, Maier W, Fuchs A, Pentzek M, Kaduszkiewicz H, Bachmann C, Angermeyer MC, Luppa M, Wiese B, Mösch E, Bickel H; German AgeCoDe Study group (German Study on Ageing, Cognition and Dementia in Primary Care Patients) (2008). Prevalence and risk factors for depression in non-demented primary care attenders aged 75 years and older. J Affect Dis 111: 153–63.

Whalley LJ, Deary IJ (2001). Longitudinal cohort study of childhood IQ and survival up to age 76. BMJ 322: 819.

Whalley LJ, Starr JM, Athawes R, Hunter D, Pattie A, Deary IJ (2000). Childhood mental ability and dementia. Neurology 55: 1455–9.

Whalley LJ, Deary IJ, Appleton CL, Starr JM (2004). Cognitive reserve and the neurobiology of cognitive aging. Ageing Res Rev 3: 369–82.

Willis SL, Tennstedt SL, Marsiske M, Ball K, Elias J, Mann Koepke K, Morris JN, Rebok GW, Unverzagt FW, Stoddard AM, Wright E (2006). Long-term effects of cognitive training on everyday functional outcomes in older adults. JAMA 296: 2805–14.

Willis S, Schaie KW, Martin M (2009). Cognitive plasticity. In: Bengtson VL, Gans D, Putney NM, Silverstein M (eds). Handbook of theories of aging. Berlin, Heidelberg, New York: Springer; 295–322.

Wilson BA, Emslie H, Alderman N, Burgess P, Evans JJ (1996). Behavioral Assessment of the Dysexecutive Syndrome (BADS). Bury St. Edmunds: Thames Valley Test Comp.

Wilson RS, Barnes LL, Mendes de Leon CF, Aggarwal NT, Schneider JS, Bach J, Pilat J, Beckett LA, Arnold SE, Evans DA, Bennett DA (2002a). Depressive symptoms, cognitive decline, and risk of AD in older persons. Neurology 59: 364–70.

Wilson RS, Bennett DA, Bienias JL, Aggarwal NT, Mendes de Leon CF, Morris MC, Schneider JA, Evans DA (2002b). Cognitive activity and incident AD in a population-based sample of older persons. Neurology 59: 1910–4.

Wilson RS, Evans DA, Bienias JL, Mendes de Leon CF, Schneider JA, Bennett DA (2003). Proneness to psychological distress is associated with risk of Alzheimer's disease. Neurology 61: 1479–85.

Wilson RS, Barnes LL, Krueger KR, Hoganson G, Bienias JL, Bennett DA (2005). Early and late life cognitive activity and cognitive systems in old age. J Int Neuropsychol Soc 11: 400–7.

Wilson RS, Krüger KR, Arnold SE, Schneider JA, Kelly JF, Barnes LL, Tang Y, Bennett DA (2007a). Loneliness and risk of Alzheimer disease. Arch Gen Psychiatry 64: 234–40.

Wilson RS, Scherr PA, Schneider JA, Tang Y, Bennett DA (2007b). The relation of cognitive activity to risk of developing Alzheimer's disease. Neurology 69: 1–10.

Wilson RS, Schneider JA, Boyle PA, Arnold SE, Tang Y, Bennett DA (2007c). Chronic distress and incidence of mild cognitive impairment. Neurology 68: 2085–92.

Wiltfang J, Esselmann H, Bibl M, Smirnov A, Otto M, Paul S, Schmidt B, Klafki HW, Maler M, Dyrks T, Bienert M, Beyermann M, Rüther E, Kornhuber J (2002). Highly conserved and disease-specific patterns of carboxyterminally truncated Abeta peptides 1–37/38/39 in addition to 1–40/42 in Alzheimer's disease and in patients with chronic neuroinflammation. J Neurochem 81: 481–96.

Winblad B, Palmer K, Kivipelto M, Jelic V, Fratiglioni L, Wahlund LO, Nordberg A, Bäckman L, Albert M, Almkvist O, Arai H, Basun H, Blennow K, de Leon M, DeCarli C, Erkinjuntti T, Giacobini E, Graff C, Hardy J, Jack C, Jorm A, Ritchie K, van Duijn C, Visser P, Petersen RC (2004). Mild cognitive impairment-beyond controversies, towards a consensus: report of the International Working Group on Mild Cognitive Impairment. J Intern Med 256: 240–6.

Winblad B, Gauthier S, Scinto L, Feldman H, Wilcock GK, Truyen L, Mayorga AJ, Wang D, Brashear HR, Nye JS (2008). Safety and efficacy of galantimine in subjects with mild cognitive impairment. Neurology 70: 2024–35.

Xu G, Liu X, Yin Q, Zhu W, Zhang R, Fan X (2009). Alcohol consumption and transition of mild cognitive impairment to dementia. Psychiatr Clin Neurosci 63: 43–9.

Yaffe K, Weston AL, Blackwell T, Krueger KA (2009). The metabolic syndrome and development of cognitive impairment among older women. Arch Neurol 66: 324–8.

Yan JH, Dick MB (2006). Practice effects on motor control in healthy seniors and patients with mild cognitive impairment and Alzheimer's disease. Neuropsychol Dev Cogn B Aging Neuropsychol Cogn 13: 385–410.

Youn JC, Kim KW, Lee DY, Jhoo JH, Lee SB, Park JH, Choi EA, Choe JY, Jeong JW, Choo IH, Woo JI (2009). Development of the Subjective Memory Complaints Questionnaire. Dement Geriatr Cogn Disord 27: 310–7.

Zandi PP, Anthony JC, Khachaturian AS, Stone SV, Gustafson D, Tschanz JT, Norton MC, Welsh-Bohmer KA, Breitner JC (2004). Reduced risk of alzheimer disease in users of antioxidant vitamin supplements. Arch Neurol 61: 82–8.

Zola-Morgan S, Squire LR (1986). Memory impairment in monkeys following lesions limited to the hippocampus. Behav Neurosci 100: 155–60.

Zola-Morgan S, Squire LR (1990). The neuropsychology of memory. Parallel findings in humans and nonhuman primates. Ann N Y Acad Sci 608: 434–56.

Abkürzungsverzeichnis

AACD	*Aging-associated Cognitive Decline*
AAMI	*Age-associated Memory Impairment*
Aβ	Amyloid beta
ACC/SMA	*Anterior Cingulate Cortex Supplementary Motor Cortex* (anteriorer zingulärer Kortex/supplementärer Motorkortex)
ACE	*Angiotensin Converting Enzyme* (Angiotensin-konvertierendes Enzym)
ACMI	*Age-Consistent Memory Impairment*
ACTIVE	*Advanced Cognitive Training for Independent and Vital Elderly*
AD	Alzheimer-Demenz
ADAS-cog	*Alzheimer´s Disease Assessment Scale-cognitive subscale*
ADL	*Activities of Daily Living*
ADNI	*Alzheimer´s Disease Neuroimaging Initiative*
AKTIVA	Aktive kognitive Stimulation: Vorbeugung im Alter
Apo-E	Apolipoprotein-E
APP	*Amyloid-Precursor-Protein* (Amyloidvorläuferprotein)
ASS	Acetylsalicylsäure
AWM	*Anterior White Matter* (Weiße Substanz)
BMI	Body-Mass-Index
BOLD	*Blood Oxygen Level Dependend*
BVRT	*Benton Visual Retention Test*
CA1	Cornu ammonis 1
CAIDE	*Cardiovascular Risk Factors, Aging and Dementia*
CAS	*Cognitive Activity Scale*
CCT	Kraniale Computertomografie
CDR	*Clinical Dementia Rating*
CERAD	*Consortium to Establish a Registry for Alzheimer´s Disease*
CGIC	*Clinical Global Impression of Change Scale*
ChEI	Cholinesterase-Inhibitoren
CI	Konfidenzintervall
CIND	*Cognitive Impairment No Dementia*
CS	*Cognitive Stimulation*
CSF	*Cerebrospinal fluid*
CT	Computertomografie oder *Cognitive Training*
DGN	Deutsche Gesellschaft für Neurologie
DGPPN	Deutsche Gesellschaft für Psychiatrie, Psychotherapie und Nervenheilkunde
EEG	Elektroenzephalografie
EKG	Elektrokardiogramm
ELISA	*Enzyme-linked Immunosorbent Assay*
FINGER	*Finnish Geriatric Intervention Study to Prevent Cognitive Impairment and Disability*

fMRT	Funktionelle **M**agnet**r**esonanz**t**omografie
FTD	**F**ronto**t**emporale **D**emenz
GABA	**G**amma-**A**mino**b**uttersäure (-**a**cid)
GDS	*Global Deterioration Scale*
GEM	*Gingko Evaluation of Memory-Study*
Ges.	**Ges**unde
HAWIE	**Ha**mburg-**W**echsler-**I**ntelligenztest für **E**rwachsene
HIV	**H**umanes **I**mmundefizienz-**V**irus
HOPE	*Heart Outcomes Prevention Evaluation*
IADL	*Instrumental Activities of Daily Living*
ICD-10	*International Classification of Diseases 10 (Internationale Klassifikation der Krankheiten 10. Revision)*
IG	**I**nterventions**g**ruppe
IgM	**I**mmun**g**lobulin **M**
ILSE	**I**nterdisziplinäre **L**ängsschnitt**s**tudie des **E**rwachsenenalters
InDDEx	*Investigation to Delay the Diagnosis of AD with Exelon*
IPA	*International Psychogeriatric Association*
ISTL	*Left superior temporal gyrus* (linker Gyrus temporalis superior)
IU	*International Unit*
KG	**K**ontroll**g**ruppe
KORDIAL	**K**ognitiv-**v**erhaltenstherapeutische **r**essourcenorientierte Therapie früher **D**emenzen **i**m **A**lltag
LB	*Lewy bodies* (Lewy-Körperchen)
LBD	*Lewy bodies dementia*
LE	**L**upus **e**rythematodes
LEILA	*Leipzig longitudinal Study of the Aged*
LKB	**L**eichte **k**ognitive **B**eeinträchtigung
LKS	**L**eichte **k**ognitive **S**törung
LLF	*Late-life Forgetfulness*
MAPT	*Multidomain Alzheimer Preventive Trial*
MCI	*Mild cognitive impairment*
MD	*Mild dementia*
MeDi	*Mediterranean diet*
MIS	*Memory Impairment Study*
MMSE	*Mini Mental State Exam*
MOL	*Method of loci*
MoVIES	*Monongahela Valley Independent Elders Survey*
MRS	**M**agnet**r**esonanz**s**pektroskopie
MRT	**M**agnet**r**esonanz**t**omografie
MSA	**M**ulti**s**ystem**a**trophie
MSS	*Memory Support System*
n	**S**tichprobenumfang
NAA	**N**-**A**cetyl-**A**spartat
NIA	*National Institute on Aging*
NPI	*Neuropsychiatric Inventory*
NPT	**N**euro**p**sychologisches **T**raining
NSAID	*Non steroidal anti inflammatory drugs*
NSL-A	**N**ürnberger **S**elbsteinschätzungs**l**iste
OCIND	*Other Cogntive Impairment No Dementia*

PAKT	**P**sychoedukation zur **A**lltags- und **K**rankheitsbewältigung – ein **T**raining für Personen mit LKB
PET	**P**ositronen-**E**missions-**T**omografie
PIB	*Pittsburgh Compound B*
PROGRESS	*Perindopril Protection Against Recurrent Stroke Study*
rIFG	*Right inferior frontal gyrus* (rechter Gyrus frontalis inferior)
SCOPE	*Study on Cognition and Prognosis in the Elderly*
SD	*Standard Deviation* (Standardabweichung)
SimA	**S**elbstständig **im** **A**lter
SMC	*Subjective Memory Complaints*
SPECT	*Single Photon Emission Computed Tomography*
SPM	*Statistical Parametric Map*
SSRI	*Selective Serotonin Reuptake Inhibitor* (selektive Serotonin-Wiederaufnahmehemmer)
SUWADEM	**Su**bjektive Krankheitsverarbeitung und Be**wä**ltigung der **Dem**enz im Fühstadium
SYST-EUR	*Systolic Hypertension in EURope Trial*
τ	Tau
t1/T1	Messzeitpunkt 1
t2/T2	Messzeitpunkt 2
t3/T3	Messzeitpunkt 3
TMT	*Trail-Making-Test*
VaD	**Va**skuläre **D**emenz
WAIS	*Wechsler Adult Intelligence Scale*
WHO	*World Health Organization*
WMS	*Wechsler Memory Scale*
WMS-LG	*Wechsler Memory Scale* – **l**ogisches **G**edächtnis
WMS-WALT	*Wechsler Memory Scale* – verbale Paarerkennung

Sachverzeichnis

Medizin des Alterns

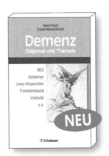

Hans Förstl, Carola Kleinschmidt (Hrsg.)

Demenz –
Diagnose und Therapie

MCI, Alzheimer, Lewy-Körperchen, Frontotemporal,
Vaskulär u. a.

2011. 162 Seiten, 26 Abb., 17 Tab., kart.
€ 19,95 (D) / € 20,60 (A) • ISBN 978-3-7945-2708-3

- Differenziert: Diagnostik der Alzheimer- und vaskulären Demenz
- Aus der Praxis: Medikamentöse und nicht medikamentöse Behandlungsoptionen

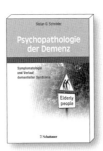

Stefan G. Schröder

Psychopathologie der Demenz

Symptomatologie und Verlauf dementieller Syndrome

2006. 229 Seiten, 63 Abb., 25 Tab., kart.
€ 39,95 (D) / € 41,10 (A) • ISBN 978-3-7945-2151-7

„Wer sich für psychopathologische Forschung interessiert, kommt um
das Buch von Stefan Schröder, Klinik für Psychiatrie und Psychotherapie
der Ruhr-Universität Bochum, nicht herum."

PDP, 1/2008

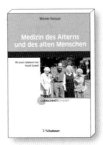

Werner Hansen (Hrsg.)

Medizin des Alterns
und des alten Menschen

Querschnitt konkret

Geleitwort von Harald Goebell

2007. 349 Seiten, 44 Abb., 20 Tab., kart.
€ 39,95 (D) / € 41,10 (A) • ISBN 978-3-7945-2428-0

- Leichter Einstieg in die Klinik: Konzentration auf die wichtigsten und
  häufigsten Krankheitsbilder
- Systematisches Lernen: Gliederung der einzelnen Krankheitsbilder
  nach Organsystemen

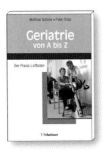

Matthias Schuler, Peter Oster

Geriatrie von A bis Z

Der Praxis-Leitfaden

2008. 314 Seiten, 31 Abb., 66 Tab., kart.
€ 39,95 (D) / € 41,10 (A) • ISBN 978-3-7945-2523-2

- Schnelle und punktgenaue Orientierung in Klinik und Praxis
- Didaktisch optimale Struktur: alphabetische Gliederung, Griff-
  register und spezielle Icons für besonders wichtige Problemfelder

Schattauer   www.schattauer.de   Irrtum und Preisänderungen vorbehalten